Andrea Dehn-Hindenberg

Patientenbedürfnisse in der Physiotherapie, Ergotherapie und Logopädie

Wissenschaftliche Schriften
im Schulz-Kirchner Verlag

Reihe 13
Beiträge zur Gesundheits- und Therapiewissenschaft
Band 3

Vom Fachbereich I Erziehungs- und Sozialwissenschaften der Universität Hildesheim zur Erlangung des Grades eines Doktors der Philosophie (Dr. phil.) angenommene Dissertation von Andrea Dehn-Hindenberg

Tag der Disputation: 5.12.2007

Gutachter/Gutachterin:
Prof. Dr. Norbert Grewe | Prof. Dr. Ulla Beushausen

Andrea Dehn-Hindenberg

Patientenbedürfnisse in der Physiotherapie, Ergotherapie und Logopädie

Das Gesundheitsforum

Schulz-Kirchner Verlag

Bibliografische Information der Deutschen Nationalbibliothek
Die Deutsche Nationalbibliothek verzeichnet diese Publikation in der Deutschen Nationalbibliografie; detaillierte bibliografische Daten sind im Internet über http://dnb.d-nb.de abrufbar.

1. Auflage 2008
ISBN 978-3-8248-0281-4

Mollweg 2, D-65510 Idstein
Vertretungsberechtigter Geschäftsführer: Dr. Ullrich Schulz-Kirchner
Druck und Bindung: Books on Demand GmbH, www.bod.de
Printed in Germany

An dieser Stelle möchte ich mich ganz herzlich bei Prof. Dr. Ulla Beushausen bedanken, die von der Entstehung bis zur Beendigung dieser hier vorliegenden Arbeit mein Denken und Handeln reflektiert hat und mich durch Motivation und fachliche Beratung stets unterstützte.
Für die Hilfe und Unterstützung bei der Strukturierung und bei dem zielkonformen Argumentationsaufbau dieser Arbeit möchte ich Prof. Dr. Norbert Grewe meinen besonderen Dank aussprechen.
Vielen Dank sage ich auch Herrn Dr. Torsten Futterer, der mir in Fragen der Statistik mit kompetentem Rat zur Seite stand.
Den an der Befragung teilgenommenen Praxen, Therapeuten und nicht zuletzt den auskunftsbereiten Patienten, sage ich hiermit: Dankeschön!

Inhaltsverzeichnis

Hinweise zum Text

Aus Gründen der Lesbarkeit werden nicht beide Geschlechterformen verwendet. Es sind jedoch selbstverständlich stets beide Geschlechter angesprochen: Ärztinnen und Ärzte, Therapeutinnen und Therapeuten, Patientinnen und Patienten

1 Einleitung

Die Einbeziehung der Patienten in die Beurteilung medizinischer/therapeutischer Behandlungsqualität ist das Ergebnis zunehmender Patientenorientierung in der Gesundheitsversorgung. Die Diskussion um eine an den Bedürfnissen der Patienten orientierten Gesundheitsversorgung mit den Patienten als Partner im Behandlungsprozess, wirft die Frage nach den konkreten Patientenpräferenzen in den einzelnen Kontexten medizinischer und therapeutischer Behandlung auf.

An dieser Stelle richtet sich das Augenmerk auf den Behandlungsprozess in der Physiotherapie, Ergotherapie und Logopädie. Für die drei Berufsgruppen liegen in Deutschland derzeit noch keine Untersuchungen über die Bedürfnisse von Patienten im Kontext der Interaktion und Kommunikation mit ihren Therapeuten vor. Dies gilt auch für die Bewertung ausgewählter, für den Therapieverlauf und das Therapieergebnis wichtige Kriterien. Dementsprechend stellen sich folgende Fragen:
Was benötigen Patienten der Physiotherapie, Ergotherapie und Logopädie, um Fortschritte im Gesundungsprozess zu machen?
Welches Verhalten fördert den Aufbau einer vertrauensvollen Beziehung zum Therapeuten und wie bewerten Patienten ihre Therapieerfahrungen?

Diese Ausgangsfragestellungen für die hier vorliegende Untersuchung konzipieren sich aus den Erfahrungen der Lehre in dem 2001 eingerichteten interdisziplinären Bachelor - Studiengang der Fachhochschule Hildesheim.
Die unterschiedlichen Kenntnisse und Fähigkeiten der Therapeuten der drei Berufe in den Fächern der Kommunikation, Gesprächsführung und Beratung sind der Anlass, die konkreten Anforderungen im Bezug auf ein empathisches und vertrauensförderndes Verhalten der Therapeuten im Behandlungsprozess zu selektieren.
Hierbei ist im ersten Schritt zu erfassen, welche Bedürfnisse und Erwartungen von den Patienten formuliert werden. Danach richtet sich die Aufmerksamkeit auf die Bewertung ausgewählter Interaktionsinhalte seitens der Patienten. Daran anknüpfend sollen anhand der Ergebnisse wichtige Kriterien für

die Gestaltung des Therapeutenverhalten und der Interaktionsinhalte abgeleitet werden.

Ein Ziel ist es, die Ausbildungsinhalte im Bereich Kommunikation und Beratung möglichst einheitlich und konform zu gestalten, damit alle Therapeuten über das Handwerkszeug sowie über persönliche Fähigkeiten und Kenntnisse verfügen, um den Patientenbedürfnissen gerecht zu werden. So ist der Therapieprozess in dem Maß zu gestalten, dass ein Therapieerfolg erreicht wird, der den Patientenbelangen angepasst und zudem fachtherapeutisch evident ist.

Die Grundlagen der hier vorliegenden Arbeit sind die theoretischen Zusammenhänge der Gesundheitskommunikation (Health Communication) (Kapitel 3.1), der Qualitätsdimensionen einer gesundheitlichen Versorgung mit dem Hauptaugenmerk auf die Prozess- und Ergebnisqualität (Kapitel 3.2), der Patientenorientierung mit den sich wandelnden Rollen der Patienten im Behandlungsprozess (Kapitel 3.3) und der Patientenzufriedenheit als ein Konstrukt zur Messung von Patientenbedürfnissen (Kapitel 3.4). Daran anschließend werden die Ergebnisse von Studien über Qualitätskriterien aus Patientensicht vorgestellt (Kapitel 3.5).

Die theoretischen Bezüge basieren auf Forschungsergebnissen unterschiedlicher Kontexte medizinischer Versorgung. Bislang liegen validierte Untersuchungen in Krankenhäusern, Rehabilitationseinrichtungen sowie Hausarztpraxen aus Deutschland, England, den USA, Kanada und der Schweiz vor.

Auch werden die Ergebnisse aus Länder vergleichenden Studien sowie vereinzelte Forschungsergebnisse der Physiotherapie (aus den USA und der Schweiz) als Basis genutzt, um sie mit den Ergebnissen der hier vorliegenden Untersuchung zu vergleichen.

1.1 Beschreibung der Forschungsarbeit

Das zentrale Anliegen der hier vorgestellten Arbeit ist die Analyse und Deskription der Patientenbedürfnisse im Kontext der Kommunikation von Therapeuten der Physiotherapie, Ergotherapie und Logopädie in der Interaktion mit Patienten bezüglich der Erarbeitung und Vermittlung des Therapieplans, der Zielvereinbarung und der Anleitung therapeutischer Behandlungsinhalte.
Der Focus liegt auf der Wahrnehmung, Gewichtung und Bewertung ausgewählter, für die Patienten bedeutsamer Aspekte, die maßgeblich zum Gelingen einer Therapie beitragen.
Diese Aspekte wurden mittels einer Fragebogenerhebung untersucht, in der Patienten dieser drei Berufsgruppen befragt worden sind.

Die Untersuchung liefert Hinweise dazu,

- was Patienten in der Therapie unterstützt,
- welche Bedürfnisse sie bezüglich der Interaktion und der Kommunikation mit ihren Therapeuten haben,
- ob ihre Bedürfnisse Beachtung finden,
- welche Kriterien erfüllt sein müssen, damit die Therapie aus Patientensicht als erfolgreich bewertet wird, und
- wie sie in Entscheidungsprozesse einbezogen werden wollen.

Derzeit wird davon ausgegangen, dass eine Übertragbarkeit der Inhalte auf verwandte Berufsgruppen besteht.

Diese Untersuchung steht im Kontext bereits vorhandener Forschungsprojekte und Studien. Zu nennen sind hierbei im Besonderen Patientenbefragungen in Krankenhäusern und Arztpraxen als ein Aspekt und Instrument des Qualitätsmanagements sowie Studien zur Definition von Patientenzufriedenheit und deren Messung in verschiedenen medizinischen Kontexten.

<u>Untersuchungen im Kontext von Qualitätssicherungsmaßnahmen</u>

Aichele, 2001; Blum, 2001a; Carey u. Seibert, 1993; Freise, 2003; Kölner Krankenhaus - Kongress, 2000; Pfaff u.a., 2000; Satzinger, 2001; Sawicki, 2005; Spießl u.a., 2001.

Untersuchungen in Arztpraxen

Gericke u.a., 2004; Dierks, Bitzer, Schwartz, 2000a; Klingenberg, Bahrs, Szecsenyi, 1999.

Untersuchungen zur Patientenzufriedenheit

Aust, 1994; Bauer, Keller, Hahn, 2002; Blum, 1998a, Dahl, 2001; Nickel u. Trojan, 1999; Peltenberg, 2001; Schupeta u. Hildebrandt, 1999; Sitzia u. Wood, 1998; Wüthrich-Schneider, 1998.

Untersuchungen zur Partizipativen Entscheidungsfindung, bzw. zum Shared Decision Making

Härter u.a., 2006; Pfaff u.a., 2001; Pfaff u.a., 2000; Scheibler, 2004; Scheibler u. Pfaff, (Hrsg.), 2003.

(Auswahl der Literatur exemplarisch)

In der Schweiz, Amerika und Kanada wurden Zufriedenheitsuntersuchungen mit Patienten der Physiotherapie durchgeführt, die in unterschiedlicher Gewichtung die Strukturqualität und die Prozessqualität sowie die Gesamtzufriedenheit abgefragt haben. (vgl. Monnin u. Perneger, 2002; Beattie u.a., 2002 und 2005; Roush u.a., 2001; Goldstein u.a., 2000)
Wie wichtig die Qualität der interpersonalen Kommunikation zwischen Arzt/Therapeut und Patient unter den Gesichtspunkten von Patientenorientierung und der Stärkung der Patientenrolle ist und wie diese eine vertrauensvolle Beziehung, und somit auch den Behandlungsverlauf und Behandlungserfolg beeinflusst, wird in den kommenden Kapiteln näher beschrieben.

Die in dieser Arbeit verwendete Literatur stammt zum großen Teil aus den Bereichen der Arzt/Patient Interaktion und den entsprechenden Forschungsfeldern. Sie gilt jedoch analog auch für andere Gesundheitsprofessionen, die in direktem Kontakt zu Patienten stehen. (vgl. Hurrelmann, 2000 u. 2001)

Kontext und Ziele des Forschungsvorhabens

Das Berufsbild der Physiotherapie, Ergotherapie und Logopädie in Deutschland befindet sich aktuell in einer Transformationsphase.
Die umfassenden sozial-, gesundheits- und bildungspolitische Entwicklungen der vergangenen zwanzig Jahre entfalten nun ihre Wirkungen. Diese betreffen auch die Professionalisierungsprozesse der hier ausgewählten Berufsgruppen in den Feldern der (eigenständigen) Theorieentwicklung, der Ausbildung und der konkreten Handlungspraxis.

Gerade im Kontext sozialmedizinischer Gesundheitsdienstleistungen sind von den Herausforderungen und Entwicklungen auch die Patienten dieser drei Berufsgruppen betroffen. In der Interaktion zwischen Therapeut und Patient dokumentiert sich, möglicherweise vor dem Hintergrund irritierter herkömmlicher Handlungs- und Wissensorientierungen, vermehrt komplexe Ansprüche an die Kommunikations- und Interpretationsleistungen auf beiden Seiten.
Die Therapeuten haben das Ziel, mittels eines bestimmten therapeutischen Mediums und einer konkreten Aktivität als therapeutisch eingesetztes Mittel den Patienten zu befähigen, seine Kommunikations-, Bewegungs- und Handlungskompetenzen im Alltag wieder zu befähigen. Dazu sind im Aushandlungsprozess der Leistungserbringung verschiedene Perspektiven zur Verständigung zu vermitteln bzw. in konkret relevante, handlungspraktische Zusammenhänge zu transferieren und zu transformieren.
Zum Beispiel müssen Gesundheits- und Gesundungsvorstellungen aus der Sicht des betroffenen Patienten und aus der professionellen Sicht der Therapeuten möglichst offen gelegt und in eine kooperative Konzeption überführt werden.
In spezifischen Therapiesituationen müssen in einer kooperativen Deutung die therapeutisch angeleiteten Aktivitäten und Aktionen vermittelt und gemeinsame Zieldefinitionen erreicht werden, um einen Transfer gewonnener Kompetenzen aus der Therapiesituation in Alltagssituationen möglich zu machen. Aus der Position der Patienten müssen in der Interaktion mit den Therapeuten ebenfalls erhebliche Kommunikations- und Verstehensleistungen

erbracht werden. Für sie geht es ganz entscheidend darum, wieder zu einer stabilen Identität und autonomen Teilhabe am Alltag zu gelangen.
Beide, Patienten und Therapeuten, praktizieren Formen des alltäglichen Übersetzens, um ihre jeweiligen Sinnwelten aneinander zu vermitteln und den Gesundungsprozess voran zu bringen.
Die Qualität der Beziehung ist für die Verständigungs- und Aushandlungsprozesse sowie für die gemeinsame Herstellung der therapeutischen Gesundheitsdienstleistung im kommunikativen Bereich bestimmend.
Aber auch in der Übungsanleitung müssen konkrete Aktivitäten und deren Ausführung im therapeutischen Setting versprachlicht, analysiert und reflektiert werden.
Der Kommunikation zwischen Therapeuten des Gesundheitswesens und Patienten wird ein hoher Stellenwert im Rehabilitations- und Heilungsprozess zugeschrieben.
Das kommunikative Verhalten der therapeutischen Gesundheitsberufe ist aus zwei Gründen gesellschaftlich relevant: Bedingt durch den Paradigmenwechsel von einer rein medizinisch-kurativen Sichtweise hin zu einem bio-psycho-sozialen Ansatz des Heilungsprozesses, steht zum einen der Einsatz psycho-kommunikativer Strategien im Gesundheitswesen im Fokus der Aufmerksamkeit.
Zum anderen gibt es trotz der Dringlichkeit dieser Fragestellung keine als allgemein gültig ausgewiesenen Kriterien, wie die Kommunikation zwischen Therapeut und Patient beschreibbar, in ihrer den Therapieprozess unterstützenden Wirkung messbar oder gar durch Schulungsinhalte in der Ausbildung der Therapeuten optimierbar ist.

Das kommunikative Verhalten von Therapeuten der Physiotherapie, Ergotherapie und Logopädie stand bislang nicht im Zentrum von empirischen Forschungsvorhaben, auch bedingt durch die bisher nicht-akademische Ausbildung dieser Berufe.
Durch die seit 2001 bundesweit ins Leben gerufenen Bachelor- und Masterstudiengänge bietet sich nun mit der geschaffenen Infrastruktur die Möglichkeit zur wissenschaftlichen Überprüfung innovativer Fragestellungen.

Das besondere therapeutische Setting dieser hier focussierten Berufsgruppen ist in hohem Maße geeignet den Einfluss der kommunikativen Therapeut-Patient-Interaktion zu überprüfen und zu beschreiben, da hier in der Regel Langzeittherapien über mehrere Therapieeinheiten und Wochen abgehalten werden. Dabei ist die einzelne Therapieeinheit von forschungsrelevanter Dauer: Therapeuten dieser Berufsgruppen haben im Durchschnitt 20 bis 45 Minuten Kontakt zu den Patienten, so dass sich hier stärker als im Arzt-Patient-Kontakt spezifische, wiederkehrende Interaktionsmuster entwickeln können.

Auf der Grundlage der Erkenntnisse der erhobenen Daten sollen nach Beendigung und Evaluation dieser Erhebung in einem zweiten Schritt die Fragen beantwortet werden: 1. Welche Aspekte der Interaktion und Kommunikation im Therapiekontext sind aus Patientensicht von besonderer Bedeutung für ein Gelingen und eine gute Bewertung der Therapie?
2. Woran machen Patienten die fachliche Kompetenz ihrer Therapeuten fest? 3. Welche kommunikativen und psycho-sozialen Kompetenzen müssen im Rahmen der akademischen Ausbildung der drei Berufe vermittelt werden? Aus den Erkenntnissen kann didaktisches Lehr- und Lernmaterial für die Unterstützung der kommunikativen Schulung von Therapeuten konzipiert werden, um den Ansprüchen der Patientenbedürfnisse, der Qualitätssicherung von Prozessabläufen und der Einflussfaktoren für einen Therapieerfolg in der (akademischen) Ausbildung für die Physiotherapie, Ergotherapie und Logopädie gerecht zu werden.

1.2 Das Untersuchungsfeld

<u>Die Physiotherapie</u>

Seit 1994 eine Novellierung des Berufsgesetzes erfolgte, wurde die Berufsbezeichnung ‚Krankengymnast' durch den international anerkannten Begriff ‚Physiotherapeut' ersetzt.
(http://www.zvk.org/s/drucken.php?area=44&sub=45, 7. 3. 2006).

Eine Definition der Therapie vom Zentralverband der Krankengymnastik (ZVK), (1987) lautet: „Die Krankengymnastik ist ärztlich verordnete Bewegungstherapie, die mit speziellen Befund- und Behandlungstechniken bei Fehlentwicklungen, bei Verletzungen und Verletzungsfolgen oder Störungen organischer und psychischer Funktionen angewandt wird."
(zit. nach Schewior-Popp, 1999, S. 63)

Kernziele der Physiotherapie sind die Linderung von Schmerz und die Verbesserung der Beweglichkeit, Koordination, Kraft und Ausdauer. Des Weiteren sollen die Patienten durch die therapeutische Behandlung Fähigkeiten erlangen, die sie zur Bewältigung des Lebensalltags benötigen. Der Zugang zum Patienten erfolgt über die persönliche Kommunikation, wobei pädagogische und psychologische Ansätze in der Therapie als Wirkfaktoren für das Erleben der Patienten angesehen werden. Freundlichkeit und positives Denken gelten als ein Beitrag zur Verbesserung des Behandlungseffektes.
Eine physiotherapeutische Behandlung wird in den medizinischen Fachbereichen der Traumatologie, Chirurgie und Orthopädie, der Neurologie und Pädiatrie sowie bei Erkrankungen der inneren Organe (z.B. der Atemwegsorgane und bei Gefäßerkrankungen) angewendet.
(http://www.zvk.org/s/drucken.php?area=44&sub=46&det=47, 7. 3. 2006).

Die Physiotherapeuten behandeln auf Grundlage der ärztlichen Verordnung, wählen jedoch nach eigener Untersuchung des Patienten die Behandlungsmethoden aus.

Die Ausbildung erfolgt an anerkannten Fachschulen und dauert drei Jahre. Die Studienangebote sind bislang nicht einheitlich auf den Beruf des Physiotherapeuten ausgelegt. Es besteht jedoch eine recht vielfältige Auswahl von Studienmöglichkeiten; siehe hierfür bitte die Übersicht der Studiengänge, zusammengestellt vom Zentralverband der Physiotherapie: (http://www.zvk.org/img/dokumente/doc_11.pdf, 9. 3. 2006).

Die Akademisierung des Berufsstandes erfolgt durch die Möglichkeit des Studiums nach der Berufsausbildung in den seit 2001 eingerichteten Bachelor-Studiengängen und seit 2004 in den Master-Studiengängen.

Diese Professionalisierung wird durch die europäische Entwicklung des Berufes bestimmt und hat das Ziel der Installierung eigenständiger Qualitätssicherungssysteme basierend auf berufsimmanenten wissenschaftlichen Erkenntnissen. (vgl. Erdle u. Theobald, 2000)

Der aktuelle Stand vom Januar 2007 beziffert 252 Schulen für Physiotherapie in Deutschland.
Insgesamt waren 2005 in den Einrichtungen und Fachbereichen (Gesundheitsschutz, ambulante und stationäre Einrichtungen, Praxen, Krankenhäuser und Rehabilitationseinrichtungen) 81000 Physiotherapeuten beschäftigt, darunter waren 68000 Frauen. Dies entspricht einem Frauenanteil von 84%. (Quelle: Statistisches Bundesamt, Gesundheispersonal)
Weiterführende Informationen sind auf den Internetseiten des Zentralverbandes der Physiotherapie abrufbar:
(http://www.zvk.org/s/content.php?area=-8, 23. 1. 2007)

Die Grundlagen der Physiotherapie sind bei Scott, (2002), beschrieben.

Die psycho-sozialen Aspekte und Einflüsse in der Physiotherapie hat French, (2001a), deskripiert.

Eine Übersicht über Fachkenntnisse, die praktische Arbeit in einzelnen Arbeitsgebieten und Forschungsmethodik in der Physiotherapie geben Jensen u.a., (1999).

Die Ergotherapie

Es existieren zahlreiche Definitionen ergotherapeutischen Handelns, die sich in ihrer jeweiligen Schwerpunktsetzung unterscheiden.
Ein gemeinsames Konzept ist die Förderung der Genesung und/oder die Verbesserung der Lebensqualität.

Ergotherapie begleitet, unterstützt und befähigt Menschen, die in den alltäglichen Fähigkeiten eingeschränkt sind, mit dem Ziel, dass sie Betätigungen wie z. B. ihre Selbstversorgung eigenständig durchführen können. (Verband für Ergotherapie (DVE), 2005)

Ergotherapie wird bei Menschen angewendet, die in ihren alltäglichen Fähigkeiten eingeschränkt sind. Ziel ergotherapeutischen Handelns ist eine größtmögliche Handlungsfähigkeit und Selbstständigkeit zur Steigerung der Lebensqualität und der Möglichkeit zur Teilhabe am sozialen und gesellschaftlichen Leben.

Zusammenfassend kann die Tätigkeit ergotherapeutischen Handelns wie folgt beschrieben werden:

„Ergotherapeuten nutzen zweckvolle Aktivitäten zur Befunderhebung und Behandlung von Menschen, um Funktionsstörungen vorzubeugen und die Selbstständigkeit zu verbessern. Ebenso können sie Aufgaben oder Umweltbedingungen zur Steigerung der Durchführungsqualität der Betätigung („performance"/Performanz) entsprechend anpassen." (Jerosch-Herold u.a., 2004, S. 5)

Die Fachbereiche der Ergotherapie umfassen die Neurologie, Pädiatrie, Orthopädie, Traumatologie, Rheumatologie, Psychiatrie, Psychosomatik, Innere Medizin und Geriatrie.

Die zentralen Tätigkeitsbereiche sind: Krankenhäuser, Rehabilitationskliniken, teilstationäre Einrichtungen, Sonderkindergärten, Sonderschulen, Werkstätten für Behinderte, Tagesstätten, ambulante Rehabilitationszentren, Altenpflegeheime, Praxen.

Die Ergotherapieausbildung umfasst drei Ausbildungsjahre an einer Berufsfachschule, wobei sich der größte Anteil davon in privater Trägerschaft befindet.

Seit 1997 werden Diplom-Weiterbildungsstudiengänge eingerichtet, und seit 2001 besteht die Möglichkeit ein Bachelor Studium zu absolvieren. (Jerosch-Herold u.a., 2004)

Berufsbegleitende Master-Studiengänge sind seit 2005 möglich.

Zu den theoretischen Grundlagen, der geschichtlichen Entwicklung des Berufes, das Menschenbild, die therapeutischen Ansätze und Modelle vgl: Jerosch-Herold u.a., (2004); Miesen, (2004); Schewior-Popp, (1999).

Nach den Informationen des Berufsverbandes der Ergotherapeuten (DVE) praktizieren in Deutschland derzeit ca. 35.000 Ergotherapeuten, davon sind 85% Frauen.

Die Anzahl der Schulen für Ergotherapie liegt bundesweit bei ca. 170. (http://www.ergotherapie-dve.de/informationen/ueber_die_ergotherapie/fachbereiche.php, 7. 5. 2006).

Die Logopädie

Die Logopädie versteht sich als eine klinisch-therapeutische Disziplin und befasst sich „[...] mit der Prävention, Diagnostik und Behandlung von Sprach-, Sprech-, Stimm-, Hör- und Schluckstörungen bei Menschen aller Altersgruppen sowie mit der Beratung von Patienten und ihren Angehörigen." (Bröckel, 2005, S. 22)
Das theoretische Grundlagenwissen beinhaltet hauptsächlich Anatomie, Hals-, Nasen- und Ohrenheilkunde, Pädiatrie und Neuropädiatrie, Phoniatrie Audiologie und Aphasiologie.
Die Grundlagendisziplinen sind die Medizin, Psychologie, Pädagogik und Linguistik. (ebd., 2005, S. 32f.)

Die vielfachen multifaktoriellen und multikausalen Erkrankungen und Beschwerden bewirken neben den reinen Sprech- und Sprachproblemen häufig auch Redeängste, Kontaktprobleme und Probleme des Leistungsverhaltens, die eine erhebliche psycho-soziale Belastung darstellen. „Rein ‚technisch' ausgerichtete sprech-, sprach- oder stimmübende Maßnahmen reichen selten aus, um langfristig erfolgreiche therapeutische Prozesse zu gewährleisten." (ebd., 2005, S. 33)

Das Verhältnis zur Medizin ist traditionell hierarchisch geprägt, wobei der Logopädie der Status eines Hilfsberufes zugewiesen wurde.
Diese tradierte Ausrichtung des Arztberufes als zentrale Profession, den sich alle anderen Fachberufe unterzuordnen haben, soll durch die Akademisierung der Gesundheitsberufe durchbrochen werden. So soll sich auch das Abhängigkeitsverhältnis lockern, wie es auch in anderen europäischen Ländern längst etabliert ist. Dort praktizieren Gesundheitsberufe unabhängig von ärztlichen Verordnungen. (Bröckel, 2005, S. 26ff.)

Die Ausbildung der Logopäden erfolgt auch an Fachschulen von dreijähriger Dauer. Nach den Informationen des Berufsverbandes für Logopädie (DBL) existieren derzeit in Deutschland ca. 70 staatliche und private Lehranstalten.

Die Anzahl der praktizierenden Logopäden insgesamt beträgt 10.000, wobei der Anteil der Frauen 90% beträgt.
(http://www.dbl-ev.de/redaktion/logo.cgi?mode=detail&idx=48, 7. 3. 2006)

1.3 Begriffsdefinitionen

Bedürfnis

Nach dem sozialwissenschaftlichen Verständnis werden Bedürfnisse als Mangelzustände verstanden, die es zu überwinden und/oder zu beseitigen gilt. Es wird zwischen primären (angeborenen, obligatorischen) Bedürfnissen und den sekundären (im sozialen und kulturellen Kontext erlernten, erworbenen) Bedürfnissen unterschieden. (Lexikon der Soziologie, 1978)
Patientenbedürfnisse werden den primären Bedürfnissen zugeordnet.
In den letzten Jahren sind zudem so genannte ‚Luxusbedürfnisse' hinzugekommen, deren Befriedigung aus medizinischer und therapeutischer Sicht als irrelevant und entbehrlich gelten wie z.B. ‚Schönheits'-Operationen. (vgl. Haase, 1995, S. 9f.)

Als Bedürfnis wird somit jeder Zustand des Organismus bezeichnet, der ein bestimmtes Verhalten in Richtung auf seine Beseitigung auslöst. Die Abgrenzung zum Begriff des -Motivs- ist unscharf. (vgl. Häcker u. Stapf, 1998; S. 103f.)
Die Menschen haben körperliche, geistige und soziale Bedürfnisse, die sich zu Motiven, also zu Beweggründen wandeln und Funktionen wie Wahrnehmung, Denken und Handeln in Gang setzen. Sie leiten den Focus der Aufmerksamkeit (Interesse), die Vorstellungen und Handlungen. (Asanger u. Wenninger, 1992, S. 9f.)

Entsprechend der Bedürfnishierarchie nach Maslow, (1955), sind zwei Defizitzustände für den Patienten von Bedeutung: 1. Die Krankheit, welche der Kategorie ‚Physiologische Bedürfnisse' als Defizitzustand zuzuordnen ist und 2. Unsicherheit und Angst, welche unter die Kategorie ‚Sicherheitsbedürfnis' fallen, (Strauß u.a., 2004; S. 227ff.)

Benchmarking

Benchmarking ist ein Vergleich von Leistungsaspekten, mit dem Ziel die besten Methoden oder Leistungsziele zu übernehmen. (WHO, 1999, S. 255)

Einstellung

Als Einstellung wird die gelernte, relative stabile Tendenz auf Menschen, Konzepte und Ereignisse wertend zu reagieren, bezeichnet. (Zimbardo u. Gerrig, 2004, S. 774)

Empathie

Empathie oder auch das Einfühlungsvermögen bezeichnet die Fähigkeit des Sich-Hineinversetzens in eine andere Person mit dem Ziel, sie durch das Nachvollziehen ihrer Verhaltensweisen zu verstehen.
(vgl. Lexikon zur Soziologie, 1978)

Erwartung

Die Erwartung, basierend auf Erfahrungen, wird als die Vorwegnahme und Vergegenwärtigung eines kommenden Ereignisses bezeichnet, der ein gewisses Maß an zweifelnder Spannung innewohnt. (Häcker u. Stapf, 1998, S. 244)
Das Erwartungs-mal-Wert-Modell ist gekennzeichnet durch die Messwerte des Nutzens und der Wahrscheinlichkeit, dass ein Ereignis eintreffen wird. Da sich das menschliche Verhalten nicht immer nach diesem Idealmodell ausrichtet, wurde dieses Kernmodell von der Motivationsforschung zur Leistungsmotivation rezipiert.
Viele Motivationstheorien (z.B. die Feldtheorie nach Lewins: vgl. Lohr, 1967; und Atkinson's Theorie zur Leistungsmotivation, 1975, verwenden diese Entscheidungserklärungen nicht im Sinne einer mathematischen Verrechnung, sondern vielmehr in dem Sinn, dass Emotionen (Werte) und Kognitionen (Erwartungen, Wahrscheinlichkeiten) gegenübergestellt werden und gemeinsam zu einer Motivation und Entscheidung beitragen. (Städtler, 1998, 277ff.)
Die Vertreter triebtheoretischer, soziobiologischer und psychoanalytischer Ansätze erachten Motivationen als überwiegend unbewusste Determinanten für Verhaltensweisen.
Demgegenüber definieren die Vertreter kognitiver, verhaltenstheoretischer Ansätze Erwartungen, Wertzuschreibungen und Motive als bewusste und zielgerichtete Strategien, die auf die Veränderung bzw. Herstellung eines erwünschten Zustandes ausgerichtet sind. (Deck, 1999, S. 127)

Für die hier vorlegende Arbeit werden die verhaltenstheoretischen Ansätze zu Grunde gelegt, da sie mittels der Befragung über Präferenzen bezüglich definierten Situationen und Verhaltensweisen am ehesten zugänglich und beschreibbar erscheinen.

Equity (Chancengleichheit)

Eine Gesundheitliche Chancengleichheit bedeutet, dass jeder Mensch eine faire Chance haben sollte, sein gesundheitliches Potential ausschöpfen zu können. Dies impliziert, dass auch niemand durch Benachteiligung daran gehindert werden sollte, diesen Zustand zu erreichen. Der Begriff der Chancenungleichheit bezieht sich auf Unterschiede im Gesundheitszustand, die vermeidbar und darüber hinaus auch ungerecht sind. (WHO, 1999, S. 257)

Dissonanztheorie

Kognitive Dissonanz bezeichnet einen Konfliktzustand, den eine Person erlebt, nachdem sie eine Entscheidung getroffen, eine Handlung vorgenommen hat oder in Kontakt mit Informationen gekommen ist, die im Widerspruch zu ihren Überzeugungen, Gefühlen und Werten stehen. Durch die Spannung erzeugenden Effekte inkongruenter Kognitionen werden Menschen motiviert, diese Spannung zu reduzieren. (Zimbardo u. Gerrig, 2004, S. 780)

Gesundheit (Health)

Als Gesundheit wird ein Zustand vollständigen physischen, psychischen und sozialen Wohlbefindens bezeichnet und nicht lediglich das Fehlen von Krankheit und Gebrechen.
Des Weiteren bezeichnet Gesundheit die Verringerung der auf erkennbare Krankheiten und Störungen zurückzuführende Mortalität, Morbidität und Behinderung sowie die Verbesserung des subjektiv empfundenen Gesundheitszustands.
Diese Definition drückt ein Ideal aus, das das Ziel aller gesundheitlichen Entwicklungstätigkeiten sein sollte: Gesundheit für alle als ein Grundrecht der Menschen. (WHO, 1999, S. 258)
Somit wird ‚Gesundheit' als ein multidimensionaler Begriff definiert, der körperliches, psychisches und mentales Wohlbefinden in sich subsummiert und

im Zusammenhang mit Lebensqualität diskutiert wird. Dabei werden körperliche, emotionale, mentale. soziale und verhaltensbezogene Aspekte getrennt voneinander betrachtet. „Mit den subjektiven Konzepten ‚Gesundheit'. ‚Körperliche Effizienz', ‚Funktionserhalt des Körpers' werden subjektive Auffassungen, Bilder und verbale Darstellungen des Individuums zum körperlichen Befinden umschrieben [...]" (Deusinger, 2002, S. 10)

Gesundheit kann somit als ein Zustand des Gleichgewichts definiert werden, wenn ein Mensch die physischen und psychischen, wie auch die sozialen und materiellen Anforderungen bewältigen kann.

„Unter Gesundheit kann der Zustand des objektiven und subjektiven Befindens einer Person verstanden werden, der gegeben ist, wenn diese Person sich in ihrer physischen, psychischen und sozialen Entwicklung in Einklang mit den äußeren Lebensbedingungen befindet." (Hurrelmann, 2000, S.8)

Bedeutsam ist, dass jeder Mensch eine eigene subjektive Konzeption von Gesundheit und Krankheit definiert, wobei diese Konzepte in ihrer Bewertung je nach individueller Überzeugung variieren und keiner eindeutig bestimmten Begriffsdefinition folgen, sondern individuell strukturiert sind und auf subjektiven Erfahrungen und Wissen beruhen. (Nagel, 2001, S. 23-37; vgl. Deusinger, 2002, S. 9-30)

So ist es möglich, dass ein kranker Mensch sich besser fühlen kann, als jemand der vom medizinischen Standpunkt aus gesehen vergleichsweise gesünder und vitaler ist.

Dieses Empfinden und dessen Wahrnehmung und Bewertung ist eng verknüpft mit subjektiven Konzepten über Krankheit, Wohlempfinden und Reaktionen auf körperliche Signale. Sie sind erlernt und formen die Einstellung (in der Literatur auch Attitüden genannt) gegenüber dem eigenen Körper.

„Die individuellen Bilder, Vorstellungen, Auffassungen oder Modelle vom eigenen Körper entstehen, so kann in Übereinstimmung mit hirnphysiologischen Untersuchungen angenommen werden, aus der Erfahrung mit dem eigenen Körper. Sie werden gelernt." (Deusinger, 2002, S. 10)

Für diese Untersuchung ist die subjektive Erlebnisweise und die Bewertung des eigenen Befindens von zentraler Bedeutung, weil gerade dies ein empathisches Verhalten, also das Eingehen auf die individuelle Lebenswelt des

Patienten erforderlich macht, um im ersten Schritt ein Verständnis über die Lebenswelt des Patienten zu erhalten.

Eine darauf adäquat ausgerichtete Interaktionskultur trägt zur Verbesserung einer auf Verständnis und Vertrauen begründeten Therapeut/Patient-Beziehung und damit auch zum Therapieerfolg bei und offenbart gleichzeitig die Komplexität der psycho-sozialen und kommunikativen Anforderungen der Gesundheitsberufe.

Die in diesem Zusammenhang verwendete Begrifflichkeit des psycho-sozialen Verhaltens meint stets ein empathisches Eingehen auf Patientenbedürfnisse, welches die sozio-kulturelle Lebenswelt sowie die individuelle Persönlichkeit berücksichtigt und als Maßstab für die weitere Behandlung maßgebend ist.

Das biopsychosoziale Gesundheitsmodell

Der Grundgedanke des biopsychosozialen Modells von Gesundheit geht davon aus, dass Verbindungen zwischen dem Nervensystem, dem Immunsystem, den Verhaltensweisen, den kognitiven Verarbeitungsstrategien und den Umweltfaktoren bestehen und diese das Risiko für eine Erkrankung erhöhen können.

Im Umkehrschluss bedeutet dies, dass diese Verbindungen auch positiv auf das Befinden und den Gesundheitszustand wirken können.

Die drei Komponenten dieses Gesundheitsbegriffes erkennen die Realität einer biologischen Krankheit an, beziehen aber die psychischen wie sozialen Bestandteile von Gesundheit im Gegensatz zum biomedizinischen Modell, welches die Psyche und den Körper getrennt voneinander behandelt, mit ein. Es verbindet demnach die körperliche Gesundheit mit dem psychischen Zustand und den Einflüssen der Umwelt.

„Gesundheitspsychologen betrachten Gesundheit als ein dynamisches, multidimensionales Erleben. Optimale Gesundheit oder Wohlbefinden umfasst körperliche, intellektuelle, emotionale, spirituelle, soziale und Umweltaspekte unseres Lebens." (Zimbardo u. Gerrig, 2004, S. 582)

Information

Der Begriff der Information ist die allgemeine Bezeichnung für:

- Kenntnisse und Wissensinhalte;
- die Prozesse in denen Kenntnisse und Wissen durch Wahrnehmung, Nachrichtenübermittlung usw. vermittelt werden;
- die kleinste inhaltlich oder formal bestimmbare Einheit von Vorgängen der Kommunikation.

(Lexikon zur Soziologie, 1972)

In der Literatur sowie im Sprachgebrauch findet sich keine einheitliche Verwendung. Umgangssprachlich wird der Begriff des Informierens für eine Unterrichtung, Benachrichtigung und Aufklärung sowie als Nachricht, Mitteilung oder Auskunft verwendet.
Im Wirtschaftsbereich werden Informationen als ein zweckorientiertes Wissen zum Zweck der Handlungsvorbereitung definiert und dienen als Grundlage für rationale Entscheidungen. (Bürger, 2003, S. 7)

Gesundheitsinformationen dienen somit den Patienten als Entscheidungsgrundlage und Orientierungshilfe. Der Inhalt von Gesundheitsinformationen lässt sich in sach- und wissensbezogen sowie in gefühls- und erlebnisbezogen einteilen. (ebd., 2003, S. 8)

In diesem Sinn findet der Informationsbegriff dann Verwendung, wenn sachliche oder emotionale Kenntnisse und Wissens- oder Erfahrungsinhalte vermittelt werden.
In dieser hier vorliegenden Arbeit ist damit der Prozess des Informierens im persönlichen Gespräch gemeint.

Kommunikation

In der interdisziplinär ausgerichteten Kommunikationsforschung sind drei Ansätze von Bedeutung:

1. die Kommunikationsökonomik, die u.a. den Einsatz von Kommunikation zur Erreichung ökonomischer Ziele untersucht;

2. die Kommunikationspsychologie, welche psychologische Erkenntnisse und Determinanten für menschliche Verhaltensweisen erforscht;

3. die Kommunikationssoziologie, die den Zusammenhang von Kommunikation und sozialen Veränderungen analysiert. (vgl. Bürger, 2003, S. 9)

Kommunikation als Sozialhandlung beinhaltet ein Handlungsziel. „Das primäre Gemeinschaftsziel der Sozialhandlung Kommunikation besteht in erfolgreicher Verständigung." (Nagel, 2001, S. 168)
Darüber hinaus verfolgen diese kommunikativen Ziele sekundäre Zwecke. Dies sind z.B. das Erlangen von Vertrauen, die Überzeugung des anderen und die Motivation zu bestimmten Handlungen oder Verhaltensweisen. (vgl. ebd., 2001, S. 168)

In der hier vorliegenden Arbeit wird der Kommunikationsbegriff genutzt, der eine reziproke Kommunikation beschreibt. Dabei wechseln im Gesprächsverlauf die Rollen von Kommunikator und Kommunikant.
Die Kommunikation beschreibt eine Sozialhandlung mit konkreten Zielen (Information, Beratung, Anleitung), die anhand möglichst kongruenter Mittel (Aufbau von Vertrauen, einer beidseitig akzeptierten Verstehens- und Inhaltsebene) erreicht werden sollen. (vgl. Lexikon zur Soziologie, 1978)

Therapeutische Kommunikation

Die therapeutische Kommunikation wird durch die besondere Situation des Behandelns und des Behandeltwerdens bestimmt.
Die zentralen Einflussfaktoren, die auf eine therapeutische Kommunikation einwirken können, sind:

- Emotionale Inhalte; die von Bedürfnissen und Erwartungen sowie dem Grad der Hilflosigkeit des Patienten mitbestimmt werden;
- Beziehungsaspekte, die durch die Interaktion und das Rollenverständnis determiniert werden;
- Sachinhalte, die durch die Besonderheit der Situation nicht immer eindeutig entschlüsselt und/oder auf unterschiedlichen Sprachebenen vermittelt werden (medizinische Fachsprache versus emotionale Darstellung des Befindens);

- Appelle, die möglicherweise von den üblichen Erwartungen abweichen und auf geringe Akzeptanz treffen (Änderung der Lebensweise/Ernährungsgewohnheiten o.ä.)
- Einflüsse der jeweiligen Strukturbegebenheiten

  (z.B. Mehrbettzimmer im Krankenhaus oder regelmäßige Therapieeinheiten mit direktem Therapeut/Patient-Kontakt, die auf die Interaktion und Kommunikation einwirken).

„Die Schwierigkeit einer raschen Entschlüsselung der Besonderheiten der therapeutischen Kommunikation liegt in der Verquickung der oben aufgezählten Teilelemente zu einem eigenen System, das nur durch ausreichende Schulung oder langjährige therapeutische Erfahrung durchschaut werden kann. Naturgemäß spielt zusätzlich das Ausmaß der individuellen Einfühlungsgabe eine wesentliche Rolle." (Scholz, 1999, S. 28)

Der Begriff der therapeutischen Kommunikation wird im Folgenden dann verwendet, wenn diese vor/während/nach der Situation des Behandelns stattfindet und a. die persönlichen Belange des Patienten aufgreift, b. der Therapeut als Berater fungiert und c. psycho-soziale Aspekte (u.a. der Umgang mit und die Bewältigung der Krankheit sowie der Therapieverlauf), das zentrale Gesprächsthema sind.

Kommunikation und Interaktion

Die Begriffe Kommunikation und Interaktion werden nicht einheitlich voneinander abgegrenzt verwendet. Menschliche Beziehungen mit Wechselwirkungen werden als soziale Interaktion oder auch als interpersonale oder soziale Kommunikation bezeichnet.
Eine erste Unterscheidung beider Begriffe liegt dann vor, wenn Interaktion als der Oberbegriff für menschliche, wechselseitige Beeinflussung verwendet wird und Kommunikation als Begrifflichkeit für die zentrale Form der Verständigung dient. Diese Interpretation geht davon aus, dass eine Interaktion eine beobachtbare Handlung darstellt und Kommunikation die Inhalte und Bedeutungen dieser Handlung transportiert.
Watzlawick u.a., (2000), bezeichnen Kommunikation als den Oberbegriff, der das beinhaltet, was in einer Interaktion geschieht.

Dieser Kommunikationsaustausch wird als Interaktion zusammengefasst. (Watzlawick, u.a., 2003, Watzlawick u. Weakland, 1980; Delhees, 1994, S. 12)
Der Kommunikationsbegriff wird im Folgenden verwendet, wenn Inhalte und Bedeutungen transferiert werden.
Die Bezeichnung der ‚Interaktion' findet jeweils dann als Prozessbezeichnung Verwendung, wenn Menschen direkt miteinander kommunizieren, (verbal und non-verbal) und/oder miteinander in Kontakt stehen und/oder eine Beziehung zwischen den Gesprächspartnern besteht (z. B. während einer Behandlung). (vgl. Nagel, 2001; Bürger, 2003)

Kompetenz

Zur Differenzierung des Begriffs der ‚Qualifikation', der die Gesamtheit von Fertigkeiten, Fähigkeiten und Wissensbeständen einer Person bezeichnet, wird der Kompetenzbegriff bezüglich der Explikation universeller Strukturen verwendet. Diese werden als die Bedingungen der Möglichkeit menschlicher Erkenntnisfähigkeit und intersubjektiver Verständigungsmöglichkeiten nach der Theorie von Habermas, (1981), verstanden.
„In der Unterscheidung zu dem Begriff der Qualifikation bezeichnet der Begriff Kompetenz im deutschsprachigen Raum die Disposition eines Individuums für den Erwerb und die Anwendung von Wissen und Können." (Miesen, 2004, S. 208; vgl. Lexikon zur Soziologie, 1978)
Zusammengefasst ist mit ‚Kompetenz' jeweils die Fähigkeit bezeichnet, erworbenes Wissen und Fertigkeiten des jeweiligen Fachgebietes situationsrelevant anzuwenden.
Dabei ist zu beachten, dass durch äußere Einflüsse aus dem Handeln in einer bestimmten Situation durchaus unerwünschte Konsequenzen entstehen können, die die prinzipielle Kompetenz einer Person nicht in Frage stellen.
„Entscheidend ist nur, dass sie prinzipiell in der Lage wäre, ein entsprechendes Verhalten zu zeigen." (Kanning, 2003, S. 12)
Im Gegensatz dazu besagt die Position, dass eine Person nur dann als kompetent gilt, wenn Verhaltensweisen zu erwünschten Ereignissen führen.

Ansonsten jedoch im ungünstigen Fall des Nicht-Eintretens gewollter Ereignisse, wäre sie als nicht kompetent zu bezeichnen. (vgl. Goldfried u. D'Zurilla, 1969)
Im Folgenden wird Kompetenz, angelehnt an Kanning, (2003), stets als ein Potential verstanden, welches die Wahrscheinlichkeit eines Gelingen der Bewältigung einer Situation innewohnt, jedoch nicht zwangsläufig zum Erfolg führen muss.

Fachkompetenz

Als Fachkompetenz wird die Fähigkeit bezeichnet, Aufgabenstellungen, die zu den Anforderungen des Berufes zählen, selbständig, fachlich korrekt, strukturiert und in Prozess- und Systemzusammenhängen bearbeiten, bewältigen sowie das Ergebnis beurteilen zu können.

Kommunikative Kompetenz

Die kommunikative Kompetenz bezeichnet ursprünglich einen Begriff der Sprachwissenschaft, der von dem Linguisten Noam Chomsky in den 1960er Jahren geprägt wurde.
Demnach bezeichnet kommunikative Kompetenz ein Regelsystem, das der jeweiligen sprachlichen Form einen Spielraum vorgibt und welches allen Muttersprachen inhärent ist. (vgl. Lexikon zur Soziologie, 1978)

In Deutschland wurde der Begriff von Habermas, (1981), erweitert.
Ihm zufolge wird eine kommunikative Kompetenz nicht mehr ausschließlich als die Fähigkeit bezeichnet, korrekte sprachliche Sätze erzeugen und beurteilen zu können. Vielmehr wird dieses Vermögen auf kongruente sprachliche wie auch nicht sprachliche Handlungen übertragen.
So orientiert eine kommunikativ kompetente Person ihre Interaktionen daran, ob ein Konsens oder ein Einverständnis aller Interaktionsteilnehmer über gute Handlungsgründe vorliegen oder ob, und ggf. wie, ein Konsens erst hergestellt werden kann.
Dabei muss die Entscheidung getroffen werden, ob der Handlungsgrund oder die Handlungsmotivation konsensfähig ist.

„Die Zuschreibung kommunikativer Kompetenz besagt nicht mehr - aber auch nicht weniger, als dass Personen normalerweise in der Lage sind, ihr Handeln als sinnvoll zu begreifen und daraufhin zu befragen, auf welchen Gründen Handlungen beruhen und aus wessen Sicht die betreffenden Gründe als gute, aus wessen Sicht sie als schlechte erscheinen können.“ (Kettner, 2006, S. 9)

Demnach stellt kommunikative Kompetenz die Bedingung für ein Gelingen menschlicher Interaktion dar. „Man kann sie schulen, verfeinern, weiterentwickeln, doch dazu muss man sie immer schon haben. Hierin eine Paradoxie zu vermuten, wäre nicht etwa theoretisch subtil, sondern lebensfern.“ (ebd., S. 9)

Motivation

Als Motiv wird eine dispositionelle Neigung in der Bewertung von Handlungszielen bezeichnet. Es bestimmt die Rahmenbedingungen für das Erleben der Wahrnehmung, der Interpretation, des Gefühls und der Beurteilung. (Häcker u. Stapf, 1998, S. 549)

Das Motiv stellt eine entweder psychologisch oder sozial bedingte Handlungsmotivation dar. Es wirkt als ein innerorganismischer Teil eines Motivationssystems auf ein zielgerichtetes Verhalten ein. (Strauß u.a., 2004, S. 227)

Motivation beschreibt die Prozesse, welche der Initiierung, der Richtungsgebung und der Aufrechterhaltung psychischer und physischer Aktivitäten dienen. Darin einbezogen sind jene Mechanismen, die die Bevorzugung einer Aktivität sowie die Stärke und Beharrlichkeit von Reaktionen steuern.
(Zimbardo u. Gerrig, 2004, S. 503)

Der als Annahmen über aktivierende und richtungsgebende Vorgänge subsummierte Motivationsbegriff enthält intervenierende Variablen, die zur Erklärung der Intensität von Verhaltensweisen in bestimmten Situationen herangezogen werden. (Häcker u. Stapf, 1998; S. 550)

Die Motivationspsychologie untersucht die Interaktion von motivationalen und kognitiven Prozessen. (Asanger u. Wenninger, 1992, S. 466)

Eine einheitliche Definition des Motivationsbegriffs existiert nicht.

Ein Grund dafür sind die unterschiedlichen Menschenbilder, die den verschiedenen Motivationsmodellen zugrunde liegen.

Einerseits werden intrinsische, also situationsunabhängige Beweggründe für Verhaltensweisen angenommen, andererseits werden extrinsische, also von außen auf eine Person einwirkende Faktoren, für ein Verhalten verantwortlich gemacht. Des Weiteren werden die kognitiven, also die bewussten Faktoren zur Beurteilung einer Situation unterschiedlich stark in die Analyse motivationaler Prozesse mit einbezogen. (Strauß u.a., 2004, S. 239)

Der Begriff der Motivation wird in dieser Abhandlung als ein kognitiv gesteuerter Prozess zur Zielerreichung verwendet. Die intrinsischen Beweggründe können in diesem hier untersuchten Kontext nicht näher untersucht werden.

Outcome

Der Begriff ‚Outcome' wird im Gesundheitsbereich als das Resultat oder die Auswirkungen von gesundheitlichen Interventionen bezeichnet, die eine Veränderung der gesundheitlichen Lage oder des gesundheitlichen Verhaltens bewirken. (WHO, 1999, S. 262)

Patient

Als Patienten werden die Nutzer von Gesundheitsdienstleistungen bezeichnet. Aus Sichtweise des Sachverständigenrats für die Konzertierte Aktion im Gesundheitswesen von 1992 ist es dabei unerheblich, ob der Patient noch gesund, wieder gesund oder als krank beschrieben werden kann. (Bürger, 2003, S. 10)

Präferenz

Als Präferenz wird das Vorziehen eines Wertes oder Ziels vor einem oder mehreren anderen bezeichnet. Eine Person ordnet demnach Objekte nach individueller Bedeutung und Wichtigkeit. (vgl. Lexikon der Soziologie, 1978)
Im Kontext von Patientenpräferenzen wird keine einheitliche Begriffsdefinition verwendet.
In dieser Arbeit wird der Begriff der Präferenz dann vewendet, wenn die individuelle Bedeutsamkeit und das Bevorzugen eines Verhaltens, einer Fähigkeit oder eines Therapiekriteriums für die Patienten beschrieben werden soll.

Public Health

Public Health (Gesundheitswissenschaften, Gesundheitswesen, öffentliche Gesundheit) bezeichnet die Wissenschaft und Praxis der Krankheitsprävention, der Lebensverlängerung und der Förderung von psychischer und physischer Gesundheit und Effizienz durch strukturierte Maßnahmen des Gemeinwesens.
Sie kann als die Strukturen und Prozesse verstanden werden, anhand derer gesellschaftliche Maßnahmen zum Schutz und zur Förderung der Gesundheit der Bevölkerung ergriffen werden. (WHO, 1999, S. 263)

Quality of Care

Die Versorgungsqualität bezeichnet den Umfang, in dem die geleistete Versorgung unter Abwägung von Nutzen und Risiken die bestmöglichen Resultate erzielt. (WHO, 1999; S. 263)

Soziale Kognition

Als soziale Kognition wird die Fähigkeit bezeichnet, interne Repräsentationen eigener Beziehungen zu anderen zu bilden und zu gestalten und diese zur flexiblen Gestaltung des sozialen Verhaltens nutzen zu können.
(Haker u. Rössler, 2005, S. 2)

Sozialkompetenz

Mit Sozialkompetenz wird die Fähigkeit beschrieben, soziale Beziehungen, Interessen, emotionale Äußerungen und Differenzen zu erkennen, diese in einem korrekten Kausalzusammenhang zu verstehen und darauf adäquat und situationsrelevant zu reagieren, indem die individuelle Persönlichkeit und der systemische Kontext der Kontaktperson mit berücksichtigt wird.
Mit der Bezeichnung einer -psycho-sozialen- Kompetenz sind Phänomene und Abläufe gemeint, die durch eine Interdependenz psychischer und sozialer Prozesse gekennzeichnet sind. (Lexikon zur Soziologie, 1978)

Kanning, (2003), definiert ein sozial kompetentes Verhalten als ein Verhalten einer Person, welches in einer bestimmten Situation dazu beiträgt, die eigenen Ziele zu verwirklichen.

Die soziale Akzeptanz des Verhaltens wird dabei gewahrt. Eine soziale Kompetenz wird definiert als die Gesamtheit des Wissens, der Fähigkeiten und der Fertigkeiten einer Person, welche die Qualität des eigenen Sozialverhaltens fördert. (Kanning, 2003, S. 15)

Zufriedenheit

Die Zufriedenheit ist die Bewertung einer wahrgenommenen Leistung, der Vergleich eines Soll-Zustandes mit dem Ist-Zustand, dessen Ergebnis den Grad der Zufriedenheit bestimmt.

In Bezug auf die Patientenzufriedenheit bestimmen nach dem Diskrepanzmodell behandlungsunabhängige Erwartungen, Ansprüche und persönliche Wertvorstellungen die Zufriedenheit mit einer wahrgenommenen Behandlungsqualität. (Blum, 1998a, S. 58)

Dabei wird Zufriedenheit als affektiv definiert. Erwartungen gelten eher als kognitiv geprägt. (Thompson u. Sunol, 1995)

Nach der kognitiv ausgerichteten Equity-Theorie, welche aus der Arbeits- und Organisationspsychologie entstammt, vergleichen Mitarbeiter ihre Beiträge und die daraus resultierenden Ergebnisse mit den Beiträgen und den Ergebnissen der Kollegen. Ist die Verhältnismäßigkeit eher gleich, entsteht ein Zufriedenheitsgefühl; wird das Verhältnis als ungleich bewertet, entsteht Unzufriedenheit. (Zimbardo u. Gerrig, 2004, S. 537)

Das Erwartungsmodell geht davon aus, dass Mitarbeiter dann motiviert sind, wenn sie erwarten, dass ihre Bemühungen und die daraus resultierende Leistung zu den erwünschten Ergebnissen führen. (ebd., 2004, S. 537)

Weitere Ausführungen zu Theorien der Zufriedenheit vgl. Kap. 3.4.

2 Einordnung und Bedeutung von Kommunikation

Die Einordnung sowie die Bedeutung von Kommunikation im Forschungskontext sowohl als therapeutisches Mittel in der Therapeut/Patient-Interaktion sowie als Kriterium der Prozess- und Ergebnisqualität soll im Folgenden dargestellt und für die Focussierung dieser Untersuchung genutzt werden.

2.1 Kommunikation im Forschungsfeld

Das Berufsbild der Physiotherapie, Ergotherapie und Logopädie in Deutschland befindet sich aktuell in einer Transformationsphase. Diese betrifft die Professionalisierungsprozesse der hier ausgewählten Berufsgruppen in den Feldern der (eigenständigen) Theorieentwicklung, der Ausbildung und der konkreten Handlungspraxis, die sich aufgrund der Möglichkeiten eines berufsspezifischen Studiums auch hier in Deutschland seit 2001 entwickeln.
Im Kontext sozialmedizinischer Gesundheitsdienstleistungen sind von den Herausforderungen auch die Patienten dieser drei Berufsgruppen betroffen. In der Interaktion zwischen Therapeut und Patient dokumentieren sich, möglicherweise vor dem Hintergrund irritierter herkömmlicher Handlungs- und Wissensorientierungen, vermehrt komplexe Ansprüche an die Kommunikations- und Interpretationsleistungen auf beiden Seiten.
Diese Arbeit unternimmt den Versuch, die Bedeutsamkeit von Kommunikation im Kontext der Interaktion zwischen Patienten und Therapeuten der Physiotherapie, Ergotherapie und Logopädie für die Therapiebewertung und Patientenzufriedenheit darzulegen.
Die Fragestellung focussiert sich dahingehend, welche Erwartungen und Bedürfnisse Patienten in diesem hier untersuchten Kontext an die Interaktion mit ihren Therapeuten haben und ob, bzw. wie, die Patientenpräferenzen die Bewertung der Therapieerfahrungen determinieren.
Gerade die Größe und Vielfältigkeit des Gesundheitswesens mit unterschiedlichen Bedingungen und Teilsystemen macht es erforderlich, kontextspezifische Evaluationen vorzunehmen, um die Besonderheiten des jeweiligen Untersuchungsfeldes herauszuarbeiten und den Einfluss von kommunikativen

Parametern auf die Bewertung einzelner Therapieinhalte und auf das Therapieergebnis zu untersuchen.

„Notwendig ist auch mehr Forschung, die Kommunikationsprozesse zu Gesundheits-Outcomes in Beziehung setzt. Dies ist ein genuines Gebiet der Forschung über Gesundheitskommunikation, und es bietet Forschern die beste Gelegenheit, einen wichtigen Beitrag zu leisten."
(Thompson, 2001, S.89)

Da die Ergebnisse von z.B. Untersuchungen in Krankenhäusern nicht automatisch auf andere Bereiche des Gesundheitswesens übertragbar sind, ist demnach eine Erfassung der Bedürfnisse und Erwartungen von Patienten im jeweiligen Kontext notwendig.

Im nächsten Schritt können die Erkenntnisse und Untersuchungsergebnisse mit denen aus anderen Teilbereichen verglichen werden. Erst danach können allgemeingültige Aussagen wie auch spezielle Bedürfnispräferenzen abgeleitet werden.

An dieser Stelle möchte die vorliegende Arbeit einen Beitrag leisten.

Der Begriff Kommunikation findet hier im Kontext von Gesundheitskommunikation Verwendung.

„Gesundheitskommunikation bezeichnet die Vermittlung und den Austausch von Wissen, Meinungen und Gefühlen zwischen Menschen, die als professionelle Dienstleister oder Patienten/Klienten in den gesundheitlichen Versorgungsprozess einbezogen sind [...]" (Hurrelmann u. Leppin, 2001a, S.11)

2.2 Die Bedeutung von Kommunikation

Der Stellenwert und die Bedeutung von Kommunikation soll im Kontext der Behandlung, der Qualitätsdimensionen und der Bedürfnisorientierung von Patienten für einen vertrauensvollen Beziehungsaufbau mit ihren Therapeuten näher beschrieben werden.

Kommunikation als therapeutische Kommunikation

Der Aspekt der Kommunikation zwischen den professionell im Gesundheitswesen Handelnden und ihren Patienten kann als eine therapeutische

Kommunikation bezeichnet werden. „Die Zusammenarbeit von Therapeut und Patient kann als der Kern jeder gesundheits- und krankheitsbezogenen Arbeit angesehen werden und bildet damit auch das Zentrum der Aktivitäten des gesamten Gesundheitswesens.“ (Hurrelmann u. Leppin, 2001a, S. 11f.)

Das Verhältnis von Arzt/Therapeut und Patient wird zunehmend zu einem Interaktionsgefüge mit einem intensiven und aufeinander bezogenen Austausch. „Entsprechend steigt die Bedeutung von Kenntnissen über eine einfühlsame, direkte und wirkungsvolle Gesundheitskommunikation.“ (ebd., 2001a, S.13)

In zahlreichen Untersuchungen steht die Arzt/Patient-Interaktion im Mittelpunkt, aus denen elementare Erkenntnisse für Therapeuten in anderen Bereichen der gesundheitlichen Patientenversorgung und -beratung abgeleitet werden können. (vgl. u.a.: Sawicki, 2005; Klemperer, 2003; Nagel, 2001; Dierks, u.a., 1995; Hausendorf, Nordmeyer, Quasthoff, 1993; Delbanco, 1992; Hall u. Dornan, 1988a u. 1988b)

Weitere Studien untersuchen zunehmend auch andere Bereiche und Institutionen der medizinischen und rehabilitativen Gesundheitsversorgung in Bezug auf Patientenorientierung, Patientenerwartungen und Patientenzufriedenheit bezüglich der Therapeut/Patient-Kommunikation und Interaktion, um deren jeweilige Spezifik zu erfassen und für den jeweiligen Bereich gültige Aussagen zu treffen. (vgl. exemplarisch: Bürger, 2003; Jacob, 2002; Dunfield, 1996; Aust, 1994; Meichenbaum, 1994)

Die Bedeutung und Wichtigkeit von kommunikativen Kompetenzen wurde in den letzten Jahren in unterschiedlichen Kontexten erkannt und im Zusammenhang mit einem positiven Krankheitsverlauf in Beziehung gesetzt. „Empirische Untersuchungen am Beispiel postoperativer Verläufe nach Krebsoperationen haben eindeutig den Zusammenhang zwischen positiver Einstellung der Patienten zur Therapie und günstigen postoperativen Verlauf nachgewiesen.“ (Scholz, 1999, S. 19)
Diese Erkenntnisse stellen das stärkste Argument für eine Verbesserung therapeutischer Kommunikation dar und rekrutieren sich hauptsächlich aus Untersuchungen der Arzt-Patient-Interaktion.

Dies ist darauf zurückzuführen, dass die Forschungsergebnisse vorwiegend aus den Bereichen der ärztlichen medizinischen Versorgung und von Patientenbefragungen in Krankenhäusern und Arztpraxen stammen.

Nicht alle Aspekte der in diesen Forschungen behandelten Aspekte treffen jedoch mit gleicher Priorität auf den Bereich der Gesundheitsberufe zu. Obwohl die Grundelemente interpersonaler Kommunikation auch in dem hier untersuchten Kontext gegeben sind, unterscheidet sich die Charakteristik der Behandlungssituation und -interaktion in der Länge und Dauer der Behandlungszeiten sowie durch den engen Kontakt mit den Therapeuten von dem zwischen Ärzten und Patienten. (vgl. Monnin u. Perneger, 2002, S. 683; Beattie u.a., 2002, S. 558)

Unbestritten ist jedoch, dass die Kommunikation ein zentrales Element der Krankheitsverarbeitung darstellt und den Therapeuten im Behandlungsprozess den Weg zum Verständnis der Charakteristik der Erkrankung sowie zu den individuellen Krankheitsverarbeitungsstrategien der Patienten ebnet. Mit einem Verständnis über die Situation des Patienten können gezielte Informationen zum Behandlungsprozess gegeben und der Gesundungsprozess eingeleitet werden.

Als eine exemplarische Aussage für die Bedeutung von Kommunikation wird an dieser Stelle ein Ausschnitt aus einer Ansprache von E. Buchborn zum Thema: -Kommunikationsstörungen als Krankheitsfaktor- vorgestellt:

„Im Mittelpunkt steht […] die sprachliche Kommunikation, deren Störungen das Verständnis, die Verarbeitung und den Verlauf einer Krankheit beeinflussen und so zum Krankheitsfaktor werden können.“ (Buchborn, 1991, S. 31)

Im folgenden Beispiel wird die Wichtigkeit der Klarheit von Kommunikation und deren Bezugrahmen der Beziehung und der Empathie zum Patienten exemplarisch veranschaulicht:
„Die ‚frohe Botschaft der Gesundheit' muß in allen wesentlichen Fragen von Anfang an für Klarheit sorgen, also auch aufzeigen, was vom einzelnen erwartet wird und was er tun soll. Dabei spielt die Frage eine große Rolle, ob auch in Sprache und Anschauungswelt genügend auf die jeweiligen Ansprechpartner eingegangen wird. Ein Hamburger Hafenarbeiter ist für andere

Argumente zugänglich als ein oberbayerischer Großbauer [...] Jargon, Bilder und Vorstellungen müssen den [...] intellektuellen und emotionalen Besonderheiten der Zielgruppe entsprechen.“ (Geue, 1990, S. 66)

Die unterschiedlichen Diskussionsansätze einer interpersonalen Kommunikation verdeutlichen, dass nur eine differenzierte, situationsrelevante und dem Kontext des jeweiligen Interaktionsgefüges angepasste Fragestellung den expliziten Anforderungen einer wissenschaftlich fundierten Aussage Rechnung tragen können.
Global formulierte Aussagen über Ist-Zustände, Ziele und Perspektiven einer an den Patienten orientierten Kommunikation würden lediglich im theoretischen Rahmen verhaften bleiben. Konkrete Analysen der tatsächlichen Kompetenzen oder Defizite von Ärzten/Therapeuten in der Interaktion mit Patienten sowie Analysen bezüglich der Mitwirkung und Zufriedenheit von Patienten können offenlegen, welche reziproken Wechselbeziehungen und Auswirkungen tatsächlich bestehen.
Da viele Forschungsarbeiten bislang ein eher differenziertes Verständnis medizinischer Themen, jedoch eine simplizistische Auffassung von Kommunikationsprozessen aufweisen, ist mehr Forschung notwendig, die Kommunikationsprozesse zu Gesundheits-Outcomes in Beziehung setzt. (Thompson, 2001, S. 89)

Welche Bedeutung der Beziehung zwischen Anbieter und Patient und deren Kommunikation zukommt, erschließt sich aus den Patientenangaben:
„Nahezu 47% der erinnerungswerten Erfahrungen, die von Patienten beschrieben wurden, konzentrieren sich auf persönliche Behandlung und zwischenmenschliche Kommunikation mit dem Versorger. Klinische und technische Themen [...] machten lediglich 27 % der Erfahrungen aus.“ (ebd., 2001, S. 77)

In den drei untersuchten Berufsgruppen finden eine Patientenorientierung und eine effektive professionelle Kommunikation zunehmend Beachtung. (vgl. Bröckel, 2005, French, (Hrsg.), 2001a; Jerosch-Herold u.a.; 2004; Schneider, 2000; Swain, 2001)

Um die Besonderheiten der verschiedenen Bereiche berücksichtigen zu können, sind dezidierte Untersuchungen in den einzelnen Bereichen notwendig, um den spezifischen Bedingungen des jeweiligen Kontextes gerecht zu werden.

Dies soll am Beispiel der Krankenpflege verdeutlicht werden: „Einerseits ist es möglich und auch nötig, Erkenntnisse anderer Wissenschaften, u.a. der Kommunikationspsychologie, für die Pflegewissenschaften zu erschließen und zu integrieren, andererseits liefern diese nicht den nötigen Erklärungszusammenhang, um pflegerische Phänomene zu beschreiben." (Schmitz, 2001, Vorwort)

Demnach ist es sinnvoll, den Erfahrungszusammenhang des jeweiligen Kontextes, in dem Kommunikation stattfindet, zu erfassen, um daraus abgeleitet die spezifischen Erwartungen seitens der Patienten hinsichtlich der Beziehung zu den Therapeuten bedürfnisorientiert begegnen zu können.
„Die Bedeutsamkeit der Kommunikation [...] für den Beratungs-, Behandlungs-, und Heilerfolg ist unbezweifelbar." (Schmitz 2001, III)

<u>Kommunikation als Kriterium der Prozess- und Ergebnisqualität</u>

Während im Kapitel 3.2 die Begriffsdefinition, die Struktur sowie die Kriterien der Qualitätssicherung im Gesundheitswesen detaillierter beschrieben werden, soll an dieser Stelle lediglich die Verortung von Kommunikationsprozessen dargestellt werden.
Wenn wir der Einteilung von Donabedian, (1966), folgen, wird Qualität in drei Bereiche eingeteilt: Struktur-, Prozess- und Ergebnisqualität.
Kommunikation soll in diesem Kontext als Parameter und Kriterium der Prozessqualität und deren Einwirkung auf die vom Patienten wahrgenommene Ergebnisqualität hin untersucht werden.
Prozessqualität umfasst neben den organisatorischen Elementen, wie z.B. Wartezeiten, das medizinische und pflegerische Handeln, Strategien zur Erkennung von Erkrankungen sowie die fachliche Durchführung von Behandlungsmaßnahmen.
Die Ergebnisqualität bezieht sich auf die Verbesserung des geistigen und körperlichen Wohlbefindens als Folge der durchgeführten Behandlung. (vgl. Donabedian, 1966, S. 166ff., Wüthrich-Schneider, 1998, S. 20ff.)

In diesem Zusammenhang stellt sich die Frage, was Patienten im jeweils zu untersuchenden Kontext während der Behandlung von Bedeutung ist, um sich wohl- und verstanden zu fühlen.
„What the patient experiences, feels, believes, thinks, fears, and hopes about care cannot be separated from the actual outcome of care.
Thus, concern for patient satisfaction must ultimately become a routine part of medical management [...]" (Press, 2002, S. xiii – xiv)

Welche kontextabhängigen Bedürfnisse und Bewertungsmaßstäbe zum Gelingen einer Therapie in dem hier untersuchten Kontext aus Sicht der Patienten beitragen und ob Differenzen der drei Berufsgruppen sowie zu anderen Einrichtungen im Gesundheitswesen (z.B. der Pflege oder der Arzt-Patient - Interaktion) verifiziert werden können, sind zentrale Fragen dieser Forschungsarbeit.
Die von Press, (2002), beschriebene Rangordnung von stationär behandelten Patienten veranschaulicht die spezifischen, auf den jeweiligen Erfahrungskontext bezogenen Bedürfnispräferenzen von Patienten:
„a) Good food counts more than lousy food. (b) Friendliness counts more than good food. (c) Communication counts more than friendliness. (d) Empathy enhanced communication." (Press, 2002, S.31).

Kommunikation wird als ein zentraler Aspekt jeder Behandlung angesehen, wobei jedes Behandlungssetting eine eigene Spezifik hat, die nicht unmittelbar auf andere Kontexte übertragen werden kann. (vgl. Beattie u.a., 2002; Nagel, 2001)

Dementsprechend leitet sich die Notwendigkeit ab, die Bedürfnisse von Patienten in fest umschriebenen Bezügen zu evaluieren.

Seit den 1960er Jahren werden in den USA die Patientenurteile über ihre Erfahrungen mit Einrichtungen des Gesundheitswesens systematisch ermittelt.
Als die Patienten in den 1980er Jahren zunehmend als Kunden und Konsumenten wahrgenommen wurden, entwickelte sich eine eigenständige sozialwissenschaftliche Gesundheitsforschung.
„Schließlich galt es herauszufinden, welcher Art die Erwartungen, Vorlieben, Abneigungen und Erfahrungen der Patienten sind und nach welchen Kriterien

sie medizinische Behandlung und persönliche Betreuung beurteilen." (Haase, 1995, S.11)

Seitdem stellt die Kommunikation ein wichtiges Qualitätskriterium im Gesundheitsbereich dar.

3 Stand der Forschung

In diesem Kapitel soll der theoretische Bezugsrahmen dieser Arbeit vorgestellt und der aktuelle Wissenstand folgender Themenbereiche deskripiert werden:

- Gesundheitskommunikation
- Qualität im Gesundheitswesen
- Patientenorientierung
- Patientenzufriedenheit
- Qualitätskriterien aus Patientensicht

Die Erkenntnisse der vorgestellten Untersuchungen sind in die hier vorliegende Arbeit mit eingeflossen. Sie werden mit den Ergebnissen aus der Patientenbefragung in den Praxen der Physiotherapie, Ergotherapie und Logopädie verglichen, um ggf. Aussagen zu festigen oder mögliche Divergenzen zu belegen.

3.1 Gesundheitskommunikation als Forschungsbereich

In den letzten 30 Jahren hat sich die Gesundheitskommunikation als ein Teilgebiet der Gesundheitswissenschaften etabliert, dessen Ursprünge in den USA verankert sind.

Der Begriff Gesundheitswissenschaften wird synonym für „Public Health“ verwendet und wie folgt definiert:
„Public Health ist die Wissenschaft und Praxis der Krankheitsverhütung, Lebensverlängerung und Gesundheitsförderung durch bevölkerungsbezogene Maßnahmen.“ (Jazbinsek, 2000, S.12)

Es existieren verschiedene Definitionen von Health Communication.
(Im Folgenden werden der englische Begriff ‚Health Communication’ und der deutsche Begriff ‚Gesundheitskommunikation’ synonym verwendet)

Die eher allgemein gehaltene Definition von Rogers, (1996), lautet: „Health communication refers to any type of of human communications whose content is concerned with health.“ (Rogers, 1996, S. 15)
Eine andere Definition stellt den interpersonellen Aspekt in den Vordergrund: „Health communication is a subset of human communication that is concerned with how individuals deal with health-related issues.“ (Northouse/Northouse, 1998, S. 3)

Demnach werden als Gesundheitskommunikation kommunikative Aktivitäten subsummiert, die im Rahmen von Projekten und Maßnahmen zur Förderung von Gesundheit erfolgen. (vgl. Krause u.a., 1989, S.13f.)
In diesen Forschungsbereich wurden die Gesundheitsinformationen und die Gesundheitserziehung mit aufgenommen, die den Nutzen und den Einfluss der Medien auf das Gesundheits- und Krankheitsverhalten der Bevölkerung untersuchen, um Strategien zur Gesundheitsförderung und Prävention zu entwickeln.
Die Zusammenführung dieser Forschungsstränge hat das Ziel, gesundheitsfördernde Verhaltensweisen in der Bevölkerung zu initiieren und zu unterstützen.
Die Gesundheitskommunikation ist ein wichtiger Bestandteil dieses Komplexes und bezeichnet ein Forschungsfeld, in dem die verschiedenen Formen und Möglichkeiten der Kommunikation sowie die interpersonale wie auch die mediale Information im Gesundheitsbereich untersucht werden.
(vgl. Hurrelmann u. Leppin, 2001a, S.9ff.; Jazbinsek, 2000, S. 11ff.)

Die Bedeutung der Gesundheitskommunikation wird von der These abgeleitet, dass Kommunikation ein Bestandteil medizinischer Behandlung ist und nicht lediglich eine Rahmenbedingung darstellt.
„Die tatsächliche beziehungsweise von Fachvertretern propagierte Bedeutung von Health Communication wird aus der These abgeleitet, dass sich in einem Zusammenhang von Gesundheit und Krankheit Kommunikation nicht nur auf eine von mehreren Rahmenbedingungen für erfolgreiches Handeln (Substanz; hier zum Beispiel medizinische Behandlung) bezieht, sondern selbst zum Teil dieser Substanz wird.“ (Signitzer, 2001, S.23)

Anhand von drei maßgeblichen Faktoren lässt sich die Aktualität der Focussierung auf eine patientenorientierte Information und Kommunikation erklären:

1. Die Patienten agieren zunehmend selbstbewusster. Dies Verhalten wird von einer höheren Schulbildung begünstigt. „Sie haben sich daran gewöhnt, als Kunden aktiv umworben zu werden, und nehmen es daher als Unverständnis auf, wenn ihnen im Gesundheitswesen wichtige Informationen über die Charakteristika von Anbietern und Angeboten vorenthalten werden." (Bürger, 2003, S. 1)

2. Der Kostendruck zwingt die Anbieter im Gesundheitswesen zu mehr Marktorientierung, so dass eine patientengerechte Information und Kommunikation eine Lebensnotwendigkeit geworden ist.

3. Die technischen Möglichkeiten erhöhen die Aktualität der Informat-ions- und Kommunikationswege. (ebd., 2003, S.1ff.)

Folgende Sichtweisen in der Diskussion um Gesundheitskommunikation lassen sich daraus ableiten:

<u>Der Informationsansatz</u>,
der Gesundheitskommunikation als Verbreitung und Interpretation von gesundheitsrelevanten Botschaften und Äußerungen von Medien oder einzelnen Personen definiert, wobei die Verantwortung für ein Gelingen von Kommunikation den im Gesundheitswesen professionell Handelnden zugesprochen wird.

<u>Der Persuasionsansatz</u>,
der sozialpsychologisch ausgerichtet ist und die Ursache von Gesundheitsproblemen in der Prävention verortet. Die Verantwortung und Erklärung für gesundheitliches Verhalten wird im Kontext der kulturellen Wertesysteme gesehen, indem sich ein Individuum bewegt.

<u>Der narrative Ansatz</u>,
der den Menschen als Geschichtenerzähler definiert, so dass die einzelnen Individuen anhand dessen sozialisiert und auch der gesellschaftliche und soziale Prozess vorangebracht wird.

Hier rücken der Kontext, in dem Gesundheitskommunikation stattfindet sowie die Beweggründe und Intentionen, die dem menschliche Handeln und Denken vorangestellt sind, in den Vordergrund. (vgl. Signitzer, 2001, S. 26f.)

Als wichtige Forschungsfelder im Kontext der Gesundheitskommunikation lassen sich vier zentrale Bereiche extrahieren:

1. Die Massenkommunikation,
die Menschen mittels Medien (Fernsehen, Hörfunk, Internet, Zeitschriften, Informationsbroschüren und Veranstaltungen) über gesundheitsrelevante Themen, über Forschungsergebnisse aus den Bereichen der Patientenorientierung sowie über Gesundheitsprävention informiert.(vgl.: Jazbinsek, 2000, Schwartz u.a. (Hrsg.), 2003; Dierks u.a., 2001a)

2. Die Organisationskommunikation,
im Kontext des Qualitätsmanagements in Institutionen und Einrichtungen des Gesundheitswesens und der Gesundheitsversorgung. (vgl. exemplarisch: Toellner-Bauer, 2000; Blum, 1998; Wüthrich-Schneider, 1998)

3. Die intrapersonale Kommunikation,
in deren Mittelpunkt die internen psychischen Prozesse von Patienten stehen, welche im Kontext von Persönlichkeitsmerkmalen und deren Auswirkungen auf z.B. Lebensführung, Umgang und Prädisposition von Krankheiten untersucht werden. (Signitzer, 2001, S. 29)

4. Die interpersonelle Kommunikation,
welche Information, Beratung, Motivation und empathisches Eingehen auf den Patienten zur emotionalen Unterstützung beinhaltet. (ebd., 2001, S. 29f.)

Unbestreitbar steht die direkte Interaktion zwischen Anbietern von Gesundheitsleistungen im Zentrum wissenschaftlicher Untersuchungen zur Gesundheitskommunikation.
Zahlreiche Forschungsarbeiten haben einen Mangel an Zufriedenheit mit der Anbieter-Patient Kommunikation festgestellt.
Weiterhin konnten Zusammenhänge von Patientenzufriedenheit und dem Behandlungserfolg belegt werden. „Neben der Unzufriedenheit an sich, die durch unzulängliche Arzt-Patient-Interaktion bei den Patienten geschaffen

wird, bergen solche Interaktionen auch das Potential für schwer wiegende gesundheitliche Folgen." (Thompson, 2001, S. 73)

Obwohl für den hier ausgewählten Untersuchungskontext hauptsächlich die interpersonale Kommunikation im Vordergrund steht, sollen die Wirkzusammenhänge der Gesundheitskommunikationsebenen, implizit der Massenkommunikation, dargestellt werden. (vgl. Abb.1)

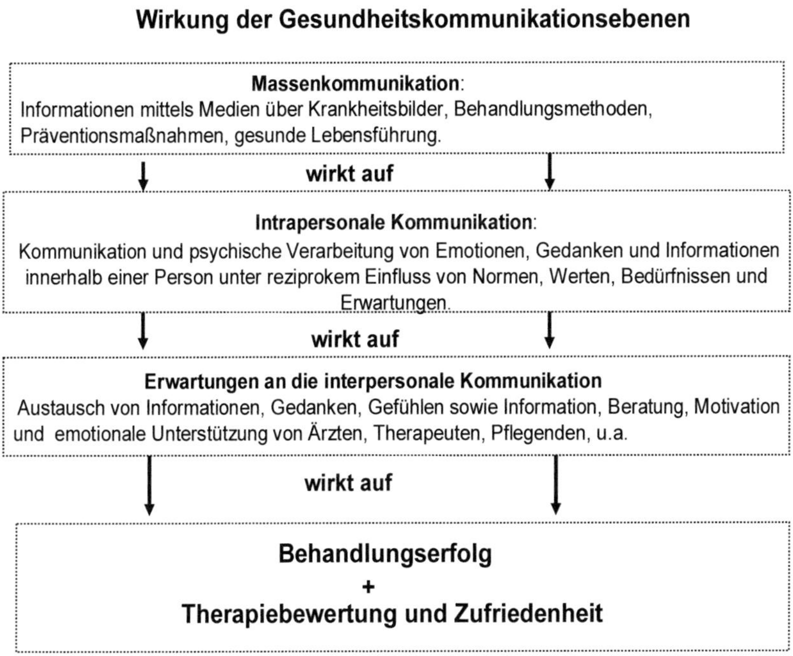

Abb.: 1: Ebenen Gesundheitskommunikation (eigene Darstellung)

Zentrale Aussagen:

Gesundheitskommunikation ist ein Teilgebiet der Gesundheitswissenschaften.

Als Gesundheitskommunikation werden kommunikative Aktivitäten im Rahmen von Gesundheitsförderungsmaßnahmen bezeichnet.

Kommunikation ist ein Bestandteil medizinischer/therapeutischer Behandlung und beeinflusst den Therapieerfolg sowie die Bewertung der Therapie und die Patientenzufriedenheit.

3.1.1 Empathie und Kommunikation der Therapeuten

Jeder Arzt/Therapeut und jeder Patient verfügt über einen eigenen Wissenshintergrund, ist eingebunden in eigene Lebensperspektiven und soziokulturelle Zusammenhänge, in die auch Konzepte von Gesundheit und Krankheit involviert sind.
Diese subjektiven Konzepte beeinflussen das Gespräch zwischen Arzt/Therapeut und Patient.
Von zentraler Bedeutung für das gegenseitige Verstehen dieser ggf. differenten interaktionalen Kommunikations- und Verstehensebenen sind der Respekt und die Berücksichtigung der Wahrnehmung des Gesprächpartners. „Die Berücksichtigung der subjektiven Sicht des Patienten ist, so wird in der einschlägigen Literatur betont, eine essentielle Voraussetzung für eine erfolgreiche Behandlung. Ein Ignorieren der Sicht des Patienten führt zu einem Mißerfolg der ärztlichen Bemühungen.“ (Nagel, 2001, S. 15)
Des Weiteren ist ein mangelhaftes Kommunikationsverhalten seitens der Professionals die Hauptursache für Beschwerden. Ein patientenorientiertes Verhalten kann demnach dazu beitragen Fehlbehandlungen zu reduzieren. „Poor communication and failure to take account of the patient's perspective are at the heart of most formal complaints and legal actions. Error rates could be reduced by an approach that is more patient centred, such an approach could also do much to ameliorate the adverse effects of errors if they occur.” (Coulter u. Dunn, 2002, S. 649)

Kommunikation gilt als gelungen, wenn sowohl die kognitiven als auch die emotionalen Bedürfnisse der Patienten erfüllt werden und diese zu einem positiven Behandlungsergebnis beitragen: auf der psychischen wie auf der physischen Ebene.
Dafür ist eine Empathiefähigkeit der Therapeuten notwendig, um die individuelle Perspektive des Patienten zu verstehen und die Fähigkeit dieses Verständnis dem Patienten zu kommunizieren. (Klemperer u. Rosenwirth, 2005; Di Blasi u.al., 2001; Elwyn u.a.,1999).

Der Verlauf sowie das Ergebnis eines Gesprächs wird von der gegenseitigen Wahrnehmung, Sympathie bzw. Antipathie maßgeblich mitbestimmt und gestaltet. „Die emotionale Tönung des Gesprächs und die wechselseitige Wahrnehmung hat einen Einfluss auf die Gesprächsführung und die sachorientierte Interaktion." (Nagel, 2001, S. 16)
Um die subjektiven Wirklichkeiten wahrzunehmen und zu verstehen, ist zudem eine angemessene Gesprächsdauer notwendig.
„Es bedarf einer gewissen Sprechzeit, damit die Ideen, Ängste und Erwartungen des Patienten aufgedeckt werden. [...] Sieht man die Aufgabe von Kommunikation nämlich darin, die subjektiven Realitäten einander anzunähern, so haben Arzt und Patient denselben Auftrag: Sie müssen die Wirklichkeit des anderen so vielschichtig wie nötig kennen lernen und sie müssen dem Gegenüber dabei helfen, die eigene Realität zu verstehen." (Schucan, 2002, S.1)

Dabei darf der informative Gehalt von Gesprächen neben den psychosozialen Faktoren nicht außer Acht gelassen werden.
Gespräche leisten einen wichtigen Beitrag die Vorstellungen und Erwartungen der Patienten und auch die der Ärzte und Therapeuten der Realität anzugleichen, um nicht in ungeprüften Vorannahmen haften zu bleiben.
"Wenn Sie den Patienten als terra incognita betrachten, wäre es dumm, sich von den eigenen Erwartungen leiten zu lassen und nach dem Vorhandensein von Tigern und Leguanen zu fragen. Dabei übersieht man dann womöglich die tatsächlich vorhandenen Krokodile - und nimmt ein Erfrischungsbad mit fatalen Folgen." (Schucan, 2002,S.1)

Demnach wird die Kommunikation von Erwartungen und Vorannahmen der Gesprächspartner beeinflusst. Die Art und Weise der Kommunikation wiederum hat Auswirkungen auf die Beziehung von Arzt/Therapeut und Patient, auf die Motivation und Zufriedenheit von Arzt/Therapeut und Patient und auf den Behandlungsverlauf und damit auch auf den Therapieerfolg. (vgl. Abb. 2)

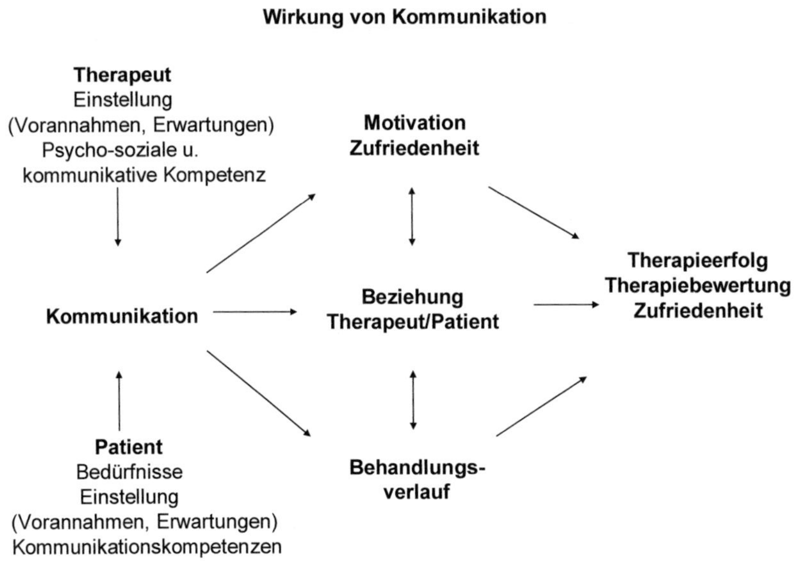

Abb. 2: Wirkung von Kommunikation (eigene Darstellung)

Zentrale Aussagen:

Es existieren differente interaktionale Kommunikations- und Verstehensebenen zwischen Arzt/Therapeut und Patient, die es anzugleichen gilt.

Kommunikation wirkt sich auf die Beziehung zwischen Arzt/Therapeut und Patient, auf den Behandlungsprozess und das Behandlungsergebnis aus.

Mangelhaftes Kommunikationsverhalten seitens der Professionals ist die Hauptursache für Beschwerden.

Eine Kommunikation im Behandlungsprozess gilt als gelungen, wenn sowohl die kognitiven als auch die emotionalen Bedürfnisse der Patienten erfüllt werden. (vgl. Abb. 2)

3.1.2 Aufgabe und Funktion von Kommunikation

Bird und Cohen-Cole, (1990), stellen in ihrem Drei-Funktions-Modell der Arzt-Patient-Kommunikation zentrale Funktionen und Aufgaben eines Gesprächs sowie die notwendigen Fertigkeiten für einen erfolgreichen Gesprächsverlauf dar.

Die zentralen Aufgaben in diesem Modell sind:

1. Das Sammeln von möglichst vielen Informationen, um einen genauen Überblick über die Daten zu erhalten die für die Behandlung wichtig sind, diese effizient nach Notwendigkeit auswählen und die Wurzel des Patientenproblems bestimmen.

2. Ein relevantes Reagieren auf Emotionen der Patienten, um eine Vertrauensbasis aufzubauen und zu halten, Missverständnissen entgegenzuwirken, die Beschwerden zu mindern, psychische Probleme wahrzunehmen, die Patientenzufriedenheit zu fördern und somit einen Behandlungserfolg zu erreichen.

3. Das Verhalten beeinflussen und anzuleiten, um den Patienten ein Verständnis der Krankheit und der Behandlung zu vermitteln und den Patienten aktiv in den Behandlungsprozess einzubeziehen.

Diese Aufgabenstellungen erfordern von den Ärzten und Therapeuten weitreichende psycho-soziale und kommunikative Fertigkeiten (skills). (Bird u. Cohen-Cole, 1990; Nagel, 2001, S. 19ff.)

Von zentraler Bedeutung ist die Flexibilität in der Gestaltung der Gesprächsabläufe. Ein Gespräch, welches zum Ziel hat Probleme und Hintergründe einer Person zu explorieren, kann nicht strikt einem fest gelegten Muster folgen.

„Deshalb hat es keinen Zweck, medizinische Gespräche in ein starres Schema pressen zu wollen. Wichtig ist die Fähigkeit, flexibel zu reagieren und Signale wahrzunehmen, die ein Abweichen vom vorgesehenen Ablauf notwendig machen.“ (Myerscough u. Ford, 2001, S. 51)

Die Wichtigkeit der Miteinbeziehung des persönlichen Hintergrunds des Patienten in die Anamnese bzw. in den Therapieplan betonen auch Lazare, Putnam und Lipkin Jr., (1995), anhand der Ergebnisse von Studien, die belegen, „[...] that the history contributes 60-80% of the data for diagnosis [...] ” (Lipkin, Putnan, u. Lazare, 1995, S. 4)
Die grundlegenden Funktionen des ‚Medical Interviews’ sind die Ermittlung und Beobachtung der Problembeschaffenheit, der Aufbau, die Erhaltung und das Beenden der therapeutischen Beziehung, die Patientenschulung und die Durchführung des Behandlungsplans. (ebd., 1995, S. 4ff., eigene zusammenfassende Übersetzung)

Meichenbaum und Türk, (1994), betonen die Bedeutung der Einstellung des Therapeuten zum Patienten.
Zur Förderung der Kommunikation trägt zudem die Wahrnehmung des Patienten als aktiven Partner im Therapieprozess bei.

Anderson und Kirk, (1982), wählen für die Beschreibung einer guten Beziehung zwischen Therapeut und Patient den Begriff der ‚therapeutischen Partnerschaft’. Diese Beziehung dient nicht zuletzt dazu, eine Atmosphäre des Vertrauens zu schaffen, damit die Patienten ihre Situation aus eigener Sicht sowie ihre Erwartungen artikulieren können.
„Die Patienten werden dazu ermutigt, ihre Wünsche und Erwartungen frei auszudrücken und bei Entscheidungen aktiv mitzuwirken.“ (Meichenbaum u. Turk, 1994, S. 63; vgl. Anderson u. Kirk, 1982)

Neben einem guten Zuhörverhalten und Einfühlungsvermögen ist die Nachfrage nach den subjektiven Krankheitstheorien der Patienten, die Belastung durch die Krankheit sowie die Erwartungen an die Behandlung empfehlenswert, um eine auf den Patienten abgestimmte Therapie auszuwählen und durchzuführen. (Meichenbaum u. Turk, 1994, S. 67)

Eine effektive Kommunikation ist demzufolge die Voraussetzung, um von den Patienten authentische Berichte über die Krankheitsgeschichte zu erfahren und die Voraussetzung dafür, dass Patienten die erhaltenen Informationen verstehen.
Dazu kommt die Notwendigkeit von Vertrauen und Zuversicht, die den Patienten helfen, die Behandlung anzunehmen und aktiv zu unterstützen.
„All diese Beziehungselemente haben therapeutischen Wert und tragen direkt zur Genese bei. Fehlen sie, ist die Bereitschaft an den therapeutischen Maßnahmen mitzuwirken viel geringer.“ (Myerscough u. Ford, 2001, S. 13)

Die Wichtigkeit und Bedeutung der Qualität des -clinical interviewing-, betont auch French, (2001): „An understanding of the social psychology of the interview, along the vigilant practice of interviewing skills, such as questioning, is likely to bring about improvement in interviewing technique for even the most experienced physiotherapists.“ (French, 2001b, S. 275)

Demnach ist das Mitwirken der Patienten im Behandlungsprozess sowie die Akzeptanz von Behandlungsmaßnahmen und deren Auswirkungen auf die Patientenzufriedenheit, die Therapiebewertung und das Behandlungsergebnis nicht eine Glückssache oder allein das Ergebnis effizienter Therapiemethoden. Vielmehr tragen die Beziehung zum Arzt/Therapeuten und eine gelungene Kommunikation maßgeblich zur Patientenmotivation bei.

„The good news is that we now know that non-adherence is not the inexplicable and baffling phenomenon that it was originally considered to be. Both adherence and non-adherence are behaviours that can be reliably predicted and one of the key determinants in this is the nature of communication between the patient and the doctor.” (Noble, 1998, S. 73)

Dabei kommt der Qualität der Kommunikation eine zentrale Funktion zu: Sie ist die Brücke, die dem Verständnis individueller Patientenbedürfnisse den Weg zum Ausdruck dieser ermöglicht und maßgeblich nicht nur den Behandlungsverlauf sondern auch das Behandlungsergebnis mitbestimmt und gestaltet. „Bessere Behandlungsergebnisse erzielen Ärzte, wenn sie die Erwartungen der Patienten mit positiven Informationen beeinflussen und wenn sie eine warme, freundliche und beruhigende Art haben.“ (Klemperer 2003, S. 35)

Als bedeutsame Kommunikationsmaßnahmen, die eine positive Auswirkung auf das gesundheitliche Outcome haben, wurden in mehreren Studien genannt: a.) die Unterstützung der Patienten ihre Erfahrungen detailliert zu beschreiben, b.) empathisches Verhalten, c.) verständliche Informationen und c.) eine partizipative Entscheidungsfindung, welche zum Einverständnis der Patienten von Behandlungsmaßnahmen führt. (vgl. ebd., 2003, S. 38; Stewart u.a., 1995 u. 2003, Stewart u. Brown, 2001)

Die Initiative und die aktive Rolle eine vertrauensvolle Beziehung herzustellen liegt beim Professional. Ein empathisches Verhalten und ein auf den Patienten ausgerichtetes Gesprächsverhalten ermuntern den Patienten dazu, für die Behandlung wichtige Informationen über die Beschwerden zu geben.
Ein Patient fasste dies in folgende Worte:
„I don't think it should be totally up to the patients stated asked questions. The patient doesn't know enough to ask the questions. I think it's up to the caregiver, whoever it is, to lead the patient, draw it out of the patient: 'What are your concerns? What would you like to know?' " (Delbanco, 1992, S. 416)

In dieser Gesprächsphase sollen keine standardisierten Informationsinhalte vermittelt werden, sondern vielmehr ist ein individuelles Erklären und Informieren von Sachverhalten gefragt, die dem Patienten in dieser Situation von besonderem Interesse sind und vom Arzt/Therapeuten abgefragt werden müssen.
Dies erfordert eine Transformation der Sachinhalte in das individuelle Sprachverständnis des jeweiligen Patienten. Nur wenn der Patient verständliche Erklärungen und Informationen erhält, kann eine gemeinsame Basis für eine konstruktive Verstehensbasis geschaffen und stabilisiert werden.
Die für diesen patientenzentrierten Behandlungsprozess bedeutsamen Komponenten fassen Stewart u.a., (2003), wie folgt zusammen:

- Untersuchung
  a.) der Krankheit
  b.) des Erlebens der Krankheit aus Sicht des Patienten
- Verstehen der Gesamtpersönlichkeit des Patienten
- Finden eines gemeinsamen Standpunktes

- Integration von Prävention und Gesundheitsförderung
- Intensivierung der Patient-Arzt/Therapeut-Beziehung
- Realitätssinn (Beachten der Ressourcen, u.a.: Zeit, Mittel).

(Stewart u.a., 2003, S. 5; eigene zusammenfassende Übersetzung)

Um diese patientenzentrierten Gespräche und das Finden einer gemeinsamen Basis zu erreichen, ist es hilfreich, folgende Aspekte des Patienten und dessen Umfeld einschätzen zu können: „[...] his or her experience of the broader determinants of health over his/her life course; his/her potential for health; present and potential disease; the patient's experience of health and illness; the patient's context; and the patient's relationship.“ (Stewart u.a., 2003, S. 103)

Dabei ist zu beachten, dass das Erleben der Patienten kein fest stehendes Gebilde ist, sondern ein dynamischer Prozess, welcher sich je nach Befinden und Krankheitsstatus verändert. Den Ärzten/Therapeuten fällt die Aufgabe zu, in der jeweiligen Situation die möglichst effektivste Behandlungsstrategie auszuwählen. „Sometimes, for some issues, the patient requires a health enhancement strategy. At other times, for other reasons, the patient requires prevention strategies.” (ebd., 2003, S. 109)

Beachtenswert in diesem Zusammenhang sind zudem die individuellen Modelle, also die Vorstellungen der Patienten über ihre Erkrankung, welche bei Patienten mit chronischen Rückenschmerzen untersucht worden sind.

Diese individuellen Innenansichten und konstruierten Theorien (Health Belief Model) beeinflussen das subjektive Erleben, das Verhalten, die Reaktionen sowie die Compliance hinsichtlich der Erkrankung und der eingeleiteten Behandlungsmaßnahmen.

Um das Patientenverhalten adäquat verstehen zu können müssen, auch diese Innenansichten erfasst und kommuniziert werden. „Dabei wird demonstriert, wie einige Verhaltensweisen von Patienten erst unter Berücksichtigung ihrer subjektiven Theorie als sinnvolle Handlungen interpretiert werden können. Reaktionen des Patienten, die aus der Außenperspektive betrachtet eher unverständlich wirken, können sich durch die Betrachtung der subjektiven Theorie der Patienten als vernünftige Bewältigungsstrategien herausstellen.“ (Wagner u.a., 2000, S. 38)

In einer Studie von Little u.a., (2004), werden das von Patienten wahrgenommene Krankheitserleben und die daraus resultierenden Erwartungen bezüglich der Behandlung untersucht. „Doctor's incorrect perceptions of patients´ expectations predict prescribing, and, as doctors tend not to elicit patients´ expectations or unvoiced agendas, this results in unnecessary prescriptions and poor compliance." (Little u.a., 2004, S. 1)
Somit kann das individuelle Krankheitserleben eines Patienten von der ärztlichen/therapeutischen Bewertung dieser Erkrankung und der daraus resultierenden Behandlungsmaßnahmen divergieren.
Dieses für eine Therapie wichtige Hintergrundwissen über die individuelle Erlebniswelt des Patienten muss also erst von den Behandelnden erfasst und analysiert werden, um das Patientenverhalten verstehen zu können.
Erst auf dieser Grundlage kann eine Verstehensbasis geschaffen und die Therapieinhalte und -ziele umfassend und individuell mit dem Patienten festgelegt werden. Eine gemeinsame Festlegung der Therapiemaßnahmen, basierend auf einer beidseitig akzeptierten Kommunikationsebene, steigert die Patientencompliance aufgrund der individuell auf die Patientenbedürfnisse ausgerichteten Therapiemaßnahmen.

Vertiefende Grundlagen, praktische Beispiele sowie Gestaltungsmöglichkeiten der Arzt/Therapeut-Patient Kommunikation und einer therapeutischen Beziehung sind vertiefend dargestellt von: Büttner u. Quindel (2005); Rössler; (2005); Bürger, (2003); Teasdale, (2002); Duxbury, (2002); Meichenbaum u. Turk, (1994).

Zentrale Aussagen:

Aufgabe und Funktion von Kommunikation ist das Sammeln von möglichst vielen Informationen und ein relevantes Reagieren auf die Emotionen der Patienten.

Der Nutzen von kommunikativen und psycho-sozialen Fähigkeiten ist ein effektives Arbeiten.

Die Qualität der Kommunikation ist die Brücke zum Verständnis individueller Patientenbedürfnisse.

3.1.3 Ausbildung von Kommunikationskompetenzen

Die Bedeutung einer guten Therapeut/Patient - Beziehung für einen erfolgreichen Therapieverlauf wird in zahlreichen Studien belegt. (vgl. exemplarisch: Kahrs, 2003; Nagel, 2001; Kane u.a., 1997; Arnold u. Lang, 1994; Meichenbaum u. Turk, 1994;)

Dennoch wird diesen psycho-sozialen und kommunikativen Aspekten der Behandlung in der Ausbildung der Physio- und Ergotherapeuten und der Logopäden bislang noch nicht die zur Erfüllung der Anforderungen gerecht werdende Aufmerksamkeit geschenkt.
„Gleichwohl ist festzustellen, dass weder in der Ausbildung der Ärzte, noch in der Forschung zur medizinischen Versorgung die Bedeutung der Kommunikation bis heute auch nur annährend den Stellenwert erfährt, den sie verdient hätte." (Schmacke, 2005, S. 71)

Dabei ist die folgende Aussage von Bedeutung: Die Fähigkeit zur effektiven Kommunikation und zu psycho-sozialer Empathie ist kein angeborenes Talent, sondern ein Produkt professionellen Lernens. (Myerscough u. Ford, 2001, S. 245)
Die persönliche Qualifikation, die sich aus der Persönlichkeit, der fachlichen Ausbildung und der Erfahrung zusammensetzt, sind zentrale Merkmale der ärztlichen und therapeutischen Berufsausübung. Sie tragen maßgeblich zur Vertrauensbildung bei.
„Aus Sicht der Patienten kommt der Person des Arztes die größte Bedeutung bei der Arztwahl zu. Der Arzt soll nicht nur fachlich qualifiziert, sondern nach dem Wunsch vieler Patienten eine vertrauensvolle Persönlichkeit sein." (Barth, 1999, S. 4 83)
Hierfür zählt die Fähigkeit, sich empathisch auf die individuellen Bedürfnisse des Patienten einzustellen, zu den zentralen Anforderungen.
Gerade an diesem Punkt werden jedoch in unterschiedlichen Untersuchungen Defizite belegt. Die Wünsche und das Verhalten von Patienten werden von den Professionals eher selten richtig eingeschätzt. Diese mangelnde Empathie und Patientenorientierung dürfte eines der Versorgungsdefizite im Gesundheitswesen ausmachen. (Barth, 1999, S. 473)

Hier ist ein Ansatz, auch oder insbesondere in der Ausbildung medizinischer und therapeutischer Berufe, diese Fertigkeiten berufsspezifisch den Anforderungen angemessen zu vermitteln und zu trainieren, um psycho-soziale und kommunikative Kompetenzen zu standardisieren. (vgl. Ommen u.a., 2006)
Denn die Qualität der Kommunikation und des Einfühlungsvermögens der Professionals entscheidet darüber, ob eine vertrauensvolle Beziehung zwischen Patient und Arzt/Therapeut aufgebaut werden kann.
Im Kontext der Aus- und Weiterbildung von Medizinern wurde diese Thematik aufgegriffen.
„Was wir zeifelsohne brauchen, ist eine veränderte Kommunikationskultur. Sie muss mit der Ausbildung während des Medizinstudiums, mit einer patientenzentrierten Kommunikation beginnen, darf dort jedoch nicht enden.“ (Keller, 2005, S. 34)
In diesem Zusammenhang ist zu beachten, dass auch Ärzte und Therapeuten wenig effektive Gespräche als frustrierend erleben. In der Studie von Levinson u.a., (1993), werden die Ursachen von Gesprächsproblemen untersucht. „In this study, more than one third of physicians reported experiencing frustration in up to 25% of patient visits and 8% of physicians felt frustrated in up to half of their patient encounters.“ (Levinson u.a., 1993, S. 291)
Bei einer Befragung gaben Ärzte den Mangel an Vertrauen der Patienten, den Mangel an Übereinstimmung, den Mangel an Verständnis und Besorgnis und den Mangel an der Befolgung von Therapievorschlägen als Gründe für Kommunikationsprobleme an.
(ebd., 1993, S. 292, eigene zusammenfassende Übersetzung)

Dies verdeutlicht die Wichtigkeit einer Reflektion von Gesprächsverläufen und persönlichen Kommunikationsstilen, um Verständigungsprobleme seitens der Ärzte und Therapeuten zu identifizieren und in Schulungen und Trainings psycho-soziale Kompetenzen zu verbessern: Ein frustrierter Arzt/Therapeut kann schwerlich den Anforderungen einer patientenorientierten Behandlung gerecht werden. „The last person an ill patient wants to see is a frustrated doctor.” (Levinson, u.a., 1993, S. 294)

Eine wichtige Erkenntnis dieser Studien ist allerdings, dass es eines längeren Trainings bedarf, um die Kommunikationskompetenzen zu etablieren und

zu festigen. „Auch zeigt sich hier, dass eine gewisse Mindestdosis an Weiterbildung erforderlich ist, um messbare Ergebnisse bei Ärzten nachzuweisen.“ (Keller, 2005, S. 33)
Dies lässt sich dadurch manifestieren, dass ein Kommunikationsverhalten, auch ein defizitäres, welches z.B. den Sprechenden unterbricht, sehr unterschiedliche, positive wie negative Reaktionen und Zufriedenheitsbekundungen bewirken kann.
In der Studie von Hall u.a., (1994), kann dies belegt werden.
Das deutet auf eine hohe Komplexität von Zufriedenheit und erfordert eine adäquate Ausbildung und Schulung aller im Gesundheitswesen Beschäftigten mit Patientenkontakt.
„Auch ärztlich und pflegerisch ausgebildetes Personal hat nicht automatisch die Begabung für eine optimale Kommunikation mit den Patienten. Durch das Einbauen der Kommunikationsförderung in die Ausbildungsprogramme oder Schulungen bei den schon im Berufsleben Stehenden können höhere Zufriedenheitsgrade in diesem Bereich erzielt werden.“ (Wüthrich-Schneider, 1998, S.165)

Gerade weil die Professionen im Gesundheitswesen in ihrer Ausbildung vorwiegend in ihrer Kompetenz bezüglich physischer Vorgänge und Äußerungen und dem Wissen um bio-medizinische Zusammenhänge geschult werden, kommt der Vermittlung von psycho-sozialen und kommunikativen Fertigkeiten eher eine untergeordnete Bedeutung zu.
„Oft hat sie ihre Ausbildung jedoch weniger gut in die Lage versetzt, die soziale und psychische Situation eines erkrankten Patienten mit dem komplexen Geflecht aus Ängsten und Gefühlen, die mit einer Krankheit einhergehen, zu verstehen.“ (Hurrelmann u. Leppin, 2001a, S. 13)

Die Dominanz rezeptiver Wissensaneignung während der Ausbildung verhindert bislang eine Bearbeitung und Analyse praxisbezogener Fragestellungen und Problemlösungsmöglichkeiten. „Studienreformen müssen daher auf die Förderung kommunikativer, kooperativer und ethischer Kompetenz setzen.“ (Huber u. Hungeling, 1999, S.123)

Die Ausbildung einer psycho-sozialen, kommunikativen und professionellen Handlungskompetenz ist demnach die Voraussetzung um a.) eine erfolgreiche Verständigung zu erreichen und b.) das Ergebnis der Behandlung positiv zu beeinflussen.
Erst ein bewusstes und kontrolliertes Einsetzen von Kommunikations- und Verstehensmitteln und Methoden der verständlichen Argumentation ermöglichen den Aufbau einer vertrauensvollen Beziehung zwischen dem Arzt/Therapeut und dem Patienten, ebnen den Weg zu einer sinnvollen Problemlösung und tragen maßgeblich zum Ergebniserfolg der Behandlung und zur Zufriedenheit der Patienten bei.

In den letzten Jahren haben sich international Arbeitsgruppen mit der Entwicklung geeigneter Weiterbildungsangebote befasst. In verschiedenen Studien kann eine Verbesserung der Patientenzufriedenheit nach dem Einsatz effektiver patientenorientierter Kommunikation belegt werden und es gibt Hinweise auf eine seitens der Patienten wahrgenommene Steigerung der Lebensqualität.
„Aus kommunikationstheoretischer Sicht kann man prinzipiell drei Stufen oder Bereiche unterscheiden, die zum Gelingen der (Arzt-Patient) - Kommunikation erfolgreich bearbeitet werden müssen: 1) Der Aufbau und die Aufrechterhaltung einer positiven und vertrauensvollen Beziehung, 2) Die erfolgreiche Verständigung über wichtige Fragen und Inhalte, 3) Die Realisierung der Interessen der Beteiligten." (Nagel, 2001, S. 458)

Zahlreiche Forschungsarbeiten belegen, dass die Kommunikation zwischen Arzt/Patient einen Einfluss auf alle Ergebnisvariablen der Behandlung und auf die Zufriedenheit und die Motivation zur Mitarbeit der Patienten und auf die Verringerung von Fehldiagnosen und -behandlungen hat. (Nagel, 2001, S. 459)

Es ist anzunehmen, dass eine verbesserte Kommunikationskultur nicht nur positive Auswirkungen auf die Patientenzufriedenheit und -motivation, den Behandlungsverlauf und das Behandlungsergebnis hat, sondern dass auch die professionell Handelnden durch die Erweiterung ihrer psycho-sozialen Kompetenzen an persönlicher Zufriedenheit dazu gewinnen.

Eine Auseinandersetzung mit den Grundelementen therapeutischer Kommunikation leitet sich aus den Erfordernissen einer patientenorientierten gesundheitlichen Versorgung sowie aus den Bedürfnissen und Erwartungen der Patienten und deren Verständnis der Informationen bezüglich ihrer Krankheit und der Behandlung ab. „In defining and describing the problem it is essential that doctors give the information in language patients can understand, thus complex medical terms and clinical should be avoided.” (Stewart u.a., 2003, S. 86)

Die Informationen über den aktuellen Wissenstand und den Behandlungsablauf sind den Patienten verständlich und im individuell gewünschten Umfang zu erklären. (Del Mar u. Jewell, 1998; Silagy u.Haines, 1998)

Es ist jedoch nicht allein der persönliche Gewinn, den eine kompetente Kommunikation ausmacht. Kommunikationskompetenz ist im Kontext von Qualitätsmanagement und Qualitätssicherungsmaßnahmen im Gesundheitswesen zu betrachten, indem sie einen Beitrag zur Prozess- und Ergebnisqualität medizinischer und therapeutischer Behandlungsmaßnahmen leistet.

Scholz, (1999), geht noch einen Schritt weiter und hält es für „[...] notwendig, die bisher verwendete Qualitätsdefinition um ein weiteres Kriterium -die Kommunikationsqualität- zu erweitern, da ohne ausreichende Kommunikation auch die einzelnen Zielbereiche wie Strukturqualität, Ablaufsqualität und vor allem die Ergebnisqualität nicht erreicht werden können.“ (Scholz, 1999, S. 247)

Wenn daraus folgernd die Kommunikationsqualität die Voraussetzung für die anderen Dimensionen der Qualität darstellt, liegt nunmehr der Focus auf der Ausbildung und Lehre therapeutischer Kommunikationskompetenzen seitens der Professionals im Gesundheitswesen und der medizinischen und therapeutischen Versorgung.

Gerade der Patientenkontakt über einen längeren Zeitraum hinweg, erfordert ein hohes Maß an kommunikativer und psychosozialer Kompetenz seitens der Therapeuten der Gesundheitsberufe, welche nicht allein durch Erlernen theoretischer Fertigkeiten erreicht werden kann. Vielmehr ist eine persönliche Identität die Voraussetzung für ein Gelingen der Kommunikation und Beratung.

„How we (wir Physiotherapeuten, Anm. d. Verf.) communicate and what we communicate are not just a set of learned behaviors or skills which are deployed more or less effectively. Personal identity is, at least in part, established and determined in communication with others." (Swain, 2001, S. 248f.) Eine dynamische Kommunikation beeinflusst alle Behandlungsaspekte, die es gilt in ein gemeinsames Ganzes nach dem holistischen Prinzip zu integrieren. „The why, the what and the how of communication are interrelated in processes of interaction between physiotherapists and clients that require continuing reflection." (Swain 2001, S. 261)

Patienten wechseln zudem weniger den Arzt, weil sie die Behandlung mangelhaft empfinden, sondern vielmehr weil der Arzt mangelnde Kommunikationskompetenz aufweist. (Meichenbaum u. Türk, 1994, S. 56)

Die Vermittlung und Lehre dieser spezifischen Kommunikationsanforderungen bedarf einer erweiterten psycho-sozialen und therapeutischen Kompetenz auch seitens der Lehrenden und Ausbilder, um den Anforderungen in diesem Kontext gerecht zu werden.
„Die ausschließliche Weitergabe von allgemeinen Kommunikationsregeln und Managerstrategien erfüllt nicht die gegebenen Aufgaben und verschafft darüber hinaus das trügerische Gefühl einer besonders guten Kommunikationsqualität, das sich dann in der therapeutischen Situation nicht bestätigt." (Scholz, 1999, S. 247)
Diese Erkenntnis verweist auf den Bedarf der Integration von psycho-sozialen und kommunikativen Ausbildungsinhalten als festen Bestandteil der Lehre, so dass die Vorbereitung für den Umgang mit den Patienten nicht in den Wahlbereich abgedrängt werden darf. (vgl. Nagel, 2001, S. 459f.)

Erst durch eine hohe Kommunikationskompetenz sind Therapeuten und Ärzte in der Lage, eine emotional tragfähige und produktive Therapeut/Patient - Beziehung aufzubauen. „Die Qualität des Gesprächs wird nicht nur durch eine patientennahe und verständliche Sprache bestimmt, sondern auch durch die verbale und nonverbale emotionale Beteiligung des Arztes." (Heckl, 2004, S. 106; vgl. Keller u. Kappauf, 2002)

Dazu ist die Integration eines fundierten Kommunikationstrainings als fester Bestandteil der fachlichen Ausbildung aller Gesundheitsberufe notwendig, ebenso wie die Strukturierung der Arbeitsabläufe.
„If consumer satisfaction is a prority, the available evidence suggests that there is a need systematically to adress interpersonal issues in practitioner training, and to ensure that the organisational, financial and regulatory arrangements that influence care delivery are structured in such a way that practitioners are encouraged to foster supportive and interactive relationship with their patients." (Crow u.a., 2002, S. 72)

Als weiterführende Literatur vgl. exemplarisch:

Nagel, (2001), beschreibt und analysiert die zentralen kommunikationswissenschaftlichen Ansätze hinsichtlich der Arzt/Patient -Situation, den aktuellen Forschungsstand dieser Thematik sowie Übersichten zur aktuellen Forschungsliteratur und deren Ergebnisse.

Bürger, (2003), untersucht die kommunikationstheoretischen Grundlagen der Information und Kommunikation im Gesundheitswesen auf der Basis des situativen Ansatzes der Organisationsforschung und Patientenbedürfnisse hinsichtlich Informationen im Gesundheitswesen.

Scholz, (1999), analysiert die Bedeutung und Notwendigkeit der therapeutischen Kommunikation anhand aufgezeigter Kommunikationsprobleme in verschiedenen Kontexten der Arzt/Therapeut-Patient -Interaktion.
Anhand der Ergebnisse einer Patientenbefragung werden Vorschläge zu Verbesserungsmaßnahmen und Perspektiven entwickelt.

Die psychosozialen und kommunikativen Einflüsse auf die Therapeuten der Physiotherapie beschreibt French, (2001a).

Zentrale Aussagen:

Es bedarf einer hohen Kommunikationskompetenz, um eine emotional tragfähige und produktive Therapeut/Patient -Beziehung aufzubauen.

Die Fähigkeit zur effektiven Kommunikation und zu psycho-sozialer Empathie ist ein Produkt professionellen Lernens.

Die Ausbildung einer psycho-sozialen, kommunikativen und professionellen Handlungskompetenz ist die Voraussetzung für eine erfolgreiche Verständigung und trägt dazu bei, das Ergebnis der Behandlung positiv zu beeinflussen.

3.2 Qualität und Qualitätssicherung

Um das vorab beschriebene Thema der Gesundheitskommunikation sowie die Themen der folgenden Kapitel über Patientenorientierung, die Rolle der Patienten als Bewerter von Dienstleistungen, die Patientenzufriedenheit und Qualitätskriterien aus Patientensicht in ihrem kontextualen Rahmen aufzuzeigen und die Bedeutung und Einordnung in Qualität sichernde Maßnahmen darzulegen, werden im Folgenden zentrale Definitionen des Begriffs der Qualität im Gesundheitswesen und im medizinischen Kontext vorgestellt.
„Das Zusammenspiel von Qualität und Kommunikation, vor allem die Kommunikation über Qualität und ihre Auswirkungen auf das Gesundheitswesen verdient genauere Aufmerksamkeit." (Barth, 1999, S. 315)

3.2.1 Definition des Qualitätsbegriffs

In den 1960er Jahren veränderte sich die Definition des Qualitätsbegriffs. Nicht mehr der Leistungshersteller beurteilte die Qualität, sondern der Konsument wurde befragt.

In der Literatur werden unterschiedliche Definitionen des Qualitätsbegriffs vorgeschlagen. Der Grundtenor basiert auf der Festlegung, dass Qualität die Gesamtheit von Eigenschaften und Merkmalen eines Produktes, eines Prozesses oder einer Dienstleistung bezeichnet, die geeignet sind, eine Verbindung zwischen einem festgelegten Ziel und der Zielerreichung herzustellen. „Gemäß dieser Definition von Qualität als Zielerreichungsgrad einer Maßnahme basiert Qualitätssicherung zum einen stets auf der Festlegung von Qualitätskriterien und -indikatoren, anhand derer die Qualität gemessen werden soll.“ (Blum, 1998a, S. 35)

Somit enthält jede Definition von Qualität ein subjektives Moment, weil die jeweiligen Präferenzen bei der Auswahl und Gewichtung von Indikatoren für eine Qualitätsbestimmung variieren können. (ebd.,1998a, S.35)

Eine einzige allgemein gültige Definition der Qualität medizinischer Leistungen gibt es bislang nicht, welche die Qualität des ärztlichen Handelns, die Qualität der gesundheitlichen Versorgung und die Qualität des Gesundheitswesens einschließt.

„Schon die Schwierigkeit bei der Bestimmung des Begriffs `Gesundheit´ und die subjektive Einbeziehung des Patienten lassen eine allgemeingültige und standardisierte Definition kaum möglich erscheinen.“ (Barth, 1999, S. 326).

Dennoch existieren einige Begriffsbestimmungen.

Die Definition der International Organization for Standardization (ISO) setzte 1994 die Norm -8402- fest:

„Qualität bedeutet die Gesamtheit von Merkmalen (und Merkmalswerten) einer Einheit bezüglich der Eignung, festgelegte und vorausgesetzte Erfordernisse zu erfüllen.“ (Wüthrich-Schneider, 1998, S. 10)

Viethen und Maier, (1996), definieren medizinische Qualität wie folgt: „Qualität medizinischer Versorgung ist die Gesamtheit der Merkmale eines Prozesses oder eines Objektes hinsichtlich der Eignung, vorgegebene Erfordernisse im Sinne des Patienten und unter Berücksichtigung des aktuellen Kenntnisstandes der Medizin zu erfüllen." (Viethen u. Maier, 1996, S. 150)

Patientenbewertungen können von professionellen Standards abweichen. Im Allgemeinen wird eine gute Qualität unterstellt, wenn das Angebot der Versorgung mit dem übereinstimmt, was als wünschenswerte Versorgung angesehen wird. „Damit wird deutlich, daß der Qualitätsbegriff von der jeweiligen Perspektive verschiedener Menschen und Gruppen abhängig ist und somit durchaus sehr unterschiedliche Inhalte umfassen kann." (Barth, 1999, S. 326)

Eine Definition, die Patientenorientierung und die symmetrische Kommunikation von professionell im Gesundheitswesen Handelnden und Patienten mit einschließt, ist die des National Institute of Health, USA:
„Qualität der Behandlung ist das Maß, in dem gesundheitliche Versorgung von Individuen oder Gruppen die Wahrscheinlichkeit erhöht, dass vom Patienten erwünschte, auf die Gesundheit bezogene Ergebnisse erzielt werden und zwar mit dem aktuellen Wissen des Berufsstandes." (Klemperer, 2000, S. 15)

Die Vielzahl der Begriffsdefinitionen fasst Blum, (1998a), wie folgt zusammen: „Die Gemeinsamkeit dieser Bedeutungen liegt darin begründet, daß ein Vergleich zwischen den Zielen und dem Grad der Zielerreichung hergestellt wird. Als Qualität bezeichnet man die Gesamtheit von Eigenschaften und Merkmalen eines Produktes, eines Prozesses oder einer Dienstleistung, die sie zur Erfüllung vorgegebener Erfordernisse geeignet machen." (Blum, 1998a, S. 34f.)

Überträgt man dies auf die medizinische Leistungserbringung, so lassen sich daraus zwei zentrale Qualitätsbegriffe ableiten: einen Qualitätsbegriff aus Sicht der Experten und einen aus Patientensicht. (ebd., 1998a, S. 35)

Die Definition von Gesundheit durch das Committee to Design a Strategie for Quality Review and Assurance in Medicare des Institute of Medicine (IOM) umfasst eine Reihe von Eigenschaften.
Darin enthalten ist auch eine feste Umschreibung der Versorgungsbereiche, die Betonung der Bedeutung von Outcomes in enger Verbindung mit den Prozessen gesundheitlicher Versorgung, die Hervorhebung der Bedeutung

von Erwartungen und Prioritäten des individuellen Patienten wie auch der Gesellschaft sowie den Hinweis auf die Verantwortlichkeit aller an der Versorgung Beteiligter ihr professionelles Handeln an den aktuellen Wissenstand zu orientieren. (Gerlach, 2001, S. 5f.)
Dennoch sind auch heute noch viele Strukturen und Prozesse in zahlreichen Institutionen des Gesundheitswesens produktions- und expertenorientiert. Das bedeutet, dass die Sichtweisen der jeweiligen Health Professionals das Geschehen weitgehend dominieren.
„Die Professionals [...] definieren Standards für die von ihnen erstellten Leistungen, häufig ohne dabei die konkrete Situation der Leistungsempfänger und deren subjektive Bedürfnisse angemessen zu berücksichtigen.“ (von Reibnitz u. Güntert, 1996, S. 260)

Des Weiteren führen ökonomische Bedingungen sowie steigende Qualitätsansprüche seitens der Patienten und der Leistungsankäufer, also der Krankenversicherer, zu einer Neuorientierung der Gesundheitsorganisationen.
Gerade im Kontext des Strukturwandels im Gesundheitswesen unter den Gesichtspunkten der Kosteneffizienz in Hinblick auf das Leistungsangebot, sind alle an der Gesundheitsversorgung beteiligten Berufsgruppen von einer Veränderung des Selbstverständnisses und einem Rollenwandel betroffen.
Die Akademisierung und eigenständige Professionalisierung sind eine Folge davon. „In diesem Zusammenhang wird die Diskussion um die Qualität der eigenen Tätigkeit zur Notwendigkeit, um die Bedeutung des Berufsstandes hervorzuheben, und zur Plattform, auf der neue Formen der Zusammenarbeit ausgebildet werden können.“ (Schrappe, 2001, S. 263)
Die Umsetzung dieser Qualitätsansprüche in die Praxis erfordert demzufolge eine auf das jeweilige Untersuchungsfeld focussierte Evaluation von Qualitätsmerkmalen, um evidente Aussagen für einen bestimmten Kontext treffen zu können und differenzierte und sinnvolle Handlungsmaxime für die jeweilige Gesundheitsleistung zu entwickeln.
Des Weiteren sind Patientenbedürfnisse als notwendige Qualitätsmerkmale zu ermitteln, um die medizinischen und therapeutischen Maßnahmen diesen Bedürfnissen so anzupassen, dass die Patienten effektiv und motiviert an der Erreichung des Therapieziels mitarbeiten.

Allen professionell Handelnden im Gesundheitswesen ist eine optimale, auf alle Bereiche ihrer Tätigkeit, den fachlichen wie auch den sozialen Aspekten, adäquat abgestimmte Fachkompetenz zu vermitteln, um die individuellen Erwartungen und Anforderungen der Patienten entschlüsseln und adäquat darauf reagieren zu können.
Diese Konzeption von Qualitätsdeterminanten spiegelt ein Umdenken wieder, welches weniger auf Regularien und Kontrollen übergeordneter Instanzen basiert, sondern sich vielmehr auf professionelles Handeln und Qualitätsverbesserung sowie auf die Patienten und Behandlungsergebnisse konzentriert.
„The new approach to quality assurance emphases professionalism and internal quality improvement over regulation and external inspection. It gives more attention to patient and consumer concerns and decision making and, in particular, to very broadly defined health outcomes. This increased regard for health status and health-related quality of life reflects in part a concern for the complex interaction of quality assurance and ethical principles such as autonomy, beneficence, and justice." (Loh, 1991, XII; vgl. Gerlach, 2001, S. 6)

Auf einer Grundlage patientenorientierter und auch kostenoptimierter Qualitätssicherung, in dem alle Beteiligte als Akteure wirken, ist das Gesundheitssystem auch in Zukunft nachhaltig zu gestalten. Dazu muss den Instrumenten und auch den Systemen große Aufmerksamkeit gewidmet werden. (Barth, 1999, S. 343)
Dafür bedarf es weiterer Studien in den einzelnen Bereichen des Gesundheitswesens.

Auch ist die Lehre und Ausbildung aller Gesundheitsberufe auf Patientenbedürfnisse und -erwartungen im Kontext einer umfassenden Patientenorientierung und Qualitätssicherung auszurichten.
(vgl. exemplarisch: Barth, 1999, Klemperer, 2003 u. 2000; Klingenberg, 1996; Schwartz u.a., (Hrsg.), 2003)

Eine Übersicht zentraler Definitionen von Dienstleistungsqualität und deren inhaltlicher Bedeutungskriterien für die Einführung von Qualitätsmanagementsystemen in Praxen der Gesundheitsberufe geben exemplarisch:
Selck, (2000), S. 4-42; Walkenhorst u. Burchert, (2004); Die Deutsche Gesellschaft für Qualität, (2003).

Spezifische Implikationen zum Thema Qualitätsmanagement und Benchmarking in Krankenhäusern vgl. exemplarisch: Der Kölner Krankenhaus Kongress, (2000); Born u.a., (1999 u. 2000); Blum, (1998a), Wüthrich-Schneider, (1998).

Weiterführende Informationen über Qualitätsanforderungen aus Patientensicht vgl. exemplarisch: Dierks u.a., (2001a); Kahrs u. Schulz, (2003).

Zentrale Aussagen:

Qualitätssicherung basiert auf der Festlegung von Qualitätskriterien und Qualiätsindikatoren.

Es gibt einen Qualitätsbegriff aus Sicht der Experten und einen aus Patientensicht.

Jede Definition von Qualität hat ein subjektives Moment, weil die jeweiligen Präferenzen bei der Auswahl und Gewichtung von Indikatoren für eine Qualitätsbestimmung variieren können.

Qualitätssicherung erfordert die Ermittlung und die Evaluation von Qualitätsmerkmalen für den jeweiligen Kontext.

3.2.2 Qualitätsdimensionen

Eine der führenden und vielerorts zitierte Fachkompetenz für medizinische Qualitätsdefinition und deren Einteilung ist Avedis Donabedian.
Seine Begriffsdefinition von Versorgungsqualität als „[...] that kind of care which is expected to maximize an inclusive measure of patient welfare, after one has taken acount of the balance of expected gains and losses that attend the process of care in all its parts." (Donabedian, 1980, S. 5f.), ist allgemein anerkannt.

Demnach werden drei Dimensionen unterschieden:

Strukturqualität

Die Strukturqualität umfasst die Versorgungsstruktur des Umfeldes, die Ausstattung medizinischer Technologie und Gerätschaften, die Versorgungs- und Behandlungsorganisation, die qualitative und quantitative Ausstattung des Personals sowie deren Ausbildung.
Sie wird unterteilt in sachliche und persönliche Strukturqualität.
Die sachliche Strukturqualität umfasst die Ausstattung der Räumlichkeiten und der technischen Gerätschaften.
Die persönliche Strukturqualität beinhaltet die fachliche und psycho-soziale Methodenkompetenz aller Mitarbeiter.
Die Ausstattung von Elementen der Strukturqualität ist ein zentraler Bestandteil von Qualitätssicherungsverfahren. Ihr Vorhandensein garantiert jedoch weder die Quantität noch die Qualität der tatsächlich erbrachten Leistungen, der Behandlungsinhalte und der Behandlungsergebnisse.
„Die Strukturqualität reflektiert allerdings nur die Fähigkeit, eine bestimmte Qualität zu erbringen, nicht aber notwendigerweise die tatsächlich erzielten Ergebnisse. Sie ist also mit anderen Worten eine notwendige, aber nicht hinreichende Bedingung für eine effiziente und effektive Gesundheitsversorgung." (Bürger, 2003, S. 42)

Doch kann die Qualität der Ausstattung ein wichtiger Aspekt für die Auswahl einer Praxis sein. Neben technischen Untersuchungsmöglichkeiten und der Kompatibilität mit anderen Behandlungen spielen die Erreichbarkeit oder der Service, wie z.B. Parkplätze, Anbindung an öffentliche Verkehrsmittel oder eine Behinderten gerechte Ausstattung, neben den rein medizinischen oder therapeutischen Angeboten eine nicht unerhebliche Rolle. (ebd., 2003, S. 257f.)

Die persönliche Strukturqualität ist für die Beurteilung ärztlicher oder therapeutischer Leistungsfähigkeit von Bedeutung. Berufliche Qualifikation sowie die Aus- und Weiterbildung sind wesentliche Merkmale fachlicher Qualität und Kompetenz und tragen zur Vertrauensbildung bei. (Barth, 1999, S. 483f.)

Prozessqualität

Die Prozessqualität beinhaltet die Praxisorganisation einschließlich der Öffnungs- und Wartezeiten, die medizinische, pflegerische und/oder therapeutische Durchführung der Behandlung, Gesprächsführung und Kommunikation, also auch das kommunikative und psycho-soziale Verhalten der Gesundheitsberufe.
Demnach sind alle Aktivitäten vor und während der Behandlung zur Prozessqualität zu zählen.
„Die Einschätzung der Qualität ist hier mit Schwierigkeiten verbunden, weil sie sich nur unscharf formulieren und schwer messen lässt." (Bürger, 2003, S. 42)

Dem soll mit der Formulierung von Leit-, bzw. Richtlinien Rechnung getragen werden, um bei Prozessabläufen einen Standard zu etablieren.
Diese Maßnahmen können jedoch nur äußerliche Rahmenbedingungen vorgeben. Es sind jedoch die inhaltliche Ausgestaltung und die zwischenmenschliche Komponente der Therapeut/Patient-Beziehung, die erheblich zur Vertrauensbildung, zum Kommunikations- und Interaktionsverlauf und zur Patientenzufriedenheit beitragen. (vgl. Kapitel 3.4.4)

Ergebnisqualität

Die Ergebnisqualität umschreibt die Veränderung des Gesundheitszustandes, u.a. Heilung und Wohlbefinden sowie den Erfolg nach evidenten ärztlichen, therapeutischen oder pflegerischen Maßnahmen.
„Die Ergebnisqualität knüpft am Behandlungserfolg an. Sie drückt sich aus z.B. in der Verbesserung des körperlichen, geistigen oder sozialen Wohlbefindens des Patienten, in der Heilungsdauer, der Vermeidung von Komplikationen, der Senkung der Mortalität sowie der Patientenzufriedenheit." (Bürger, 2003, S. 43)

Zur Beurteilung der Ergebnisqualität ist die Patientenzufriedenheit als Entscheidungskomponente mit aufzunehmen. Auch wenn diese subjektiver Natur ist und u.a. von individuellen Persönlichkeitsmerkmalen und Erwartungen des Patienten determiniert wird, so trägt sie doch zum Gelingen einer Therapie und zum Heilungserfolg bei.

„Zur Beurteilung der Ergebnisqualität ist es unabdingbar, auch die Zufriedenheit des Patienten als Massstab heranzuziehen, obwohl dies eine subjektive Komponente ist.“ (Wüthrich-Schneider, 1998, S. 23)

Neben der Bedeutung der Patientenzufriedenheit für einen günstigen Heilungsverlauf ist sie außerdem ein wichtiger Parameter für Qualitätssicherungsmaßnahmen. Nur zufriedene Patienten kommen wieder und fungieren als Multiplikatoren. Diese Aussage gilt für Arztpraxen ebenso wie für Praxen der Gesundheitsberufe wie auch für Krankenhäuser und Rehabilitationseinrichtungen. (Wüthrich-Schneider, 1998, S. 20ff., Bürger, 2003, S. 41ff.; Barth, 1999, S. 327f.)
Zufriedenheit ist jedoch nicht als eindeutiges und alleiniges Indiz für eine qualitativ hochwertige Ergebnisqualität zu betrachten. Vielmehr sind auch andere Einflussfaktoren für Patientenzufriedenheit zu berücksichtigen, die möglicherweise nicht ausschließlich auf das Ergebnis einer Behandlung zurückzuführen sind, sondern Elemente der Prozessqualität beinhalten, wie z.B. das Eingehen auf persönliche Belange, Vertrauen zum Arzt/Therapeuten o.ä., beinhalten.
Die Darstellung von Determinanten für Patientenzufriedenheit als eine eigenständige Qualitätsdimension sind an dieser Stelle nicht möglich, da die Einflussfaktoren von Zufriedenheit sehr vielfältig sind und jeweils eine individuelle intrapersonale Bewertungsprozesse voraussetzen, die nicht eindeutig auf konkrete äußere Einflüsse zurückzuführen sind. (vgl. Kapitel 3.4)
So wird im Folgenden die Patientenzufriedenheit ‚nur’ als ein Indikator für Ergebnisqualität aufgeführt (vgl. Abb. 3).

Als Qualitätsmerkmale wurden außerdem der Zugang zu einer gesundheitlichen Versorgung sowie eine kosteneffiziente Behandlung als eigenständige Qualitätsdimensionen in die Darstellung aufgenommen. (Wüthrich-Schneider, 1998, S. 24)

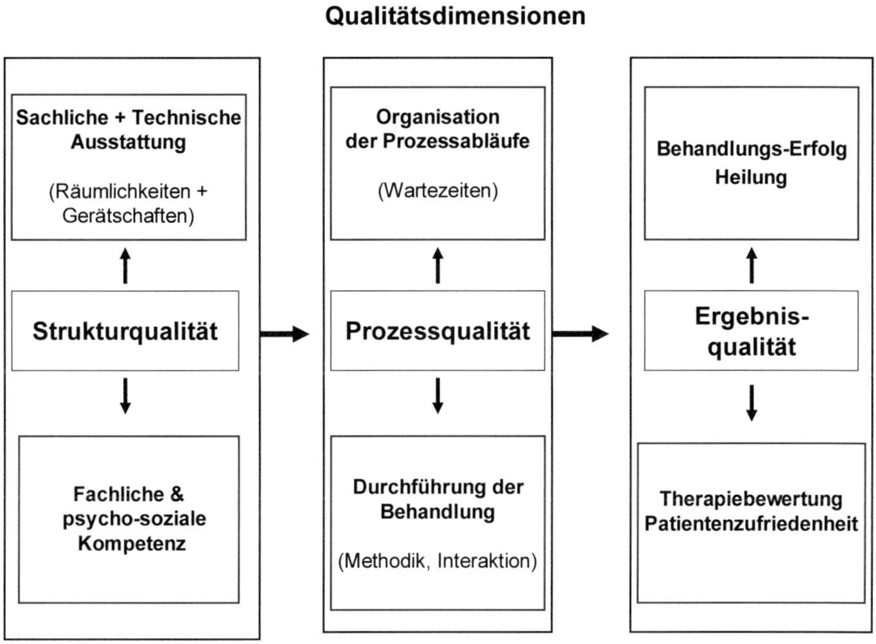

Abb. 3: Qualitätsdimensionen (eigene Darstellung)

Von besonderem Interesse ist die Frage, in welcher Beziehung und Verhältnis die drei Qualitätsbereiche zueinander stehen. Hat eine gute Strukturqualität auch eine hochwertige Prozessqualität zur Folge und führt die wiederum zu einer hohen Ergebnisqualität?
„In diesem Dreierschema findet die Variabilität des Faktors Patient kaum Berücksichtigung. Eine patientenorientierte Sichtweise ist deshalb von größter Wichtigkeit und wird in der Literatur zum Teil als eigenständige vierte Qualitätsdimension betrachtet." (Barth, 1999, S. 328)

Eine hochmoderne technische Ausrüstung garantiert nicht zwangsläufig einen effizienten und einvernehmlichen Behandlungsverlauf oder ein gutes Behandlungsresultat.
Länder mit nur geringen technischen Ausrüstungsmöglichkeiten erzielen oftmals gleichwertige oder sogar höherwertige Ergebnisse als technisch hochwertig ausgestattete Nationen.

„Die bevorzugt von Ärzten unterstellte Beziehung ‚Mehr Geld= Mehr Leistung= Mehr Gesundheit' besteht nicht und ebensowenig ihre Umkehrung." (Barth, 1999, S. 328)
Strukturelle Bedingungen fließen demnach nur peripher in den Prozess ärztlichen und therapeutischen Handelns mit ein.

Der Behandlungsablauf wird von der persönlichen Fachkompetenz sowie von der psycho-sozialen Kompetenz der Professionellen determiniert, die in der Lage sind, individuell auf die Bedürfnislage der Patienten einzugehen und die therapeutischen Maßnahmen dementsprechend anzuwenden.
Diese psycho-soziale Qualitätsentfaltung ist ein wichtiger Faktor zur Verbesserung der Arzt/Therapeut-Patient -Beziehung und Interaktion.
„Die Arzt-Patient-Beziehung ist der bestimmende Heilfaktor bei einem Großteil heutiger Erkrankungen. Jede Ärztin, jeder Arzt muß dabei erkennen, dass eine Qualitätsverbesserung auf dem Gebiet der zwischenmenschlichen Beziehung nur durch Persönlichkeitsbildung zu erreichen ist." (Huber u. Hungeling, 1999, S. 123)

Die fachliche Kompetenz entscheidet über den Einsatz technischer Mittel und therapeutischer Interventionen, die wiederum im Behandlungsprozess kommuniziert werden müssen, um seitens des Patienten akzeptiert zu werden und eine möglichst hohe Motivation und Mitarbeit zu erreichen.
So scheint ein möglichst optimal aufeinander abgestimmtes Zusammenwirken von Struktur- und Prozessqualität positiv auf die Ergebnisqualität einzuwirken. (vgl. Barth, 1999, S. 328; Viethen, u.a., 2000; Hildebrandt, 1994; Buchborn, 1993)

Das Verständnis und die Evaluation der jeweiligen Organisationsformen und Arbeitsprozesse bilden die Voraussetzung für eine Weiterentwicklung einzelner Behandlungsprozesse, wobei die Untersuchung der Behandlungsergebnisse nur der erste Schritt sein kann, wie Donabedian, (1980), in seinem Qualitätsmodell feststellt. (Donabedian, 1980, S. 121; vgl. Badura 1999a, S. 25f.)
Der zentrale Focus liegt dabei auf der Qualitätsbeobachtung des Behandlungsprozesses. Neben dem ärztlichen Handeln wird dabei auch das Handeln weiterer Professionen im Gesundheitswesen mit einbezogen.

Damit wird gleichzeitig die Ausrichtung und Monopolstellung reiner naturwissenschaftlicher Erkenntnisse zugunsten der Miteinbeziehung von soziopsychosomatischen und sozialepidemiologischen Forschungen vorangetrieben, denn „[...] umso wichtiger werden [...] interaktionsintensive gegenüber technikintensiven Prozessen, um so mehr relativiert sich die Bedeutung ärztlichen Handelns gegenüber den Leistungen der übrigen immer zahlreicher werdenden Berufsgruppen im Gesundheitswesen, umso wichtiger werden schließlich auch psychische und soziale Ergebnisse der Versorgung [...] " (Badura, 1999a, S. 27f.)

Die Ansätze der ziel- und ergebnisorientierten sowie der prozess- und outcome-orientierten Qualitätsforschung sind wichtige Elemente, worauf sich die zukünftige Qualitätsforschung begründen wird. Sie schließen sich keinesfalls gegenseitig aus, sondern ergänzen sich vielmehr.
„So lassen sich die outcome- und prozeßorientierte Vorgehensweise und auch der empirische Vergleich als Weiterentwicklungen des ziel- und ergebnisorientierten Ansatzes begreifen. Der damit angedeutete Forschungs- und Entwicklungsbedarf ist erheblich, der daraus zur rationellen Gestaltung von Strukturen, Prozessen und Ergebnissen personenbezogener Dienstleistungssysteme entstehende Gewinn vermutlich jedoch auch."
(Badura, 1999a, S. 39)

Zusammenfassend ist festzuhalten, dass Kriterien der Struktur- und Prozessqualität unabhängig vom Krankheitsbild beschreibbar sind, wohingegen aussagekräftige Angaben zu der Ergebnisqualität nur indikationsspezifisch erfassbar und dementsprechend auch nur für diesen Kontext aussagekräftig sind. „Deshalb gestaltet sich die Erfassung, Auswertung und Interpretation der Ergebnisqualität im Vergleich zur Struktur- und Prozessqualität aufwändiger und komplexer." (Bitzer u. Dierks, 2001, S. 155f.)

In welchem Ausmaß sich die strukturellen Bedingungen, wie die Ausstattung der Praxisräume, Parkplätze, usw., auf die Patientenzufriedenheit und die Bewertung der Therapie und des Therapieerfolgs z. B. in der Physiotherapie aus Patientensicht auswirken, ist bislang noch nicht hinreichend geklärt.

Roush u. Sonstroem, (1999), dokumentieren in ihrer Untersuchung signifikante Zusammenhänge zwischen Servicefaktoren und der Patientenzufriedenheit.

Andere Studien falsifizieren diese Ergebnisse. Sie belegen einen Zusammenhang zwischen der Patientenzufriedenheit mit einem respektvollen Therapeutenverhalten sowie mit der Patientenbeteiligung an Behandlungsentscheidungen, nicht jedoch mit Strukturelementen. (Goldstein u.a., 2000; Hudak u. Wright, 2000; Cleary u. Edgman-Levitan, 1997)

Als wichtige Indikatoren für Patientenzufriedenheit können jedoch die Behandlungsdauer und die Therapeutenkompetenz gelten. „Our findings indicate that adequate time spent in patient care and the professionalism of the therapist and clinic staff are more important for patient satisfaction than are the location of the facility, the quality of equipment, and the availability of parking." (Beattie u.a., 2002, S. 563)

Demzufolge sind die Qualitätsdimensionen zu erfassen, die die jeweils Folgende beeinflussen. Die –Strukturqualität 1- stellt die Dimension dar, in welche die anderen eingebettet sind. (vgl. Abb. 4)

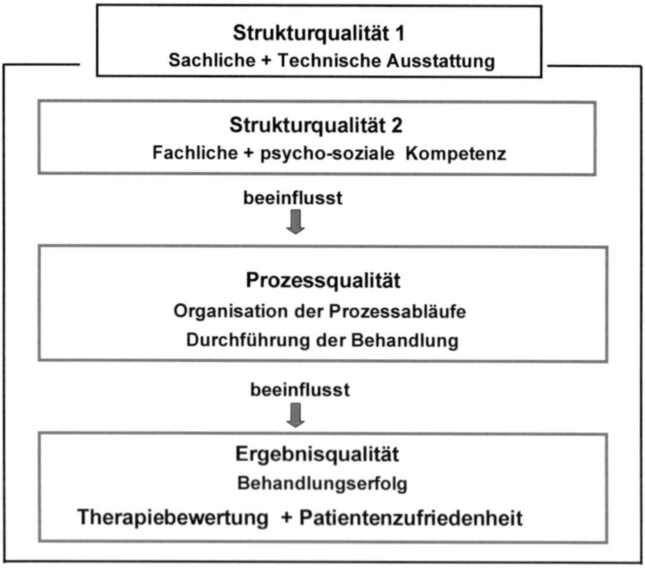

Abb. 4: Einfluss von Qualitätsdimensionen (eigene Darstellung)

Zentrale Aussagen:

Qualitätsdimensionen sind: Zugang zu medizinischer Versorgung, Kosteneffizienz der Versorgung, Struktur-, Prozess- und Ergebnisqualität.

Strukturqualität beinhaltet die technische Ausstattung sowie die fachliche und psycho-soziale Kompetenz der Professionals.

Prozessqualität teilt sich auf in die Organisation und die Durchführung der Behandlung.

Die Strukturqualität beeinflusst die Prozessqualität, die wiederum auf die Ergebnisqualität einwirkt.

Indikatoren für Ergebnisqualität sind der Behandlungserfolg, die Behandlungsbewertung und die Patientenzufriedenheit.

Bislang belegen mehr Studien einen Zusammenhang von Patientenzufriedenheit mit Elementen der Prozessqualität (wie die Behandlungsdauer, ein empathisches Therapeutenverhalten und Therapeutenkompetenz), als signifikante Zusammenhänge von Strukturqualitätskriterien (Ausstattung der Räumlichkeiten, Parkmöglichkeiten) mit Patientenzufriedenheit belegt werden können.

3.2.3 Qualität durch evidenzbasierte Medizin und Therapie

Die Evidenz in der Medizin kann als die Zusammenfassung von medizinischen Handlungen beschrieben werden, die durch wissenschaftliche Studien und durch professionelle Erfahrung belegt und begründet sind. Damit folgt die Verwendung des Begriffs der Evidenz nicht der deutschen Begrifflichkeit sondern der englisch sprachlichen Verwendung.
„Während im Deutschen unter etwas ‚Evidentem' zumeist etwas Offensichtliches bzw. Selbsterklärendes verstanden wird, lässt sich der englische Begriff ‚evidence-based' vielmehr mit ‚beweisgestützt' übersetzen."
(Gerlach, 2001, S. 83)

Als Begründer der ,evidence-based-medicine' gilt der englische Sozialmediziner Cochrane, dessen Forschungsinteresse sich auf die Beurteilung der Ergebnisqualität ärztlicher Routineleistungen konzentriert. (Cochrane, 1972; Badura, 1999, S. 23)

In den letzten Jahren wird dieser Begriff zunehmend in gesundheitlichen und therapeutischen Gesundheitsleistungen mit aufgenommen. (vgl. exemplarisch: Schrappe u. Lauterbach, 2001)
Der Ruf nach einer evidenzbasierten Medizin und Therapie ist die Folge einer zunehmenden Kritik an der medizinischen Versorgung, weil die Ergebnisse wissenschaftlicher Forschung nur unzureichend in die Praxis einfließen und eher nach subjektiven Erfahrungen therapiert wird.
„Wenngleich klinischer Erfahrung oder pathophysiologischer Plausibilität ein eigener Stellenwert im Rahmen ärztlicher Entscheidungsfindung zugebilligt wird, so wird doch verstärkt auf die Gefahren eines quasi anekdotischen Wissenserwerbs und die Problematik der Orientierung an einzelnen ,Autoritäten' hingewiesen.“ (Schrappe u. Lauterbach, 2001, S. 83)

Der derzeit als Schlagwort und Zielformulierung genutzte Terminus einer evidenzbasierten Medizin „[...] weist im Kern darauf hin, dass bei allen zu beantwortenden medizinischen Fragestellungen die bestmögliche Evidenz heranzuziehen ist, um die Ziele Wiederherstellung der Gesundheit, Lebensverlängerung, Lebensqualitätssteigerung sowie Minderung von unerwünschten Wirkungen ansteuern zu können.“ (Schmacke, 2005, S. 101f.)

Ein Problem dieses Ansatzes liegt in der Schwierigkeit, evidenzbasiertes Handeln im Kontext der Beziehungsqualität und der Zuwendung in der Patienteninteraktion zu begründen.
Dafür ist eine Steigerung der sozialen Kompetenz der Professionellen notwendig. Eine tragfähige Beziehung zum Patienten kann nicht durch die Vermittlung und Information von reinem Faktenwissen aufgebaut werden. Sie benötigt vielmehr eine Vertrauensbasis, die, wenn auch wenig begründbar und in ihren Wirkungszusammenhängen nicht gänzlich nachvollziehbar, zur Effektivität von medizinischen und therapeutischen Maßnahmen maßgeblich beiträgt.

„Dabei lebt die Medizin immer auch von den versteckten therapeutischen Effekten, die der eingesetzten Behandlung selber nicht direkt zuzuschreiben sind, und vor allem von dem Vertrauen des Patienten zum Behandler." (Schmacke, 2005, S. 103)

Bislang schenkt die Evidenz - Forschung der Bedeutung der Therapeut/Patient - Beziehung und der Zuwendung (z.B. in der Pflege) wenig Beachtung. So werden diese wichtigen, für eine gute Versorgung bedeutsame Forschungsbereiche der Beziehungsqualität und der Wirkung von Kommunikation nicht oder nur unzureichend miteinbezogen. (ebd., 2005, S. 107f.)

Gerade im Hinblick auf die aktuelle Diskussion um den Einsatz und das Verständnis einer evidenzbasierten Medizin und Therapie wird häufig übersehen bzw. wenig berücksichtigt, dass der Entscheidungsanalyse eine wichtige Rolle in diesem Kontext zukommt.
„Der Informationsgewinn eines medizinischen Tests oder der Nutzen einer therapeutischen Maßnahme mag statistisch signifikant sein, aber dies bedeutet noch lange nicht, dass der Einsatz im Einzelfall immer sinnvoll ist. Und spätestens hier wird offenbar, welche entscheidende Rolle der Kommunikation zukommt: Denn um diesen Einsatz zu entscheiden, muss die Bedeutung des Testergebnisses bzw. das Ausmaß des Nutzens verstanden werden. Darüber hinaus müssen die persönlichen Werte und Sichtweisen des Patienten [...] berücksichtigt werden und auch hierzu ist das vertrauensvolle Gespräch mit dem Arzt unerlässlich." (Hoffrage, 2000, S. 707)

Die normative Aussagefähigkeit von Studien und Forschungen zur Evidenz in der Medizin wird aufgrund mangelnder auf wissenschaftlichen Methoden beruhenden Prüfungen der Urheberschaft und der Untersuchungsmethodik erschwert. (Schmacke, 2005, S. 120ff.)

Eine mögliche Graduierung unterschiedlicher Evidenzmaße im Sinne einer Rangliste sind die ‚Levels of Evidence', wonach die vorhandenen wissenschaftlichen Studien analysiert und eingeordnet werden.
Diese Rangliste umfasst die Abstufung von Metaanalysen randomisierter kontrollierter Studien, gut geplante nicht randomisierte oder quasi experimentelle Studien, Expertenmeinungen und klinische Erfahrungen anerkannter

Autoritäten' des jeweiligen Fachgebietes. (Gerlach, 2001, S. 84f., Agency for Health Care Policy and Research, 1992)
In der Ausbildung von Therapeuten und Ärzten steht die „[...] Erarbeitung von prozessualen, d.h. auf die Arbeitsmethodik statt auf Fachwissen ausgerichteten Vorgehensweisen im Vordergrund." (Lauterbach u. Schrappe, 2001, S. 59)
Dabei ist zu beachten, dass „[...] evidence based medicine is not a cookbook medicine with predetermined, inflexible ‚recipes' for managing patients [...]". Auch ist es in der Praxis nicht üblich die Art der an den Patientenbedürfnissen orientierten Medizin und Therapie den neuesten Erkenntnissen der Wissenschaft bedingungslos unterzuordnen, sondern vielmehr ist es „[...] judicious use of the best available evidence requires the primary care practitioner to spend time both listening and explaining to the patient, who is, after all, the real expert on his or her physical, mental, and social circumstances." (Greenhalgh u. Young, 1998; S. 56; vgl. Sackett u.a., 1996; Tuckett u.a., 1985)

Ein Kritikpunkt der evidenzbasierten Medizin ist, dass sich nur ein kleiner Anteil klinischer und therapeutischer Entscheidungen durch Evidenz abbilden lässt. Auch die Gefahr mit einer ausschließlich, nach den Richtlinien einer evidenzbasierten Medizin und Therapie, allein nur ökonomische Interessen zu berücksichtigen darf nicht ganz unbeachtet bleiben. (vgl. Greenhalgh u. Young, 1998, S. 65)

Ein bislang noch ungelöstes Problem ist die Umsetzung der Forschungsergebnisse in die Praxis sowie die Informationsbeschaffung relevanter Studien. Diese Problematik führte zu einem Zusammenschluss engagierter Wissenschaftler in einem internationalen Netzwerk: der Cochrane Effective Practice and Organisation of Care Group (EPOC). Dieses Netzwerk führt institutionalisiert systematische Reviews zu wissenschaftlichen Studien aus den unterschiedlichsten Fachbereichen durch, um Forschungsergebnisse leichter in die Praxis implementieren zu können. (Gerlach, 2001, 86ff.)

Als Fazit lässt sich festhalten, dass die Erfolgsbedingungen gesundheitsdienstlicher und medizinisch/therapeutischer Leistungen nicht ausschließlich in der Festlegung von evidenzbasierten Standards und technisch einwandfreier Berufsausübung liegen.

Vielmehr vollzieht sich die Leistungserbringung im Kommunikationsprozess zwischen Arzt/Therapeut und Patienten.
„Hier verbindet sich professionelles Handeln mit dem koproduktiven Potential auf Seiten der Versicherten und Patienten. Entwicklung und Pflege einer vertrauensvollen Beziehung zur Aktivierung dieser koproduktiven Potentiale, ausreichende Information, Beratung und gegebenenfalls auch Schulung der Patienten zur Mitarbeit und selbständigen Handeln sowie die angemessene und kunstgerechte Anwendung geprüfter Verfahren bestimmen die Wirksamkeit der gesundheitlichen Leistungserstellung.“ (Badura, u.a., 1999b, S. 16)

Eine Veränderung professioneller Kultur ist ein Prozess, der durch die Integration von Forschungserkenntnissen in die Praxis vorangetrieben werden kann, damit „ [...] the concepts of evidence based practice should help to counter the decay in the applicability of knowledge gained during undergraduate and postgraduate training, improve the quality of services offered, and help maximise the health gains to our patients.“ (Haines u. Rogers, 1998, S. 158)
Damit kann nicht gemeint sein, den Patienten mit wissenschaftlichen Erkenntnissen zu überschütten. Vielmehr sollten die Informationen den individuellen Bedürfnissen des Patienten gemäß adäquat vermittelt werden. (vgl. Lerch u.a., 2000, S. 17)

Das heißt nichts anderes, als dass jeder Patient den Umfang und die Art und Weise der Informationsübermittlung bestimmt und die professionell Handelnden diesen Präferenzen entsprechend ihr Kommunikationsverhalten anpassen. Ein beidseitig akzeptiertes Interaktionsverständnis bildet die Basis für (evidenzbasierte) therapeutische Maßnahmen und ist eine wichtige Voraussetzung, die Behandlung zum angestrebten Therapieziel und zum Heilungserfolg zu führen.

Zentrale Aussagen:

Evidenz ist die Zusammenfassung von medizinischen und/oder therapeutischen Handlungen, die durch wissenschaftliche Studien oder professionelle Erfahrungen begründet und belegt werden.

Ein Problem dieses Ansatzes ist die fehlende Begründung, wie evidenz- basiertes Handeln im Kontext der Beziehungsqualität und der Zuwendung in der Patienteninteraktion zu erfassen ist.

Nur ein kleiner Anteil klinischer und therapeutischer Entscheidungen lässt sich durch Evidenz abbilden.

Die Erarbeitung von prozessualen, auf die Arbeitsmethodik focussiertes Handeln, sollte sich auf Evidenz basierten Fachwissen stützen. Dies muss in ein Therapiekonzept umgesetzt werden, welches den Bedürfnissen des jeweiligen Patienten entspricht.

3.2.4 Patientenbefragung: Instrument zur Qualitätssicherung

Wie alles anfing

Die Geschichte der systematischen Patientenbefragung weist deutlich die Spuren der unterschiedlichen Motive und Leitgedanken zu bestimmten Zeiten der Patientenorientierung auf.
Die jeweilige Intention, bzw. Sichtweise der Professionen bestimmte maßgeblich die Entwicklung der Befragungen.
In den 1960er Jahren entstand die Compliance - Forschung, die die Ursachen für die Nichtbefolgung von Anweisungen seitens der Ärzte und Therapeuten ermitteln wollte. Diese Zeit wurde von der professionellen Dominanz der Ärzte und Therapeuten geprägt. Die Bezeichnung der ‚Halbgötter in weiß' veranschaulicht das paternalistisch geprägte Rollenverständnis von Patienten und Ärzten.
In den 1970er Jahren wurde diese Sichtweise zunehmend in Frage gestellt und die Patienten als selbständige Bürger und Konsumenten wahrgenommen. Dies geschah im Zuge der Krankenhausreformierung mit dem Ziel, die Bedürfnisse und die Zufriedenheit der Patienten stärker als bisher im Behandlungsprozess zu berücksichtigen.
Die Forschung der 1980er Jahre wurde durch den Kosten- und Konkurrenzdruck bestimmt und die Patientenzufriedenheit als Maßstab für die Kundenbindung in Krankenhäusern, Reha-Einrichtungen und Arztpraxen angelegt.

Der Patient wurde als Beitragszahler und Koproduzent von Gesundheit verstanden, für den die Gesundheitsprofessionen Leistungen anbieten.
Die Entwicklung eines Qualitätsmanagements seit den 1990er Jahren wird von einer Patientenorientierung des Gesundheitswesens determiniert. Die Patienten stehen nun als Betroffene, Beteiligte, Beobachter und Berichterstatter medizinischer Leistungen im Mittelpunkt. Aus dieser Stellung leitet sich ein Anspruch auf eine gute Qualität der gesundheitlichen Versorgung ab. (Blum, u.a., 2001, S. 27f.; Lecher u.a., 2002b, S. 3ff.)
Patientenbefragungen entwickelten sich demnach von einem Instrument der Professionellen zur Erfassung der Ursachen für die Nichtbefolgung ärztlicher Anweisungen, hin zu einem Instrument, welches die Bedürfnisse der Patienten als Partner und Koproduzent im Behandlungsprozess wahrnimmt.
(vgl. Abb.5)

Motive von Patientenbefragungen

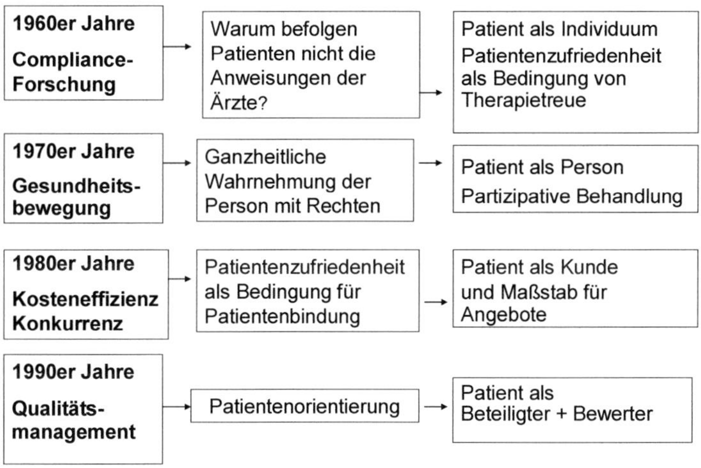

Abb. 5: Motive von Patientenbefragungen (In Anlehnung an Blum u.a., 2001, S. 27)

Die Rollen der Gesundheitsanbieter (Arzt/Therapeut) und der Patienten veränderte sich je nach Konzeption des Gesundheitssystems.
Gleichwohl wurde dadurch die Interaktion zwischen beiden mit beeinflusst.

Das Gesundheitssystem der 1960er Jahre war auf die Heilung der Patienten ausgerichtet, wobei sich der Patient in der Rolle des leidenden Kranken befand der, den ärztlichen und therapeutischen Anweisungen Folge zu leisten hatte. Der Arzt als Heilserbringer gestaltete die Interaktion mit den Kranken paternalistisch.
Die Motive für Patientenbefragungen und Zufriedenheitsforschungen wurden durch die Frage der Befolgung, bzw. Nichtbefolgung ärztlicher Anweisungen detereminiert und als ‚Compliance-Forschung' subsummiert, die zur Erkenntnis führte, dass die Beziehung zwischen Arzt und Patient die Zufriedenheit und somit die Compliance der Patienten beeinflusst.

In den 1970er Jahren fungierte das Gesundheitswesen als ein staatliches Subsystem, in dem der Patient dem Arzt/Therapeuten als Bürger und Steuerzahler gegenüberstand, welches eine Demokratisierung des Interaktionsgefüges zur Folge hatte.
Daraus entwickelte sich „[...] im Rahmen von so genannten ‚Consumer movements' die Patientenzufriedenheit zu einem eigenständigen Anspruch und wird nicht mehr nur als Mittel zum Zweck der Compliance-Steigerung, sondern als Teil der Ergebnisqualität verstanden." (Eickstädt u. Mager, 2001, S. 401f.; vgl. Hall u. Dornan, 1988b)

Als in den 1980er Jahren im Zuge der Sozialen Sicherung die Gesundheit zum Allgemeingut avancierte (Krankheit kostet Ressourcen), war der Patient als Versicherter und Beitragszahler der Krankenkassen der Koproduzent von Gesundheit in den Mittelpunkt gerückt, wobei der Arzt/Therapeut als Leistungserbringer der Hauptproduzent von Gesundheit dem Patienten kooperativ begegnete und zur Selbsthilfe anregte. Patientenzufriedenheit wurde zu einem Qualitätsmerkmal und somit zu einem Ziel der gesundheitlichen Versorgung. (Eickstädt u. Mager, 2001, S. 402)
Aus diesem Ziel entwickelte sich ein eigenständiger Anspruch, dass Zufriedenheit als ein Behandlungsergebnis angesehen wurde und nicht lediglich als ein Mittel, um die Patientencompliance zu erhöhen.
„Es besteht ein weitgehender sozialer Konsens darüber, daß eine persönliche Dienstleistung im Endergebnis auch zur Zufriedenheit des Verbrauchers, Konsumenten oder Patienten führen solle. Zufriedenheit integriert sozusagen

über die Qualität aller vom Kunden subjektiv erfahrbaren Elemente der Dienstleistung.“ (Raspe u.a., 1996, S. 373; Williams, 1994)

Im individuellen Gesundheitsmarkt der 1990er Jahre wurde der Patient zum Konsumenten von Gesundheitsdienstleistungen deklariert und der Arzt/Therapeut zum Anbieter medizinischer und therapeutischer Leistungen, wobei der Patient nicht nur zur Servicequalität sondern auch zur Qualität der medizinischen Versorgung und zum Behandlungsergebnis befragt werden soll. (Eickstädt u. Mager, 2001, S. 402)

Ein informierter und selbstbewusster Patient kann somit durch seine Wahlmöglichkeit (z.B. des Krankenhauses/ der Praxis) das Angebot zumindest teilweise mit beeinflussen. (vgl. Lecher u.a., 2002b; Trojan u. Nickel, 2001)
Das Paradigma des biopsychosozialen Gesundheitsmodells und des Gesundheitsverständisses berücksichtigt den Eigenanteil der Patienten am Verlauf der Erkrankung und an der Verbesserung des eigenen Gesundheitszustands.
Durch die Möglichkeit der Beeinflussung des persönlichen Erlebens und einer aktiven Therapiemitarbeit wird der Patient zum Koproduzenten seiner Gesundheit. Auf dieser Ebene kann ein Therapieablauf konzipiert werden, welcher von einem partnerschaftlichen Rollenverständnis geprägt ist.
Somit ist der Patient nicht länger passiver Empfänger und Konsument therapeutischer Interventionen, sondern gestaltet unter Berücksichtigung individueller Bedürfnisse und Möglichkeiten den Behandlungsprozess aktiv mit.

Patientenbefragung im Kontext von Patientenorientierung

Damit die medizinischen und medizinisch-technischen Fortschritte sich nicht zu Lasten der Patientenbedürfnisse verselbständigen und sich nicht nur ausschließlich am potenziell Machbaren orientieren, ist die ethische Kritik an einer ausschließlichen Orientierung einer ‚Apparate-Medizin’ gleichzeitig Auslöser für die Hinwendung zur Re-Humanisierung und zur Patientenmeinung. (Zastowny u.a.,1983)

Dafür notwendige Schritte sind Reformen im Gesundheitswesen, Qualitätsmanagement und die Integration von Patientenbefragungen in den Leistungserstellungsprozess. (Blum, 1998a, S. 25)

Wenn der Wandel der Patientenrolle hin zu mehr Eigenaktivität und Entscheidungsbeteiligung konsequent vorangetrieben werden soll, wird eine verstärkte Einflussnahme der Patienten hinsichtlich der Zielsetzungen, Strukturen und Prozesse des Versorgungssystems erfolgen.
Um dies zu realisieren bedarf es „[...] dringend einer Erhöhung der Transparenz des Versorgungssystems und einer intensiven Förderung der Partizipation der Patientenschaft am Versorgungsgeschehen.“ (Lecher u.a., 2002b, S. 4)
Dem entsprechend ist die Einbeziehung der Patienten in Entscheidungsprozesse, eine verständliche Dokumentierung medizinischer, den Patienten betreffende Schriftstücke (Einverständniserklärungen o.ä.) und eine allgemein verständliche und informative Aufklärung, Beratung und Schulung gesundheitsspezifischer Inhalte sicherzustellen.

Um eine Gesundheitsversorgung bedürfnisorientiert zu gewährleisten, ist im ersten Schritt erforderlich, die Erwartungen, Bedürfnisse, Erfahrungen und die Wahrnehmung und Bewertung von Qualität der Versorgung von den Patienten selbst in Erfahrung zu bringen.
Dafür müssen von allen Einrichtungen des Gesundheitswesens Patientenbefragungen durchgeführt werden, um den Ist-Zustand des Patientenempfindens und die Bewertung der Therapieinhalte zu evaluieren und daraus weitere Schritte und Konsequenzen abzuleiten.
Dabei ist zu beachten, dass sich die Bedürfnisse und Erwartungen der Patienten nicht nur auf medizinische Versorgungsleistungen beschränken, sondern sich auch auf die emotionale Unterstützung und Betreuung beziehen. (Lecher, 2002b, S. 5; Bundesministerkonferenz, 1999; KTQ, 2000, S. 13)

Patientenbefragungen als Instrument zur Qualitätssicherung

In Deutschland werden seit ca. 15 Jahren Patientenbefragungen als Instrument zur Qualitätssicherung in Krankenhäusern und Rehabilitationseinrichtungen (kurz: ‚Reha') eingesetzt.

„Ziel von Patientenbefragungen ist es, Verbesserungspotentiale bei der Qualität der Leistungen zu identifizieren und Verbesserungsprozesse zu evaluieren.“ (Freise, 2003, S. 4)
Dieser Focus auf die Bewertung der Nutzer von Gesundheitsleistungen löst den tradierten expertenzentrierten Qualitätsbegriff ab und ergänzt diesen eher technisch orientierten Qualitätsbegriff durch nichtmedizinische Aspekte wie Zufriedenheit und Bedürfnisorientierung. „Patientenbefragungen unterminieren somit in letzter Konsequenz das Monopol der Heilberufe, Qualität zu definieren und Qualität zu evaluieren.“ (Blum, 1998b, S. 264)

Für eine konsequente Patientenorientierung in allen medizinischen und therapeutischen Bereichen von Gesundheitsleistungen ist die Kenntnis der Patientenbedürfnisse die Voraussetzung dafür, die Versorgungsabläufe und Behandlungsprozesse dementsprechend zu gestalten. Deshalb ist die möglichst realitätsnahe empirische Abbildung von Patientenbedürfnissen eine der wichtigsten Aufgaben der Bedürfnisforschung. (vgl. Haase, 1995, S. 12)

Eine Exploration von Patientenbedürfnissen wird zwar zunehmend proklamiert und auch durchgeführt, die konsequente Anpassung von Versorgungsstrukturen bleibt jedoch häufig aus Gründen der Orientierung an die Belange und Organisation der Institutionen aus. (Gerlach, 2001, S. 92f.)
Es darf jedoch nicht vergessen werden, dass Befragungen zu einer patientenorientierten Leistungsgestaltung beitragen und somit die eigene Profilierung im Wettbewerb mit anderen Anbietern stärken. „Das folgende und letzte Argument wird häufig in den Kontext des Qualitätsarguments gestellt, bisweilen auch dahinter versteckt: Qualität ist kein Selbstzweck, sondern eine Waffe im Konkurrenzkampf.“ (Trojan, 1998, S. 20)

Die Vorteile einer Befragung sind jedoch zweifelsohne auch die Aufdeckung von Defiziten und nicht zuletzt auch von guten Leistungen aller Mitarbeiter. Deshalb lautet die Antwort, auf die Frage warum Patienten denn befragt und an der Gestaltung der Qualitätssicherung beteiligt werden sollen: „Weil hieraus ein Nutzen im Sinne der Prozeßoptimierung erwartet wird.“ (Estorff-Klee, 1998, S. 11)

Ein wichtiger Grund für Patientenbefragungen war und ist die Einführung des Total Quality Management Konzeptes (TQM) sowie die Zertifizierung der

Qualität sichernden Maßnahmen, vorwiegend in Krankenhäusern und Rehaeinrichtungen. (Lecher, 2002a, S. 34; Klotz u.a., 1996)
Dieser Ansatz der kontinuierlichen Qualitätsverbesserung impliziert die stetige Evaluierung der Struktur- und Prozessqualität sowie die Verbesserung des Versorgungsangebots.
„Total Quality Management basiert insofern auf einen dynamischen Qualitätsbegriff als es das ständige Bemühen um Problemlösungen und Verbesserungen in allen Bereichen bedeutet." (Blum, 1998b, S. 265)

Das TQM bezeichnet dementsprechend eine Führungsmethode, welche auf das Mitwirken aller Mitglieder einer Organisation basiert und eine optimale Qualitätserbringung und einen langfristigen Geschäftserfolg anstrebt, indem deren Nutzer und Kunden ein hohes Maß an Zufriedenheit erlangen. Alle Leistungsprozesse medizinischer und nicht-medizinischer Art werden erfasst und im Kontext strikter Kundenorientierung ausgerichtet, hinsichtlich der Qualitätsdefinition, Qualitätsmessung sowie Qualitätsverbesserungen.
„Qualität wird explizit im Sinne der Kundenzufriedenheit bestimmt. Sämtliche Qualitätssicherungsprozesse zielen darauf ab, die Qualität von Dienstleistungen und Produkten für den Kunden zu optimieren. (Blum, 1998a, S. 38)

Exemplarisch weitere Literatur zum Thema TQM:
Born, Dülber, Scharfenorth, (2000); Wüthrich-Schneider, (1998); Blum, (1998b); Graham, (1995); Maclaughlin u. Kaluzny, (1995); Berwick u.a., (1990).

Es gilt den Patienten als Interaktionspartner in die Leistungserbringung mit einzubinden und ihn zu motivieren, am Gesundungsprozess aktiv mitzuarbeiten.
Um dies effektiv leisten zu können, ist es erforderlich, die Bedürfnisse und Erfahrungen der Patienten in allen Bereichen der Gesundheitsversorgung zu ermitteln. Die jeweiligen kontextabhängigen Besonderheiten sind zu extraieren und dementsprechende Handlungsmaxime zu formulieren.
„Kenntnisse über die Bedürfnisse von Patienten sowie die Stärken und Schwächen der Versorgung aus Sicht der Patienten sind somit eine zentrale

Grundlage, um die Versorgung patientengerecht bzw. patientenorientiert auszurichten und auf diese Weise eine hohe Qualität der Leistungen zu erreichen." (Freise, 2003, S. 6; vgl. Donabedian, 1992, Estorff-Klee, 1998, Trojan, 1998, S. 20f.)

Durch eine systematische Erfassung von Patientenerwartungen ist es möglich, differenzierte Erkenntnisse darüber zu erlangen, ob die Zielvorstellungen der jeweiligen Institutionen und Gesundheitsdienstleister mit den Wahrnehmungen und Bewertungen der Patienten übereinstimmen. Um die Patientenversorgung optimal zu gewährleisten, ist es notwendig, dass Patienten ihre Bedürfnisse und Erwartungen äußern können. Die Ergebnisse werden als Maßstab für deren Versorgung genutzt.
„Die differenzierten Ergebnisse der Patientenbefragungen könnten sowohl für den täglichen Umgang mit Patienten als auch für die Konzeption von Behandlungsstrategien und die Qualität verbessernde Maßnahmen relevant sein, wodurch möglicherweise die Behandlungscompliance verbessert werden könnte." (Spießl u.a., 1997, S. 765; vgl. Müller, 2001)

Demzufolge kann die Methode der Patientenbefragung als ein Instrument verstanden werden, welches die Erwartungen, die Erfahrungen, die Bedürfnisse und Anliegen der Patienten systematisch erfasst.
(vgl. Blum, Satzinger, Buck, 2001a, S. 25f.)

Des Weiteren dienen Patientenbefragungen dazu, Möglichkeiten zur Qualitätsverbesserung aufzudecken.
Dies ist vordringlich dann erforderlich, wenn die Patientenbedürfnisse bei der Strukturierung der Versorgungsabläufe nicht ausreichend berücksichtigt wurden oder die Sichtweise der Patienten nicht abgefragt worden ist. (vgl. Lecher u.a., 2002b, S. 5f.)

Anforderungen an das Messinstrument

An das jeweilige Erhebungsinstrument sind hohe Anforderungen zu stellen, um die einzelnen Qualitätsdimensionen (Struktur-, Prozess- und/oder Ergebnisqualität), die Patientenbedürfnisse in einem bestimmten Kontext und die Bewertung von Erfahrungen differenziert zu erfassen. (vgl. von Reibnitz u. Güntert 1996, S. 265)

Die Gütekriterien der Reliabilität, Validität, Ansprechbarkeit, Praktikabilität sowie Informations- und Handlungsrelevanz sollten gegeben sein.
Für die Praktikabilität des Messinstruments sind die Verständlichkeit, die möglichst einfache Anwendbarkeit und eine leichte Auswertung von Bedeutung.
Die Handlungsrelevanz ergibt sich aus der Nutzbarkeit der Ergebnisse hinsichtlich von Verbesserungsmöglichkeiten und der Umsetzung in konkrete Handlungsschritte. (Blumenstock, 1998, S. 109f.)

Zentrale Aussagen:

Die Motive für Patientenbefragungen haben sich von der Compliance-Forschung zur Patientenorientierung als Bestandteil des Qualitätsmanagements im Gesundheitswesen verändert.

Patientenbefragungen tragen zur Prozessoptimierung bei.

Durch das Paradigma des biopsychosozialen Gesundheitsverständisses wird der Patient zum Koproduzenten seiner Gesundheit.

Die Erfassung von Patientenerwartungen und -beurteilungen ermöglicht Erkenntnisse über die Vereinbarkeit der institutionellen Zielvorstellungen und der Versorgungsabläufe mit den Bedürfnissen der Patienten.

3.3 Patientenorientierung

Die Thematik der Patentenorientierung umfasst im folgenden Kapitel die ethischen Grundsätze, die Patientenerwartungen und therapeutischen Notwendigkeiten, die Rolle von Patienten in verschiedenen Modellen der Arzt/Therapeut-Patient-Beziehung, die Diskussion um die Begrifflichkeit der Patienten als Kunden sowie deren grundlegende Bedürfnisse und Erwartungen.

Die Patienten in den Mittelpunkt der Aufmerksamkeit zu rücken erfordert eine detaillierte Bestandsaufnahme ihrer Erwartungen, ihrer Bedürfnisse und die Bewertung ihrer bisherigen Erfahrungen, um die daraus gewonnenen Erkenntnisse aus dieser Perspektive heraus in die Analyse der erbrachten Gesundheitsleistungen mit einfließen zu lassen und diese für Verbesserungsmaßnahmen zu nutzen.

Folgende Definition der WHO (Weltgesundheitsorganisation von Patientenorientierung wird in den hier beschriebenen Kontexten Verwendung finden: Patientenorientierung bedeutet: „An approach to care that consciously adopts a patient`s perspective [...] This perspective can be characterized around dimensions such as respect for patients´ values, preferences, and expressed needs in regard to coordination and integration of care, information, communication and education, physical comfort, emotional support and alleviation of fear and anxiety, involvement of family and friends, transition and continuity (USAID, 1999). Example/s: The new planning process consisted of patient-centred care, illustrated through targeted interviews and discussions with patients, which fed into the planned reforms." (WHO, Glossar)

Angesichts begrenzter finanzieller Mittel und zuweilen auch widersprüchlicher Patientenerwartungen, ist es wenig realistisch und auch manchmal medizinisch/therapeutisch nicht sinnvoll, alle Patientenwünsche erfüllen zu wollen. Vielmehr sind die Versorgungsprozesse dahingehend zu überprüfen, ob sie den Patientenbedürfnissen gerecht werden

Den im Gesundheitswesen Tätigen fällt dementsprechend die Aufgabe zu, in ihr professionelles Handeln diese individuellen Patientenbedürfnisse zu transformieren. Dies beinhaltet auch beratend einzuwirken, wenn die Erwartungen

unrealistisch sind oder einer Verbesserung des Gesundheitszustandes entgegenwirken.
Die zentralen, jedoch wenig kostenintensiven, Voraussetzungen für eine konsequente Orientierung an die Patientenbedürfnisse sind verständliche Informationen, die Einbeziehung der Patienten in Behandlungs- und Entscheidungsprozesse sowie die Abstimmung der Patientenerwartungen mit dem therapeutisch Sinnvollen und Möglichen. Der Gewinn ist neben der Qualitätsverbesserung der gesundheitlichen Versorgung vor allem der Erhalt der menschlichen Würde. (vgl. Bundesministerium für Arbeit, Gesundheit und Soziales, Österreich 1997)

3.3.1 Ethische Grundsätze

Die Orientierung an die Bedürfnisse und Erwartungen der Patienten ist der Kern eines auf den einzelnen Menschen focussierten Gesundheitswesens mitsamt all ihrer Institutionen und den dort arbeitenden Professionals.
„Patientenorientierung heißt, daß sich im Rahmen eines therapiekonformen Behandlungsprozesses alle daran Beteiligten bemühen, die Erwartungen und Bedürfnisse der Patienten kennenzulernen und zu erfüllen." (Bundesministerium für Arbeit, Gesundheit und Soziales, Österreich 1997, S. 8)

Drei zentrale Säulen der Medizin- und Gesundheitsethik stellen die Erfassung der Patientenmeinung in den Vordergrund, um eine individuell ausgerichtete Behandlung zu ermöglichen.
Zum Wohl des Patienten handeln ist einer der drei zentralen Grundsätze bei medizinischen Entscheidungen.
Um das individuelle Wohl des einzelnen Patienten herauszuarbeiten, sollte eine intensive Analyse darüber erfolgen, welche im Einzelfall die ‚richtige' Behandlung darstellt.
Für eine zutreffende Analyse wiederum ist eine eingehende Auseinandersetzung mit der psycho-sozialen Lebenswelt des Patienten sowie mit seinen Erwartungen und Bedürfnissen notwendig.

„Ohne eine gelungene Kommunikation mit dem Patienten ist sein ‚Wohl' bei entsprechender Lebenserfahrung des Behandelnden zwar mit einer gewissen Treffsicherheit zu erahnen. Der Behandelnde steht aber immer in Gefahr, den Individualfall nicht zu treffen, sondern das ‚Wohl', das er in der betreffenden Situation für sich persönlich sehen würde, zu dem Wohl des anderen zu bestimmen [...].“ (Hildebrandt u. Martini 1999, S. 14)

Ein weiterer Grundsatz ist, Schaden zu vermeiden. Was jedoch dies für den einzelnen Patienten bedeutet und welche Alternative für den Betreffenden schädlicher ist, (z.B. im Extremfall eine starke Beeinträchtigung der Lebensqualität oder ein früher Tod), sollte vom Patienten selbst abgewogen werden. Der Arzt/Therapeut hat hierbei die Rolle des Beratenden, der den Patienten in seiner Entscheidungsfindung unterstützt, nicht jedoch selbst die Entscheidung für das Leben des Patienten trifft.
„Selbstverständlich hat der Patient dafür ein Anrecht auf Unterstützung und allzu leichtfertige nicht umkehrbare Lösungen sind ihrerseits wiederum ethisch bedenklich.“ (ebd., 1999, S. 15)

Die angelsächsische Bioethik erweitert diese Grundsätze mit dem Leitgedanken der Patientenautonomie. Dies bedeutet, dass die Patienten die letzte und oberste Entscheidungsinstanz bei der Behandlung und Therapie sind und ein Recht auf eingehende Information und ggf. mehreren fachkompetenten Meinungen haben. Als Koproduzent ihrer Gesundheit treffen sie im Sinn des ‚Informierten Einverständnisses des Patienten' Entscheidungen.
Obwohl diese Leitsätze primär auf die Arzt/Patient Interaktion ausgerichtet sind, lassen sie sich auf alle Ebenen der medizinischen und therapeutischen Leistungserbringung transferieren. (Hildebrandt u. Martini, 1999, S. 15)
Diese Stärkung der Patientenposition fördert die Möglichkeit, dass die Patienten ihre Interessen tatsächlich wahrnehmen und den Behandlungsprozess aktiv mitgestalten. Des Weiteren wird durch die Stärkung der Patientenrolle die Asymmetrie des Machtgefälles zwischen Arzt/Therapeut und Patient verringert, indem eine Wertorientierung stattfindet, in der sich beide als Partner wahrnehmen. Dies fördert eine gemeinsame Entscheidungsfindung, die auf Argumenten beruht und weniger auf Macht und Stärke der Professionen.
Die Förderung der Autonomie und die Stärkung der Patientenposition und der

Patientenselbstbestimmung verlangt gleichzeitig eine verstärkte Übernahme von Verantwortung seitens der Patienten. Dies wiederum macht eine Haltungsänderung erforderlich: seitens der Professionellen wie auch der Patienten. (Peintinger, 2003, S. 204)

Daraus folgt eine neue Kultur, die den Patienten mit seinen eigenen individuellen sozialen und ethischen Wertvorstellungen in den Mittelpunkt stellt. Somit gilt der Patient als Experte für die Werteorientierung; die Mediziner und Wissenschaftler als Experten für die therapeutischen und technischen Belange. „Mit der Verwirklichung dieser Forderungen rückt der Patient dahin, wo er hingehört: in das Zentrum der Bemühungen um Qualität in der Medizin und zwar nicht als passives Subjekt sondern als Experte." (Klemperer, 1996, S. 22)

Dafür bedarf es einer moralischen Grundhaltung von Ärzten und Therapeuten, die von Achtung und Respekt geprägt ist. Diese Orientierung, wie den Patienten zu begegnen ist, stellt die Bedürfnisse der Person vor eine aus funktionaler Sicht anzustrebende therapeutische Zielsetzung. (vgl. Fischer 2005, S. 34)

Das Autonomieprinzip im Kontext eines wertorientierten Aufklärungsprozesses und dessen Gestaltung in der therapeutischen Beziehung zwischen Arzt und Therapeut zum Patient sowie diskursethische Beiträge zu diesem Themenbereich sind von Peintinger, (2003), ausführlich dargelegt und diskutiert.

Zentrale Aussagen:

Die Säulen der Gesundheitsethik sind das Wohl des Patienten, die Analyse der Lebenswelt, Bedürfnisse und Erwartungen der Patienten und die Vermeidung von Schaden.

Der Patient gilt als Experte für die Werteorientierung.

Die im oder für das Gesundheitswesen professionell Handelnden gelten als Experten für die medizinischen, therapeutischen oder pflegerischen Belange.

Patientenautonomie bedeutet, dass der Patient die letzte Entscheidungsinstanz für einzuleitende Behandlungsmaßnahmen ist.

3.3.2 Patienten im Mittelpunkt

Grundsätzlich sollen hier zwei Fragestellungen unterschieden werden:

1.) Erhalten Patienten die Versorgung, die von ihnen erwartet und gewünscht wird?
2.) Erhalten Patienten die Versorgung, die sie aus professioneller Sicht benötigen?

(Gerlach, 2001, S. 92)

„Patientenorientierung bezeichnet die Ausrichtung von Strukturen, Prozessen und Ergebnissen des Systems der gesundheitlichen Versorgung auf die Interessen, Bedürfnisse und Wünsche des individuellen Patienten." (Klemperer, 2000, S.15)

Im Zuge der sich wandelnden Ethik hat sich das paternalistisch geprägte Verhältnis von Ärzten/Therapeuten und den abhängigen und passiven Patienten zu einer gleichberechtigten, partnerschaftlichen Beziehung gewandelt. Nun rückt die Frage nach den tatsächlichen Patienteninteressen und -bedürfnissen in den Vordergrund der Diskussion.

Die Demokratisierungsdebatten in den 1970er Jahren propagierten ein partnerschaftlicheres Leitbild, welches die Beziehungsasymmetrie und Dominanz zugunsten der medizinischen Professionen aufzulösen versuchten. (vgl. Dierks u.a., 2001a, S.5ff.)

Die konzeptionelle Ausrichtung des Gesundheitssystems durchlief seit den 1960er Jahren demnach mehrere Entwicklungsphasen:

1. von der professionellen ärztlichen Dominanz mit Patienten als passiven Hilfesuchenden,
2. zum Leitbild eines humanen Krankenhauses, indem der Patent als Bürger und Mitmensch definiert wurde,
3. zur Bürokratisierung des Sozialstaates, in dem der Patient als Beitragszahler und Koproduzent von Gesundheit wahrgenommen wurde,
4. bis zur Einführung von Qualitätsmanagement, Effektivität und Kundenorientierung im „Markt für individuelle Gesundheit" in den 1990er Jahren, in dem der Patient zum Konsumenten und Kunden aufstieg.

(Lecher u.a., 2002, S.4f.)

Diese Orientierung auf den Konsumenten bewirkt, dass die Bedürfnisse und Interessen der Patienten im Gesundheitssystem wahrgenommen und respektiert werden und sie die von ihnen erwünschten Leistungen erhalten, sowie über Rechte und Pflichten verfügen. (Klemperer, 2000, S. 15)

Die gesundheitlichen Dienstleistungen und Arbeitsprozesse sind demnach so auszurichten, dass sie zu Patientenzufriedenheit führen und gleichzeitig kosteneffizient sind. Dieser Anspruch soll durch Rationalisierung und optimaler Therapieeffektivität erreicht werden.
Hierbei orientiert sich die Einführung medizinischer Qualitätssicherungssysteme an denen der Wirtschaft. Dabei sind für das Gesundheitswesen und die darin eingebetteten Einrichtungen aufgrund hierarchisch geprägter Strukturen eigene Qualitätssicherungssysteme erforderlich. (Barth, 1999, S. 377ff.)

Die Dominanz einer ökonomischen Sichtweise bewirkt, dass die Bedürfnisse der Nutzer von Gesundheitsdienstleistungen diesen ökonomischen Zwängen untergeordnet werden. So bleiben Patienten in einer passiven Rolle verhaften.
Das hat zur Folge, dass der Nutzen eines gesundheitsfördernden aktiven Patientenverhalten und der Patientenkompetenz hinsichtlich der eigenen Erkrankung als Faktoren für eine erfolgreiche Durchführung von wirtschaftlichen und effektiven Behandlungsmaßnahmen verkannt wird. (vgl. Kahrs u. Schulz, 2003, S.9; Badura u. Schellschmidt, 1999)

Dennoch gewinnt die Patientenorientierung, gegenläufig zu ökonomischen Aspekten, als ein wichtiges Qualitätskriterium in der Krankenversorgung an Bedeutung. „Immer deutlicher wird, dass sie eine zentrale Handlungsmaxime für alle Einrichtungen und Professionen des Gesundheitswesens zu sein hat und dass es gilt ihre wesentlichen Elemente -Transparenz des Versorgungsangebots und -geschehens sowie Partizipation der Betroffenen an deren Gestaltung- auf allen Ebenen des Gesundheitswesens umzusetzen.“ (Lecher u.a., 2002b, S. 3)
Eine Medizin ohne Patientenorientierung ist zukünftig kaum denkbar.
„Ärzte, Pflegekräfte und die Angehörigen anderer Heilberufe sowie Einrichtungen der Gesundheitsversorgung [...] haben diese Entwicklung aufgenommen und umgesetzt.

Die explizite Patientenorientierung wurde ein eigenständiges Versorgungsziel in Ergänzung der traditionellen klinisch-medizinischen Zielvariablen.“ (KTQ - Leitfaden, 2000, S. 10)

Zentrale Aussagen:

Patientenorientierung bedeutet ein Ausrichten von Strukturen und Prozessen auf individuelle Patientenbelange.

Patientenorientierung stellt ein Qualitätskriterium dar.

Patientenmotivation und Patientenkompetenz tragen zur Wirtschaftlichkeit und zum Therapieerfolg bei.

Leistungen sowie Behandlungs- und Versorgungsprozesse sollten so ausgerichtet werden, dass sie zur Patientenzufriedenheit führen und gleichzeitig kosteneffizient sind.

3.3.3 Die Rolle des Patienten

Der Prozess der Kommunikation und Interaktion mit den im Gesundheitswesen professionell Handelnden stellt die ‚unterste und direkteste Ebene' der Patientenorientierung dar. Die Art und Weise der auf die Bedürfnisse eingehenden Kommunikation basiert darauf, welche Rolle dem Patienten gerade im Entscheidungsprozess zugeschrieben wird.
In den letzten 50 Jahren haben sich auch die Kommunikations- und Interaktionsmuster von einem autoritären zum partizipativen Muster gewandelt.
Gemäß dem tradierten Rollenkonzept hatte der Patient in der Vergangenheit passiv den Anordnungen des Arztes und Therapeuten Folge zu leisten.

Weston, (2001), beschreibt diese paternalistische Denkweise anhand seiner Erfahrungen als Student der Medizin: „Thirty-five years ago, when I was a medical Student, we were taught to be paternalistic. We were trained to withhold information from patients, especially painful information about a potentially terminal illness; we were also instructed to take charge of interviews and to avoid getting “sidetracked” by patients´ ”irrelevant” concerns. The handbook that my university developed to teach the clinical method referred to the interview as “the interrogation.” Patients who did not comply with “doctor´s orders” were called defaulters, untrustworthy, unreliable or faithless.” (Weston 2001, S.438)

Dieses von Ärzten und Therapeuten gewünschte Verhalten wird als ‚Compliance' definiert. „Daher kann Compliance in diesem Verständnis als Ausmaß der Befolgung ärztlicher Anweisungen verstanden werden.“(Scheibler, 2004, S. 13; vgl. exemplarisch: Dullinger, 2001, Petermann, 1998, Schuller, 2002)

Diese an einer hierarchisch-paternalistsich orientierten Rollendefinition von Arzt/Therapeut und Patient angelehnte Beschreibung wurde mit dem Begriff der Adherence erweitert und z. T. abgelöst, welcher dem Patienten eine aktivere Rolle in der Arzt/Therapeut-Interaktion zuspricht.

„The model of „adherence treatment is necessarily more complex than the traditional model of „compliance“. It is no longer feasible to assume that patients will unquestioningly follow any instructions given to them by doctors. Patients expect to take a more active role in their own care, they want to be able to evaluate for themselves whether the treatment being suggested is the best available, and they want to feel secure that they are receiving good medical care from a doctor they trust rather than a series of routine procedures given impersonally.” (Noble, 1998, S. 71f.)

Ein biomedizinische Paradigma jedoch, welches den Patienten auf eine Körper-Maschine reduziert und dessen Krankheit als technisch lösbares Problem definiert, kann den Veränderungen und den Anforderungen eines sich veränderten Problemspektrum im Gesundheitswesen nicht mehr gerecht werden. (Huber u. Hungeling, 1999, S. 133)

An diesem Punkt setzen die Grundsätze des ‚Shared Decision Making', der nunmehr übersetzten und in Deutschland verwendeten Begrifflichkeit der ‚partizipativen Entscheidungsfindung' an und erweitern das erwünschte Rollenverhalten der Patienten auf eine gleichberechtigte Ebene mit den Ärzten und Therapeuten.

“Während Compliance ein Verhalten gemäß der normativ abgeleiteten Patientenrolle bezeichnet, steht Adherence für den Versuch, sich von einem passiven und folgsamen Ideal zu lösen und die Aktivität der Eigenverantwortlichkeit des Patienten in den Vordergrund zu rücken. Das Konzept des Shared Decision Making ist der Versuch, ein Verhalten zu definieren, das auf einer gleichberechtigten Partnerschaft zwischen Arzt und Patient beruht, in welcher beide Seiten die Verantwortung für Entscheidungen und die Durchführung der Therapie tragen.“ (Scheibler, 2004, S. 9)

Die Definition des Bundesministeriums für Gesundheit und soziale Absicherung für eine partizipative Entscheidungsfindung lautet wie folgt:

„Partizipative Entscheidungsfindung ist ein Interaktionsprozess mit dem Ziel, unter gleichberechtigter aktiver Beteiligung von Patient und Arzt auf Basis geteilter Information zu einer gemeinsam verantworteten Übereinkunft zu kommen.“ (Heckl 2004, S. 102f.)

Der Patient wird damit zum Koproduzenten von Gesundheit. Ärzte, Pflegende und Therapeuten „produzieren“ die Gesundung nur zum Teil. Wenn der Patient nicht an der Verbesserung seiner Beschwerden, bzw. an der Heilung seiner Krankheit effektiv mitwirkt, kann dies zu Rückschritten, Verzögerungen oder gar zur Verschlimmerung des gesundheitlichen Zustands führen. (Hildebrandt u. Martini, 1999, S. 16, Badura, 1994, 1995; Badura u. Schellschmidt, 1999)

In England wurde aufgrund dieser Erkenntnisse von Patientengruppen ein Programm zu mehr Patientenbeteiligung ‚The Expert Patient’ entwickelt, welches daran anknüpft, „[...] dass Patienten eine aktivere Rolle spielen und als Experten für ihr Krankheitserleben, ihre soziale Situation und ihre Präferenzen anerkannt werden wollen.“ (Klemperer, 2003, S. 44; vgl.: The expert patient, 2001, The NHS Plan, 2000, Elwyn u.a., 2003)

Im partizipativen Interaktionsmuster wird der Patient als Partner wahrgenommen, der das Ausmaß der Informationsmenge selbst und eigenverantwortlich sein Verhalten bestimmt.

„Der Patient übernimmt die >Verantwortung< für sich selbst, für seine Gesundheit und Krankheit, und bedient sich des Arztes und weiterer Gesundheitsprofessionen als Berater.“ (Hurrelmann u. Leppin, 2001a, S. 12)

Diese zentrale Veränderung der Rollenzuschreibung des Patienten vollzog sich auch bezüglich der Verantwortlichkeit für die Krankheit.

Während im paternalistisch geprägten Rollenmodell von Arzt/Therapeut und Patient der professionelle Experte die Verantwortung für die Krankheit übernahm, setzt sich in einem eher partnerschaftlich geprägten Verhältnis die Eigenverantwortlichkeit des Patienten für seine Krankheit und deren Bewältigung durch.

Dies soll, angelehnt an Hurrelmann, (2001), dargestellt werden.
(vgl. Tab. 1)

Tab. 1: Fremdverantwortung versus Eigenverantwortung
(vgl. Hurrelmann, 2001, S. 37f.)

Fremdverantwortung	Eigenverantwortung
Der Arzt/Therapeut bestimmt den Behandlungsverlauf	Der Patient berät sich mit dem Arzt/Therapeuten und holt dessen Rat und fachliche Meinung ein.
Der Patient wird vom Experten gesteuert; und die Krankheit von ihm in ‚Besitz' genommen	Der Patient ist im ‚Besitz' seiner Krankheit und ist aktiver Beteiligter und Mitproduzent bei der Wiedergewinnung von Gesundheit.
Diagnose und Therapiemethodik werden dem Patienten nur zusammenfassend mitgeteilt, wobei der Patient den Anweisungen folgen soll, ohne eine Begründung oder eine verständliche Erklärung erhalten zu haben.	Die Diagnose und die Therapiemöglichkeiten werden dem Patienten in dem Umfang verständlich erklärt, wie er dies wünscht. Der Patient entscheidet darüber, ob er der Therapieempfehlung folgt.
Der Patient vertraut darauf, dass alle Behandlungen und Indikationen für ihn die richtigen sind.	Der Patient holt bei Bedarf andere Informationen und Fachmeinungen ein.
Der Patient erhält nur wenige Informationen, so dass hiermit ein Informationsaustausch zwischen Patienten verhindert wird und damit auch die Möglichkeit zu einer kritischen Auseinandersetzung der Therapiemethodik.	Der Arzt/Therapeut informiert über weitere Behandlungsoptionen und Beratungsstellen oder Patientengruppen, so dass der Patient die Möglichkeit der Eigeninitiative nutzen kann und somit aktiv an der Krankheitsbewältigung mitarbeitet.

Damit Patienten die Verantwortung für ihre Erkrankung übernehmen, ist ein enges Interaktionsverhältnis zwischen Arzt/Therapeut und Patient notwendig, welches auf einem Austausch beider Gesprächspartner beruht.
Dabei ist zu beachten, dass der Arzt/Therapeut als Fachexperte medizinisch und therapeutisch fundierte Behandlungsoptionen vorschlägt, welche vom Patienten in die eigenen physischen und psychischen Prozesse integriert werden müssen. Dieses Verhältnis ist demnach nicht eines zwischen egalitären Partnern.
„Beide sind aufeinander angewiesen, denn die Krankheitsbewältigung ist nur möglich, wenn sowohl die objektiven Regeln für die Auseinandersetzung mit der Krankheit eingehalten als auch die subjektiven Bedingungen für die Krankheitsbewältigung beachtet werden.“ (Hurrelmann, 2001, S. 37)

Um den kontextualen Bezugsrahmen möglicher Interaktions- und Rollenmuster aufzuzeigen, sollen an dieser Stelle die vier verschiedenen Modelle einer Arzt/Therapeut-Patient-Beziehung von Emanuel u. Emanuel, (1992), vorgestellt werden.

<u>Im paternalistischen Modell</u>

bestimmt der Arzt/Therapeut die Maßnahmen, die ihm für die Wiederherstellung der Gesundheit des Patienten geeignet erscheinen und informiert den Patienten selektiv über seine Entscheidung, um vom Patienten die Zustimmung für die Behandlung zu erhalten. Er sieht sich als Vertreter der Patienteninteressen und erwartet Dankbarkeit.

<u>Im informativen, bzw. dem Konsumenten - Modell</u>

informiert der Arzt/Therapeut den Patienten über den Gesundheitszustand sowie die Möglichkeiten und Risiken relevanter Behandlungsmaßnahmen, damit dieser eine Entscheidung treffen kann. Beratungs- und Unterstützungswünsche seitens des Patienten werden nicht berücksichtigt.

Hierbei wird der Arzt zu einem Lieferanten wissenschaftlich fundierter Informationen, der Patient zum Konsumenten und selbständigen Entscheidungsträger. Die Befürworter dieses Entscheidungsmodells gehen davon aus, dass Patienten trotz ihrer Einschränkung durch ihre Erkrankung in der Lage sind, ihre Interessen zu vertreten und ihr Informationsstand sie in die Lage versetzt, eine rationale Entscheidung über ihre Behandlung zu treffen. (vgl. Büchi u.a., 2000, S. 2776)

Im interpretativen Modell

unterstützt der Arzt/Therapeut den Patienten dabei, eigene Vorstellungen und Werte zu erkennen. Er gibt ihm die für den Gesundheitszustand notwendigen Informationen bezüglich Risiken und Möglichkeiten der Behandlung, damit der Patient eine Entscheidung treffen kann.

Im abwägenden Modell

gibt der Arzt/Therapeut, zusätzlich zu den medizinischen/therapeutischen Informationen, zu den Gesprächen über die persönlichen Lebensbedingungen und den Vorstellungen des Patienten, konkrete fachliche Unterstützungshilfe bei der Entscheidungsfindung, um gemeinsam eine Entscheidung zu finden. Der Professional hat hierbei eine leitende und lenkende Funktion. (Klemperer, 2003, S. 14ff.)

Eine eigenständige Interaktionsform stellt das Shared Decision dar. Dieses Modell hat die Zielsetzung, dass Ärzte/Therapeuten und Patienten gemeinsam für die Behandlung wichtige Entscheidungen treffen.

Das Shared decision-making (SDM)

„Das Shared-decision-making ist eine spezifische Form der Interaktion zwischen medizinischem Personal und Patient, welche auf geteilter Information und gleichberechtigter Entscheidungsfindung bezüglich Diagnose und Therapie beruht.“ (Scheibler u. Pfaff, 2003a, S. 11)

Die Patient-Centered Clinical Method

ein von Brown u.a., (2001), publiziertes patientenzentriertes Modell zur Arzt-Patient-Kommunikation enthält sechs Komponenten:

1. Die Exploration der Vorstellungen des Patienten von Krankheit und Gesundheit,
2. die Integration dieser Konzepte in ein ganzheitliches Verständnis über diese Person,

3. das Finden einer gemeinsamen Partnerschaft für die weitere Behandlung,
4. Prävention und Gesundheitsförderung,
5. die Pflege und Verbesserung der Arzt-Patient Beziehung,
6. ein realistischer Umgang mit Zeit und der notwendigen emotionalen und physischen Energie.

(vgl. Klemperer, 2003, S. 16; Brown u.a., 2001)

Diese Komponenten stimmen weitgehend mit den Grundsätzen des Shared Decision Making-Modells überein.

Sehr anschaulich umschreibt Weston, (2001), den Lernprozess von Ärzten in einem partnerschaftlichen Umgang mit Patienten:
„We [die Ärzte, Anm. d. Verf.] can begin by recognizing the value of involving the patient as a partner and asking 'What do you think?' more often. When the patient retorts, 'You´re the doctor,' the physician should respond with a comment such as, 'Yes, and I will provide you with information and my expert opinion, but I really do want to include your thoughts and wishes in our planning together." (Weston, 2001, S. 439)

Es ist also festzuhalten, dass parallel zwei Extreme von Patientenverhalten existieren: Auf der einen Seite gibt es den Patienten, der sich als Nutzer des Gesundheitssystems versteht und nach dem Abwägen aus verschiedenen Quellen erhaltener Informationen durch Fachexperten eigenverantwortlich Entscheidungen bezüglich der Behandlungsmethodik treffen möchte.
Auf der anderen Seite steht der Patient, der die Entscheidungen über Behandlungsverlauf und -methoden den Experten überlassen möchte, unter der Vorausgabe, dass diese den individuellen Bedürfnissen angepasst sind. (Klemperer, 2000)

Eine Entscheidungsverantwortung ist also nicht von allen Patienten in gleicher Weise erwünscht. Dies ist zu respektieren, um den Patienten nicht zu überfordern. Dies würde sich wiederum kontraproduktiv auf den Krankheitsverlauf auswirken.
„Not all patients will want to take control of their medical care, but it is still important that their concerns, desires and values are incorporated into decisions

about their care.“ (Stevensen u.a., 2000, S. 830; vgl. Guadagnoli u. Ward, 1998)

Zu berücksichtigen ist dabei explizit, dass Menschen mit höherer Bildung die vielfältigen Informationsangebote häufiger als Menschen mit niedrigerem Bildungsniveau, jüngere Menschen mehr als ältere nutzen. (vgl. Arora u. McHorney, 2000; Büchi u.a., 2000; Gafni u.a., 1998; Charles u.a., 1999 u. 1997)

„Insofern kommt es sicherlich auch darauf an, konkrete Bedürfnisse und Voraussetzungen zu berücksichtigen und nicht alle Mitglieder bestimmter Zielgruppen indiskriminant in die ausschließliche Selbstbestimmung zu zwingen.“ (Hurrelmann u. Leppin, 2001a, S. 12; vgl. Isfort, 2004)

Demnach sollte jedem Patienten die Möglichkeit zur Bestimmung oder Mitbestimmung dargelegt werden, wann immer eine Entscheidung getroffen werden muss. Denn ein Patient kann zu unterschiedlichen Zeiten und Krankheitsstadien verschiedene Entscheidungsmodelle wünschen.

Es kann vorausschauend davon ausgegangen werden, dass sich der Entscheidungswunsch seitens der Patienten in Zukunft verstärken wird.
„Aber auch im Jahr 2032 wird es Situationen geben, in denen eine im Sinne des paternalistischen Modells getroffene Entscheidung die beste ist.“
(Büchi u.a., 2000, S. 2780)

Da zu diesem Zeitpunkt noch keine Generalisierungen getroffen werden können, müssen vorab die Patientenpräferenzen im jeweiligen Kontext ermittelt werden, um das Ausmaß der erwünschten Beteiligung zu erfassen.
Nach den Ergebnissen dieser Untersuchung wollen Patienten zwar umfassend informiert, aber gleichzeitig nicht weiter in den Entscheidungsprozess involviert werden.
Auch konnten die soziodemografischen Patientenmerkmale bislang keinen eindeutigen Aufschluss über die Vorhersagefähigkeit von Präferenzen geben. (vgl. Kapitel 7.1.8; 7.7 u. 7.9)

Es bleibt festzuhalten, dass auch die Befürwortung einer patientenorientierten gemeinsamen Entscheidungsfindung nicht dazu verleiten sollte, diese ohne die eingehende Information der Patienten über Therapiemaßnahmen, Behandlungsverlauf und mögliche Alternativen durchzusetzen. Das bedeutet, dass der Patient durch eine adäquate Wissensvermittlung und Beratung erst in die Lage versetzt werden muss, überhaupt Entscheidungen treffen zu können.

„Erst danach - und nur dann- kann es legitim sein, jemanden zu fragen, ob er aktiv mitentscheiden möchte, was für ihn am besten ist, oder nicht. Die Folgen klar definierter und geschickt umgesetzter *SDM*-Prozesse im realen klinischen Kontext setzen einen solchen Meinungsbildungsprozess eindeutig voraus." (Elwyn, Edwards, Kinnersley, 2003, S. 63)

Die Spannbreite potenzieller Patientenbedürfnisse erfordert demnach ein individuelles und empathisches Eingehen seitens des Fachpersonals auf die Patienten.

„Der patientenorientierte Professionelle hat sich daher beim individuellen Patienten ein Bild über dessen diesbezüglicher Wünsche zu verschaffen und danach zu verfahren." (Klemperer, 2000, S. 15)

Die Konsequenz daraus erfordert eine Analyse und Evaluation 1.) aller Bereiche der Gesundheitsversorgung nach Möglichkeiten der Optimierung von Prozessabläufen im Zuge eines Qualitätsmanagements, 2.) der psychosozialen Kompetenzen aller Professionen im Kontakt mit Patienten sowie 3.) der vorhandenen Informations-, Aufklärungs- und Selbsthilfeangebote, um diese ggf. zu erweitern und den Patientenbedürfnissen anzupassen.

Dieser Prozess der Neu-Gestaltung des Gesundheitswesens befindet sich in der stetigen Weiterentwicklung.

Patientenbefragungen in den verschiedenen Bereichen der Gesundheitsversorgung leisten einen Beitrag, den Anforderungen veränderter Ansprüche und notwendigen Maßnahmen, z. B. in Bezug auf ökonomische Bedingungen, gerecht zu werden.

Zentraler Determinant dabei ist die von den Patienten wahrgenommene Qualität der Kommunikation zwischen Arzt/Therapeut und Patient:

„Both adherence and non-adherence are behaviours that can be reliably predicted and one of the key determinants in this is the nature of the communication between the patient and the doctor." (Noble, 1998, S. 73)

An dieser Stelle rücken die Bedürfnisse und Erwartungen der Patienten in das Zentrum der Aufmerksamkeit.

Um diese Bedürfnisse im jeweiligen medizinischen und therapeutischen Kontext zu erfassen und diese zur Optimierung von Behandlungsabläufen zu nutzen, ist der erste Schritt, sich den Patienten zuzuwenden und ihnen die Möglichkeit zu eröffnen, ihre Erfahrungen zu reflektieren und diese auch zu bewerten.

„Das aus der Sicht der Patienten zusammengetragene Wissen ermöglicht den Leistungserbringern in Zukunft eine noch hochwertigere, an den Bedürfnissen des Patienten orientierte Dienstleistung und stellt damit sicher, dass der Patient sich dort findet, wo er auch hingehört: im Mittelpunkt!" (Husemann, 2003, S. 5)

Die Wirkungen und Erfordernisse einer Patientenorientierung, die sich einer partnerschaftlich-orientierten Denk- und Handlungsweise verpflichtet fühlt, werden in (Abb.6) verdeutlicht.

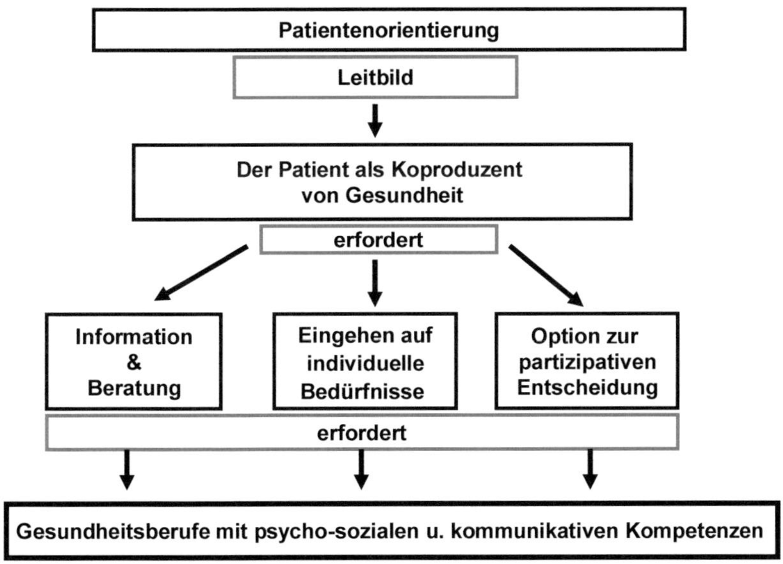

Abb. 6: Patientenorientierung (eigene Darstellung)

Zentrale Aussagen:

Die Arzt/Therapeut-Patient-Beziehung hat sich von einer autoritären zur partizipativen gewandelt.

Der Patient wird zum Koproduzenten von Gesundheit und zum Partner im Behandlungsprozess.

Er übernimmt Verantwortung für seine Erkrankung und erhält die Möglichkeit, eigenverantwortliche Entscheidungen zu treffen.

3.3.4 Der Patient als Kunde?

Der Statuswandel des Patienten von der Rolle als hilflose Kranker zu der des mündigen Konsumenten und Nutzers von Gesundheitsdienstleistungen bewirkt, dass auch die Beurteilung von Gesundheitsleistungen in den Focus der Aufmerksamkeit rückt.
„Damit erfährt der Patient einen Rollenwandel vom passiven Empfänger zum kritischen Konsumenten, was sein subjektives Urteil als Qualitätskriterium der Versorgung bedeutsam macht." (Jacob 2002, S. 13)

Aber ist der Patient ein Kunde mit freier Entscheidungsmöglichkeit?
Geht diese höchst ungewohnte Bezeichnung im Kontext von Patientenorientierung zu weit oder ist sie lediglich die konsequente Bezeichnung von ökonomischen Bedingungen, indem Ärzte und Therapeuten als Leistungserbringer ihren Lebensunterhalt mit der Behandlung verdienen und Patienten diese Leistungen in Anspruch nehmen?

Folgen wir der Definition, dass ein Kunde

- sich souverän über Qualität und Preisforderungen der vorhandenen Angebote informiert,
- gezielt nach Dienstleistungen gemäß seinen Bedürfnissen nachfragt und auch die Art und Weise sowie den Umfang der Zufriedenstellung selbst bestimmt,
- die Auswahl zwischen mehreren Angeboten hat,

- selbst für die erhaltene Leistung bezahlt und mit seiner Nachfrage Einfluss auf das Angebot von Leistungen sowie auf deren Qualität ausübt,

so entstehen Zweifel, ob sich der Kundenbegriff auf das Gesundheitswesen übertragen lässt. (Dierks, Siebeneick, Röseler, 2001b, S.14f.)

Der Patient weist demzufolge nicht alle Merkmale eines Kunden auf. Schon allein die Tatsache, dass sich die „Ware Gesundheit“ nicht als ein fest determiniertes Objekt mit festgelegten Qualitätsmerkmalen konstruiert werden kann, lässt den Kundenbegriff als wenig zutreffend erscheinen.
Die Kritik am Kundenbegriff für Patienten aus ökonomischer Sicht betont, dass für Patienten nicht die freie Wahl einer Konsumentenentscheidung besteht, weil die Entscheidungen über Angebote im Gesundheitswesen auf politischer Ebene getroffen werden und somit das Angebot bestimmen. Des Weiteren ist eine Übertragbarkeit der Kundenrechte, wie die Wahlmöglichkeit, Wiedergutmachung und der Austausch Ware/Wert gegen Geld, nicht gleichermaßen gewährleistet.
Die rollentheoretische Perspektive unterscheidet die Patientenrolle von der Kundenrolle, weil der Patient im Gegensatz zum Kunden die Behandlung nicht autonom auswählt. (Jacob, 2002, S. 77ff.; vgl. Carr-Hill, 1992; Aust, 1994)

Dem „Gut Gesundheit“ ist eine besondere Wertschätzung und Beachtung in Bezug auf die Qualität der Gesundheitsleistung zu schenken, zumal die Auswirkungen der Erkrankung die Patienten in ihrer Entscheidungsfähigkeit beeinträchtigt. Die Inanspruchnahme der Gesundheitsdienstleistung fällt mit dem Konsum dieser zeitlich zusammen, so dass eine Prüfung der Produktqualität zu diesem Zeitpunkt nicht erfolgen kann.
„Im Gegensatz zu anderen Dienstleistungen ist darüber hinaus bei Gesundheitsleistungen die individuelle Komponente im Prozess der Leistungserbringung so stark ausgeprägt, dass eine objektive Beurteilung der Qualität kaum möglich erscheint.“ (Dierks u.a., 2001a, S. 18).

Des Weiteren fragt der Patient in der Regel nicht wie ein Kunde nach einer vorab festgelegten Dienstleistung nach.
„Mit seinem Arztbesuch oder der Inanspruchnahme einer sonstigen medizinischen Leistung äußert sich der Patient in der Regel zwar durch individuelle

Bedürfnisse determinierte, aber zumeist nur unspezifische Nachfrage[...]" (Dierks, Siebeneick, Röseler, 2001b, S. 18)

Das bedeutet, dass der Arzt oder Therapeut diese „Nachfrage" erst fachspezifisch konkretisieren und in medizinische oder therapeutische Maßnahmen umformulieren und konkretisieren muss. Die möglichen oder notwendigen Interventionen müssen dabei durchaus nicht immer zwingend den Erwartungen des Patienten entsprechen.

Von der Annahme ausgehend, dass ein hierarchisch und paternalistisch geprägtes Rollenverständnis in Bezug auf Patienten seinen Platz in einer modernen medizinischen Ethik zu Gunsten von einem verfassungsgemäß garantierten Selbstbestimmungsrecht eingebüßt hat, so befinden sich die Professionen des Gesundheitswesens in der Rolle eines fachkompetent Beratenden wieder. Der mündige Patient wird dahingehend informiert, beraten und behandelt, dass dieser in der Lage ist, selbst bestimmte Entscheidungen zu treffen.
„Denn so unstrittig auch ist, dass Patienten niemals Kunden im klassischen Verständnis der Markttheorie sind, so eindeutig ist umgekehrt, dass Patienten weit stärker als früher Mitsprache und Aufklärung geltend machen." (Schmacke, 2005, S. 167)
Wird der Patient vorbehaltlos als vom Dienstleister umworbener Konsument definiert, besteht die Gefahr, dass ausschließlich kommerzielle Aspekte die Behandlung bestimmen und die Frage einer Auswahl der Patienten nach ökonomischen Gesichtspunkten notwendigerweise gestellt werden muss.
„Kann dies zu einer rein an ökonomischen Kriterien ausgerichteten Patientenselektion führen, bei welcher der Arzt entgegen seinem Berufsethos nur noch gewinnbringende Patienten behandelt und unrentable Patienten abweist?" (Barth, 1999, S.314)

Obwohl die Einführung marktorientierter Bestandteile wie Qualitätsmanagement, Kosteneffizienz und Kunden- bzw. Nutzerorientierung durchaus positive Elemente für die Reformdebatte des Gesundheitswesens birgt, dürfen mögliche Risiken für diesen Kontext nicht außer Acht gelassen werden.
So ist zu befürchten, dass die schwächeren Gruppen, die nicht über die notwendigen Ressourcen zu einer eigenverantwortlichen und selbstbestimmten

Durchsetzungsfähigkeit und -möglichkeit verfügen, auf Grund dessen bei der Inanspruchnahme medizinischer und therapeutischer Leistungen benachteiligt werden. Aus ökonomischen Gesichtspunkten würde somit einer „Zwei-Klassen-Medizin“ Vorschub geleistet werden. (Dierks u.a., 2001a, S.15f.)

Verliert der Patient mit einer Änderung der Begrifflichkeit, die zudem aus einem wesensfremden Kontext übertragen wird, um der Progression eines sich verändernden Rollenverständnisses Rechnung zu tragen, nicht den im Patientenbegriff inhärenten Anspruch auf Unterstützungsleistungen und Hilfe, wie in den Richtlinien der Welt Gesundheit Organisation (WHO) gefordert? (WHO, 1999)

Die hier vorliegende Arbeit folgt der Überzeugung, dass ein Begriffswechsel von Patient zum Kunden überflüssig, wenn nicht sogar schädlich ist.
Vielmehr wird die Umformulierung und Erweiterung des Begriffs ‚Patient' vom passiven Hilfeempfänger hin zu einem Partner im Behandlungsprozess favorisiert und unterstützt.

Das Recht auf Inanspruchnahme medizinischer und therapeutischer Leistungen aller Bürger unabhängig der persönlichen ökonomischen Situation, erweitert den Kundenbegriff um den Anspruch auf Hilfe bei Bedürftigkeit.
Besonders dieses Recht auf Hilfe, gekoppelt mit einer erweiterten Definition des Patienten als Koproduzent von Gesundheit und Partner des Arztes/Therapeuten im Heilungsprozess, macht eine Änderung der Begrifflichkeit unnötig und entzieht dem rein ökonomischen Kundenbegriff im Gesundheitswesen jeglicher Berechtigung.
Möglicherweise verlieren Patienten als reine Kunden und Klienten gerade dieses zentrale und absichernde Element der Unterstützung: dem abgesicherten Recht auf Hilfe bei Bedürftigkeit.
Als Partner der Erbringer von Gesundheitsleistungen, deren Leistung wiederum von allen Bürgern finanziert wird, steht allen Patienten ein Gesundheitswesen zur Verfügung, welches auf die Belange der Nutzer ausgerichtet ist und eine möglichst effektive und qualitativ hochwertige Leistung zu erbringen hat.

Zentrale Aussagen:

Der Patient erhält die Rolle des mündigen Konsumenten und Nutzers von Gesundheitsdienstleistungen.

Der Patient weist nicht alle Merkmale eines Kunden auf.

Das Recht auf Inanspruchnahme medizinischer oder therapeutischer Leistungen aller Bürger stellt den Anspruch auf Hilfe bei Bedürftigkeit in den Vordergrund.

Der Kundenbegriff wird für die Nutzer des Gesundheitswesens abgelehnt.

3.3.5 Patientenbedürfnisse und Behandlungserfolg

Der Erfolg medizinischer und therapeutischer Maßnahmen wird durch das reziproke Wechselspiel individueller Erfahrungen, Bedürfnissen, Hoffnungen und der Beziehung zum Arzt/Therapeuten determiniert.
Die wissenschaftliche Begründung dafür, dass das Wissen, die Erfahrung und die Wünsche von Patienten als entscheidende Faktoren für ein erfolgreiches Gelingen von Gesundheitsdienstleistungen gelten können, wird als das ‚Uno-Actu-Prinzip' bezeichnet. Es beruht auf der Annahme, dass der Kunde die Qualität und den Erfolg einer Dienstleistung maßgeblich mit beeinflusst.
„Es bezeichnet den Sachverhalt, daß der Patient selbst an dem Leistungsprozess teilnimmt, bzw. dieser an ihm durchgeführt wird. Er tritt in einen Interaktionsprozess [...] was seine Qualitätswahrnehmung ebenfalls beeinflußt. [...] Obwohl die eigentliche Kernleistung, der ärztliche Erfolg, davon nur indirekt abhängt, hat die qualitative Einschätzung der Interaktion eine wesentliche Bedeutung für die Qualitätswahrnehmung." (Hildebrandt u. Martini, 1999, S. 25)

Diese reziproken Wirkungen von physischen und psychischen Patientenmerkmalen, individueller Bedürfnislage und Erwartungen sowie der situativen Charakteristik des Behandelns und des Behandelt-Werdens, beeinflussen die Beurteilung des Therapieprozesses.

Wenn ein möglichst optimaler Behandlungsverlauf und ein optimal mögliches Behandlungsergebnis das gemeinsame Ziel von Ärzten/Therapeuten und Patienten ist, so ist es notwendig, auch die Voraussetzungen dafür zu schaffen. Dies geschieht a.) in der Qualitätssicherung und b.) in der Kommunizierung dessen, was geleistet werden kann und soll, damit sich der Patient aktiv nach seinen Vorstellungen den Arzt/Therapeuten wählen kann und die Behandlung mitgestaltet.

Dieses Vorgehen ist nicht allein nur für die Zufriedenheit von Therapeuten und Patienten sinnvoll, sondern ist auch unter ökonomischen Gesichtspunkten effizient zu gestalten.

„Patientenorientierung soll aber nicht nur für zufriedene Patienten und Ärzte sorgen, sondern auch für ein besonders unter Kostengesichtspunkten verbessertes Gesundheitswesen." (Barth, 1999, S. 315)

Auf die aktuelle Situation im Gesundheitswesen und die Rolle des Patienten übertragen, bedeutet dies, dass die Bedürfnisse und die Kriterien für die Zufriedenheit von Patienten in den Vordergrund rücken.

„Erstens sind das Wissen, die Erfahrung und die Wünsche des Patienten entscheidende Faktoren für den Erfolg von Gesundheitsdiensten. Zweitens ist die Zufriedenheit des Patienten ein entscheidender Wettbewerbsparameter für Gesundheitseinrichtungen, [...]" (Hartmann, 2000, S. 180)

Hierbei ergibt sich ein grundlegendes Problem in Hinblick auf die Zufriedenstellung der Bedürfnisse und Wünsche.

So kann eine persönliche, freundliche Zugewandtheit und Aufmerksamkeit eine Nichterfüllung medizinisch-technischer Wünsche aufwiegen und trotzdem zu einer Zufriedenheit des Patienten führen.

Andernfalls kann jedoch die Erfüllung von Patientenwünschen zwar zu einem hohen Zufriedenheitsgrad führen, aus medizinisch-therapeutischer Sicht jedoch kontraproduktiv wirken.

Auf die Situation einer Behandlung der Physiotherapie übertragen, könnte die Zufriedenheit der Patienten erhöht werden, wenn als effiziente Behandlungsmethode entspannende Massagen zur Anwendung kämen, statt therapeutisch gezielte Bewegungsübungen, die eine aktive Mitarbeit der Patienten erfordern.

So liegt es nun an den Therapeuten die Patienten dahingegen zu überzeugen, dass eine aktive Mitarbeit den größten medizinischen Effekt hat.
Denn „[...] wenn eine Gesundheitseinrichtung für sich prinzipiell festgelegt hat, bestimmte Leistungen anzubieten und damit bestimmte Ziele zu erreichen, dann muss es primäres Ziel [...] sein, diese Leistungen in bestmöglicher Qualität zu erbringen. Es kann hingegen kein realistisches Ziel sein, alle Patientenbedürfnisse zu jeder Zeit zu erfüllen." (Gerlach, 2001, S. 94)

Die Grundbedürfnisse von Patienten sind nicht allein medizinischer Natur, sondern erstrecken sich auch auf den sozialen Kontakt und das Vertrauen zum Arzt/Therapeuten. „So erwarten Patienten neben Informationen über ihren medizinischen Zustand vor allem emotionale Zuwendung. [...] Hinzu kommen insbesondere bei chronischen Erkrankungen auch Informationen und Hilfestellungen, die die Alltagsgestaltung und den Umgang mit der Krankheit betreffen." (Hartmann 2000, S. 181)
Neben adäquaten Informationen bezüglich Erkrankung und Therapie ist die emotionale Zuwendung von zentraler Bedeutung. (Haase 1995, S. 10)
Dieser psychosoziale Informations- und Betreuungsbedarf ist zudem bei jedem Patienten divergent ausgeprägt und erfordert deshalb ein hohes Maß an professioneller Kompetenz auf die jeweils individuellen Präferenzen adäquat einzugehen. Dies bedeutet auch, von der Fachsprache hin zu einer persönlichen, verständlichen Ansprache zu wechseln. Es bedarf eines Rahmens, indem eine offene Kommunikation und ein beidseitiges Verständnis möglich sind.
Delbanco, (1992), verdeutlicht dies mit einem Zitat eines Patienten wie folgt: „I don´t think it should be totally up to the patient to ask questions. The patient doesn´t know enough to ask the questions. I think it´s up to the caregiver, whoever it is, to lead the patient, draw it out of the patient: 'What are your concerns? What would you like to know?' " (Delbanco, 1992, S. 416)
Daraus leitet sich ab, dass von allen im Gesundheitswesen mit Patienten arbeitenden Professionen neben der fachlichen Qualifikation eine hohe psychosoziale und kommunikative Kompetenz erforderlich ist, um auf die individuellen Patientenbedürfnisse einzugehen und adäquate medizinische und therapeutische Maßnahmen einzuleiten.

„Schließlich gilt es herauszufinden, welcher Art die Erwartungen, Vorlieben, Abneigungen und Erfahrungen der Patienten sind und nach welchen Kriterien sie medizinische Behandlung und persönliche Betreuung beurteilen.“ (Haase, 1995, S. 11)

Wie wichtig die Qualität der interpersonalen Kommunikation zwischen Therapeut und Patient unter den Gesichtspunkten von Patientenorientierung sowie der Stärkung der Patientenrolle als Nutzer des Gesundheitswesens ist und welchen Einfluss individuelle Erwartungen und Bedürfnissen auf die Patientenzufriedenheit und somit auch auf den Behandlungsverlauf und den Behandlungserfolg haben, wird in den folgenden Kapiteln näher beschrieben.

Zentrale Aussagen:

Der Behandlungserfolg und die Behandlungsbewertung werden von Patientenbedürfnissen, Erwartungen und der Beziehung zum Arzt/Therapeuten maßgeblich mitbestimmt.

Patientenorientierung soll nicht nur für zufriedene Patienten und Professionals sorgen, sondern auch zu einem kosteneffizienten und verbesserten Gesundheitswesen beitragen.

Die mit Patienten arbeitenden Professionen benötigen neben der fachlichen Qualifikation eine hohe psycho-soziale und kommunikative Kompetenz, um auf die Bedürfnisse der Patienten adäquat eingehen zu können.

3.4 Das Konstrukt Patientenzufriedenheit

Versuch einer Definition

Eine einheitliche, allgemein gültige Definition von Patientenzufriedenheit existiert bis dato nicht.

Als ein Mangel der Patientenzufriedenheitsforschung wurde schon in den 1980er Jahren die fehlende Bedeutungsdefinition von Patientenzufriedenheit erkannt.

„Logically, discussion of conceptual and theoretical issues should come before measurement but the opposite has been the case with patient satisfaction research.“ (Sitzia u. Wood, 1997, S. 1832)

Jacob und Bengel, (2000), formulieren: „Patientenzufriedenheit wird als Teil der Qualität der medizinischen und psychologischen Versorgung betrachtet. Sie stellt die subjektive Bewertung einer medizinischen Versorgungsleistung durch den Patienten dar. Grundlage dieser Bewertung ist das Ausmaß der Erfüllung a priori bestehender Erwartungen. Patientenzufriedenheit läßt sich in verschiedene Dimensionen untergliedern, die settingsspezifisch variieren können. Das führt dazu, daß Patientenzufriedenheit in der Forschungspraxis letztlich oft operational definiert wird.“ (Jacob u. Bengel, 2000, S. 284)

Als erste Verständniserklärung wird Patientenzufriedenheit in diesem Kontext als die subjektive Beurteilung einer momentanen Gefühlslage hinsichtlich der Erfahrungen mit einzelnen Kriterien des Behandlungsprozesses verstanden. Diese emotionale Befindlichkeit muss zeitlich nicht stabil sein und wird von vielfältigen Faktoren mitbestimmt.

3.4.1 Konzepte von Zufriedenheit: Modelle und Theorien

Im Folgenden werden zentrale Theorien über Entstehungsprozesse und Determinanten von Zufriedenheit exemplarisch und in ihren Kernaussagen vorgestellt.

Soziale Vergleichstheorie

Nach der Sozialen Vergleichstheorie ist ein Mensch zufrieden, wenn er seinen Zustand im Vergleich zu anderen als gleichwertig oder besser erlebt.

Die Adaptionstheorie

Sie geht davon aus, dass durch intrapersonale Vergleichsprozesse subjektive Erfahrungen bewertet werden, die normativ wirken und nur durch abweichend positive oder negative Ereignisse in ihrer Bewertung verändert werden.

Die Anspruchsniveau-Theorie

Sie besagt, dass Zufriedenheit durch den Unterschied zwischen Erwartungen und Erfüllung determiniert wird, wobei ein niedriges Anspruchsniveau eher zufriedenstellend wirkt als ein hohes Anspruchsniveau.

Der Kompetenztheoretische Ansatz

Dieser sieht die Bewältigung von Anforderungen als Bedingung von Zufriedenheit.

Die Kognitive Dissonanztheorie

Nach Festinger, (1957), basiert die Dissonanztheorie auf der Annahme, dass eine wahrgenommenen Inkongruenz von Erwartungen und Bedürfnissen einerseits und der erlebten Realität andererseits zu einem intrapersonalen Spannungszustand führen kann, der sich ggf. negativ auf die Zufriedenheit auswirkt.
(Wüthrich-Schneider, 2000a, S. 1047; ebd.,1998, S. 83ff.; Neugebauer u. Porst, 2001, S. 3ff.; Leimkühler u. Müller, 1996; Frei u. Irle, 1984).

Das Evaluationsmodell

Nach diesem in der Zufriedenheitsforschung dominierendem Modell wird das Ausmaß der Zufriedenheit vom Ergebnis der Evaluation einer Behandlung bestimmt.

Das Diskrepanzmodell

Bei diesem Modell werden die Erwartungen und Ansprüche als Einflussparameter für Zufriedenheit berücksichtigt. „Während sich das Evaluationsmodell auf die Patientenbewertung einer medizinischen Intervention oder einer medizinischen Einrichtung beschränkt, berücksichtigt das umfassendere Diskrepanzmodell auch behandlungsunabhängige Erwartungen, Ansprüche und Werte des Patienten“ (Blum, 1998a, S. 52).
Erwartung bezeichnet in diesem Zusammenhang den subjektiv festgelegten Wahrscheinlichkeitsgrad, den ein Behandlungsaspekt qualitativ erreichen kann.
Ein Anspruch beinhaltet hier die erwünschte Qualität, wohingegen als Wert die subjektiv empfundene Relevanz des Bewertungsgegenstandes bezeichnet wird. (Blum, 1998a, S. 58; Linder-Pelz, 1982a)

Demnach drückt die Diskrepanz den Unterschied zwischen den individuellen Wünschen und der Bewertung des real Erhaltenen aus.

Equity Theorie

Von einer Differenz zwischen Erwartungen und dem Erhaltenen geht auch die Erfüllungstheorie (Equity-Theorie) aus. Nach dieser Theorie bestimmt der Vergleich zwischen der eigenen Investition und dem Ergebnis oder dem Vergleich des Ergebnisses mit denen anderer Personen, den Grad der Zufriedenheit. (Linder-Pelz, 1982b; Aharony u. Strasser, 1993)

Ross u.a., (1987), sprechen von einem ‚Assimilationseffekt' wenn die Wahrnehmung den Erwartungen angeglichen wird und von einem ‚Kontrasteffekt', wenn die Erwartungen konträr zu der Wahrnehmung verlaufen.

Das Zufriedenheitsmodell von Ben-Zira, (1982), determiniert die Patientenzufriedenheit mit dem Verhalten des Arztes, was nur z.T. belegt werden konnte.

Nach einem Modell der Marketing-Forschung bezüglich der Kundenzufriedenheit, welches auch für die Erklärung von Patientenzufriedenheit herangezogen wird, „[...] hat die wahrgenommene Service-Qualität verschiedene Determinanten und ist eine Funktion von erwarteter und wahrgenommener Dienstleistung, wobei die Erwartung geprägt wird von mündlichen Informationen, den individuellen Bedürfnissen und vergangenen Erfahrungen." (Jacob u. Bengel, 2000, S. 281)

In diesem Modell sind weder individuelle Wertigkeiten, Bedeutung und Wichtigkeit einzelner Bewertungsaspekte noch die sozio-kulturellen Einflüsse für die Wahrnehmung, Gewichtung und Bewertung von erhaltenen Leistungen berücksichtigt.

Werden diese als Einflussfaktoren für Zufriedenheit mit berücksichtigt und persönliche Bewertungsaspekte sowie deren individuelle Verarbeitungsprozesse in dem Begriff der ‚persönlichen Dispositionen' zusammengefasst, kann ein Bewertungsprozess wie folgt dargestellt werden: (vgl.Abb. 7)

Entstehungsprozess von Zufriedenheit

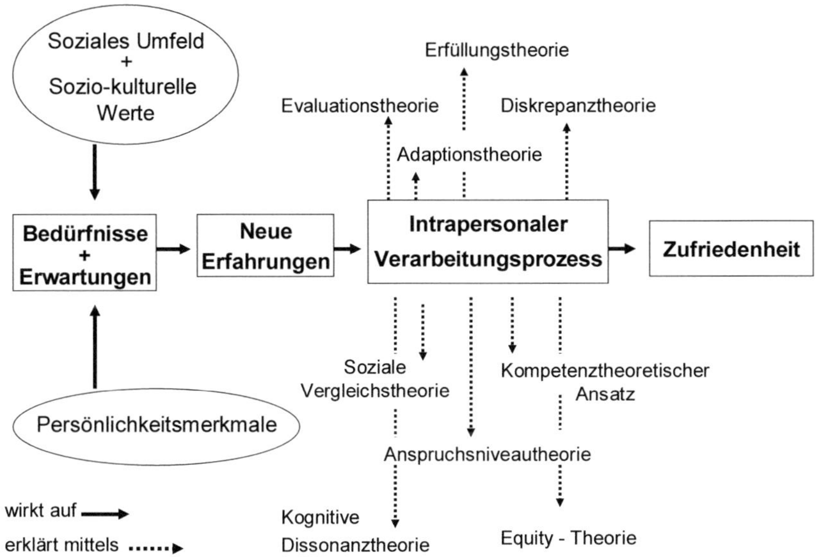

Abb. 7: Entstehungsprozess von Zufriedenheit (eigene Darstellung)

Es existiert bislang keine allgemein anerkannte Beweisführung, wie genau Zufriedenheit aus der Erfüllung von a priori Erwartungen abgeleitet werden kann. Vielmehr sind in einigen Studien Zusammenhänge von vorab geäußerten Erwartungen und dem Maß an Zufriedenheit nach einer Behandlung für einen bestimmten Kontext extraiert worden. Demnach korrelieren in einigen Untersuchungen Erwartungen unabhängig ihrer Realisierung mit der Patientenzufriedenheit. (vgl. Jacob, 2002, S. 66ff.; Deck, Zimmermann, Raspe, 2000; Ross u.a., 1987)

In der Marketingforschung werden Erwartungen als Voraussetzungen für Zufriedenheit determiniert. „Erwartungen sind notwendige Voraussetzung für die Zufriedenheit und sie dienen als subjektiver Standard, an dem die empfundene Qualität der Leistung gemessen wird. Darüber hinaus haben sie einen unabhängigen und direkten Einfluss auf die Zufriedenheit." (Applebaum, Straker, Geron, 2004, S. 37).

Dementsprechend beeinflussen Bedürfnisse, Ansprüche, Wünsche, Erfahrungen die Zufriedenheit.

Die Konzeptionierung von Patientenzufriedenheit, die sich aus der Marketing-Forschung ableitet, ist ausführlicher bei Jacob u. Bengel, (2000), S. 282ff.; Parasuraman, Zeithaml, Berry, (1985), dargestellt.

In der Frage ob die Zufriedenheit als Emotion oder als Kognition zu verorten ist, besteht ebenfalls keine einheitliche Aussage. Es kann jedoch davon ausgegangen werden, dass beide Konzepte nicht abgetrennt voneinander zu diskutieren sind, sondern als Zusammenspiel in reziproker Beziehung zueinander stehen und sich gegenseitig beeinflussen. So ist Zufriedenheit als ein multidimensionales Konstrukt zu verstehen.
Nach Bruggemann u.a., (1975), werden zudem verschiedene Zufriedenheits- und Unzufriedenheitszustände beschrieben, die je nach Befriedigung bzw. Nichtbefriedigung der Erwartungen und Bedürfnisse varriieren können. Diese Zufriedenheitsbeschreibung umfasst folgende Unterscheidungen:

Die progressive Zufriedenheit,

deren Wunsch nach Bedürfnisbefriedigung zusätzlich mit dem Wunsch einer Zielerreichung verbunden ist.

Die stabilisierende Zufriedenheit,

die neben der Befriedigung das bislang Erreichte erhalten möchte.

Die resignative Zufriedenheit,

die erreicht ist, wenn die Erwartungen und Ansprüche herabgesenkt wurden.

Die Pseudo-Zufriedenheit,

die eintritt, wenn ein Problem verdrängt oder die Wahrnehmung der Situation den nicht erfüllten Erwartungen angepasst wird.

Die fixierte Unzufriedenheit,

die als unüberwindbar wahrgenommen und so die Möglichkeit zur Situationsverbesserung ausgeschlossen wird.

Die konstruktive Unzufriedenheit,

die eine nicht zufriedenstellende Situation mit dem Wunsch und ggf. der Initiative zur Überwindung dieser Situation verknüpft. (Bruggemann u.a., 1975, S. 132ff.; Aust, 1994, S. 37)

Diese Ansätze und Modelle zur Erklärung von Zufriedenheit stammen aus verschiedenen Wissenschaftsbereichen (z.B. der Motivationsforschung und der Arbeitspsychologie) und belegen die Vielschichtigkeit der Ergründung des Zufriedenheitsbegriffs, die für den jeweiligen Kontext ausgerichtet sind.
Eine allein gültige Erklärung ist demnach bislang nicht etabliert.
„Mit diesen Ansätzen liegen zwar verschiedene theoretische Überlegungen vor, eine elaborierte Theorie der Patientenzufriedenheit fehlt aber.“ (Jacob u. Bengel, 2000, S. 281)

Diese Vielschichtigkeit des Begriffs und der individuellen Wahrnehmung und Bewertung eines Zufriedenheitszustandes verdeutlicht die Schwierigkeit, diesen als alleinigen Wertmaßstab für Beurteilungen heranzuziehen.
„If [...] service providers should obtain the experience and perceptions of patients and the community then research must first be conducted to identify the ways and terms in which those patients perceive the evaluate that service, and whether some evaluate at all.“ (Williams, 1994, S. 515)

Beachtenswert in diesem Zusammenhang sind die individuellen Modelle, also die Vorstellungen der Patienten über ihre Erkrankung, welche bei Patienten mit chronischen Rückenschmerzen untersucht worden sind.
Diese individuellen Innenansichten und konstruierten Theorien über ihre Erkrankung beeinflussen demnach das subjektive Erleben, das Verhalten, die Reaktionen sowie die Compliance hinsichtlich der Erkrankung und der eingeleiteten Behandlungsmaßnahmen.
Aus diesem Grund ist es wichtig, dass diese Innenansichten erfasst und kommuniziert werden, um das Patientenverhalten adäquat verstehen zu können. „Dabei wird demonstriert, wie einige Verhaltensweisen von Patienten erst unter Berücksichtigung ihrer subjektiven Theorie als sinnvolle Handlungen interpretiert werden können. Reaktionen des Patienten, die aus der Außenperspektive betrachtet eher unverständlich wirken, können sich durch die

Betrachtung der subjektiven Theorie der Patienten als vernünftige Bewältigungsstrategien herausstellen.“ (Wagner u.a., 2000, S. 38).

Demnach sind vorab die individuellen persönlichen Erwartungen und Bedürfnisse von Patienten im Behandlungskontext zu erfassen, um individuell adäquat und situationsrelevant darauf eingehen und die Bewertung dieser Behandlungsaspekte valide evaluieren zu können.
„Satisfaction studies may be used to assess quality of care and to improve services, but to do so without incorporating an understandig and assessment of the expectations of that care is misleading, because low expectations may be easily satisfied. This problem continues to dog patient satisfaction surveys, confounding their validity and making interpretation uncertain.” (Janzen u.a., 2006, S. 45)

So ist es sinnvoll vorerst zu analysieren, ob ein Zusammenhang von a priori Erwartungen und Zufriedenheitsäußerungen besteht.
„Finally, however, we would suggest that research needs to continue to be developed to look at the relationship between expectations and satisfaction in a variety of health care contexts, with different types of patients and different needs.” (Thompson u. Sunol, 1995, S. 140)

Zentrale Aussagen:

Eine einheitliche, allgemein gültige Definition von Patientenzufriedenheit existiert bis dato nicht.

Bedürfnisse und Erwartungen fließen in ein Zufriedenheitsurteil mit ein.

Da bislang keine Einigung darüber besteht, ob Zufriedenheit als Emotion oder Kognition zu verorten ist, kann Zufriedenheit als ein multidimensionales Konstrukt verstanden werden.

3.4.2 Erwartungen und Patientenzufriedenheit

Nach Ware u.a., (1983), werden Zufriedenheitsberichte und Zufriedenheitsbewertungen, die nicht durch eine direkte Beobachtung erfahrbar gemacht werden können, unterschieden.

Die Zufriedenheitsbewertungen beinhalten drei Variablen. Dies sind die persönlichen Präferenzen, die Patientenerwartungen und die Zufriedenheit, welche letztendlich ein Gefühl bezüglich der verschiedenen Behandlungsinhalte wiederspiegelt. „Satisfaction ratings, it was argued, reflect three variables: the personal preferences of the patient, the patient's expectations, and the realisties of the care received, satisfaction with the last affected by many different components of that care. In this way, a satisfaction rating is both a measure of care and a reflection of the respondent." (Sizia u. Wood, 1997, S. 1832; Ware u.a.,1983; Ware u. Hays, 1988)

Als für die Patientenzufriedenheit bedeutende Determinanten haben Linder-Pelz, (1982a), und Ware u.a., (1983), insgesamt sechs Variablen festgelegt:

- Eine individuelle Erwartungshaltung, was sich in einer speziellen Situation ereignen sollte.
- Die Beurteilung von Werten, nach denen Behandlungs- oder Verhaltensmerkmale des Behandelnden als gut oder schlecht beurteilt werden.
- Die Erwartungen und Wünsche bezüglich der Wahrscheinlichkeit, dass bestimmte Merkmale, die mit einer Situation oder einem Ereignis assoziiert werden, auch tatsächlich eintreffen.
- Die interpersonalen Vergleiche (Erfahrungen von anderen Personen) und individuelle Bewertungen des Behandelnden, die mit dem Wissen über Behandelnde und aufgrund eigener Erfahrungen des Patienten miteinander verglichen werden.
- Der Anspruch; bzw. der individuelle Glaube, dass man als Patient richtige, akzeptable Gründe hat, ein bestimmtes Ziel erreichen zu wollen.

(Sitzia u. Wood, 1997, S. 1833; eigene zusammenfassende Übersetzung).

Thompson und Sunol, (1995), beschreiben vier Erwartungstypen, die sie in ihrer Literaturanalyse bezüglich Determinanten für Patientenzufriedenheit wie folgt konkretisieren:

1. Die ideale Erwartung,

die als idealistischer Wunsch oder als Hoffnung bezeichnet werden kann und gleichzeitig die Patientenperspektive für eine mögliche Behandlung oder eine Dienstleistung widerspiegelt;

2. Die vorhersehbare Erwartung,

welche das realistisch angenommene und vorauszusehende Ergebnis beschreibt und auf Erfahrungen, Berichten anderer oder auf Informationen beruht.

3. Die normative Erwartung,

welche das Ergebnis beschreibt, das eintreffen sollte. Sie beruht darauf, was der Patient meint erwarten zu können bzw. verdient zu haben und kann von anderen Personen, Normen oder sozial gebilligten Bewertungen determiniert werden.

4. Die unspezifische Erwartung

fasst die unartikulierten, nicht greifbaren Erwartungen von Patienten zusammen, die auf verschiedene Ursachen zurückzuführen sind: Die Patienten haben z.B. keine spezifischen Vorstellungen, können diese nicht konkretisieren, (aufgrund fehlender Referenzerfahrungen, mangelnder Informationen über die Situation o.ä.) oder sie haben Hemmungen ihre Gefühle zu äußern.

(Thompson u. Sunol, 1995, S. 130f.; eigene zusammenfassende Übersetzung)

Nach diesem Modell werden drei Erwartungsmodelle extraiert, um den Einfluss von Erwartungshaltungen auf eine bewertende Zufriedenheit mit einer erlebten Situation zu erklären: „[...] the cognition-affect model, the assimilation-contrast model and the zone of tolerance model.“ (Thompson u. Sunol, 1995, S. 134)

Bandura, (1979), unterscheidet zwischen der Selbstwirksamkeitserwartung und der Ergebniserwartung. Demnach resultiert die Selbstwirksamkeitserwartung aus dem Glauben an die eigenen Fähigkeiten eine bestimmte Aufgabe erfüllen zu können (z. B. eine Therapieübung zu bewältigen), und die Ergebniserwartung, welche eine konkrete Zielvorstellung beinhaltet.
Daraus leiten sich zwei Möglichkeiten der Intervention ab:
„Die Selbstwirksamkeitserwartung ist durch gezielte Informationen und Patientenschulungen positiv zu beeinflussen. Die Ergebniserwartung spiegelt Einstellungen und Überzeugungen des Patienten wieder, die es zu ermitteln gilt." (Schuller, 2002, S. 96)

Janzen u.a., (2006), sehen die Hoffnung als ein Konstrukt, welches unabhängig von Erwartungen existiert, ebenso wie sie eine a priori Assoziation zwischen Erwartungen und Präferenzen nicht entdecken können. „In sum, we believe expectations of outcome are, logically, independent of the values which people attach to the substance of those outcomes." (Janzen u.a., 2006, S. 45)

Sie betonen die Wichtigkeit von Erwartungen bezüglich deren positiver Wirkung auf den Krankheitsverlauf.
„Expectations contribute to an individual's psychological and physiological health [...] and to the work of health professionals providing care, where the management of patient and caregiver expectations of care, and of its outcome, are major, day-to-day requirements." (Janzen u.a., 2006, S. 38)

Der Studie von Deck, Zimmermann und Raspe, (2000), zufolge bestimmen die Erwartungen vor einer Rehabilitationsmaßnahme das Ausmaß der Patientenzufriedenheit nach der Behandlung. In dieser Untersuchung ergeben sich positive Zusammenhänge zwischen Erwartungen die eine Rehabilitation fördern, wie z.B. Wohlbefinden, sowie negative Zusammenhänge zwischen hemmenden Erwartungen, wie z.B. Rente, Beruf und dem Ausmaß an Zufriedenheit.
Auch beeinflussen unerfüllte Erwartungen und eine geringe Zufriedenheit das subjektiv empfundene Leistungsvermögen (Deck, Zimmermann, Raspe, 2000)

In der Untersuchung von Jacob, (2002), wird ein negativer Einfluss von Patientenerwartungen ‚Wohlbefinden und Erholung' sowie eine positive Korrelation von ‚Krankheitsbewältigung' und Zufriedenheit festgestellt. (Jacob, 2002, S. 228)

Die Ergebnisdivergenz dieser hier nur exemplarisch ausgewählten Studien soll die Komplexibilität der Einflussgrößen auf die Patientenzufriedenheit verdeutlichen. So ist eine Vereinheitlichung der Erwartungen und Zufriedenheitsmerkmale auf alle Bereiche des Gesundheitswesens nicht möglich und eine dezidierte Analyse der jeweiligen Bedürfnisse und Bewertungen erhaltener Leistungen notwendig, um für diesen ausgewählten Kontext valide Aussagen treffen zu können.

Die Vielzahl dieser potentiellen Determinanten für Zufriedenheit und Möglichkeiten der Erwartungsentstehung erschwert demnach eine einheitliche Aus- und Festlegung der Thematik und verbietet letztendlich eine übergeordnete normativ gültige Nutzungsmaxime, um der jeweiligen Spezifik der vielfältigen Behandlungs- und Therapiesituationen gerecht werden zu können.

Zusammenfassend sind folgende grundlegende Aussagen von Bedeutung:
A priori Erwartungen können als kognitive Denkstrukturen bezeichnet werden, die das emotionale Empfinden von Zufriedenheit beeinflussen.
„Expectations are believed to be one of the primary determinants of patient satisfaction." (Thompson u. Sunol, 1995, S. 127)

Die Zufriedenheit oder die Unzufriedenheit von Patienten kann als das Resultat einer intrapersonalen Interaktion zwischen Erwartungen und einer später erfolgten Erfahrung subsummiert werden. (vgl. Ross u.a., 1987, S 18)

In welchen Ausmaß und welcher Stärke Erwartungen ein Zufriedenheitsgefühl bedingen oder hervorrufen, kann und soll an dieser Stelle nicht festgelegt werden. Es ist davon auszugehen, dass eine Wechselwirkung besteht und individuelle Präferenzen sowie die Bewertung einer aktuellen Situation auf die Zufriedenheit einwirken. „Preferences may be a missing link in the expectation-satisfaction relationship. Preferences are attitudes. They are evaluate or affective, describing a feeling of favor or disfavor toward an object." (Ross u.a., 1987, S. 25)

Aus diesem Grund hat das Gespräch zwischen Arzt/Therapeut und Patient nicht zuletzt deshalb eine große Bedeutung, um das individuelle Krankheitserleben des Patienten und die daraus resultierenden Behandlungserwartungen zu erfassen.
Durch ein Gespräch können schon zum Behandlungsbeginn Missverständnisse und unrealistische Erwartungen aus dem Weg geräumt werden, die bei Nichterfüllung zu Unzufriedenheit führen können.

Zentrale Aussagen:

Die Patientenzufriedenheit wird von Erwartungen, Hoffnungen und Erfahrungen (persönliche sowie Erfahrungen anderer) beeinflusst.

Die Zufriedenheit oder die Unzufriedenheit von Patienten kann als das Resultat einer intrapersonalen Interaktion zwischen Erwartungen und einer später erfolgten Erfahrung subsummiert werden.

Die Determinanten wirken individuell und situativ unterschiedlich auf die Zufriedenheit ein, so dass zwar Aussagen über die möglichen Wirkfaktoren von Zufriedenheit getroffen werden können, nicht jedoch über die für die Beurteilung des Zufriedenheitsmaßes tatsächlich beteiligten Faktoren.

3.4.3 Untersuchungen von Patientenzufriedenheit

Untersuchungen zur Patientenzufriedenheit liefern wichtige Ergebnisse, die zur Qualitätssicherung genutzt werden.
Zur Erhebung von Patientenbeurteilungen und Zufriedenheitswerten kommen hauptsächlich folgende Untersuchungsmethoden zur Anwendung:

a.) Fragebogenerhebungen mit Urteilsfragen im Ranking-Verfahren (abgestufte Mess-Skalen mit differenzierten Antwortmöglichkeiten, der sog. Likert-Skala) oder Berichtsfragen, welche zustimmend oder ablehnend beantwortet werden können;

b.) Interviews, hauptsächlich Leitfaden gestützte;

c.) die Diskussion in Focus-Groups.

Zur näheren Beschreibung der einzelnen Befragungsmethoden vgl. exemplarisch: Bortz und Döring, (2003); Övretveit, (2002); Blumenstock, (1998)

Voraussetzungen für eine Fragebogenerhebung sind eine patientenzentrierte Versorgung als Unternehmensziel, Klarheit über den Bestimmungszweck, eine evidenzbasierte Befragungsmethode, die Rezeption und Verwertungsanalyse der Ergebnisse.
Für die Konzeption sind die Bestimmung der Zielgruppe und der Dimensionen des Fragebogens notwendig. (Ruprecht, 2003)
Erst wenn die Untersuchungen diese wissenschaftlichen Anforderungen an die Qualität des Messinstruments erfüllen, kann von einer Evidenz und Gültigkeit der Ergebnisse ausgegangen werden.
„Patient satisfaction plays a central role in quality assurance, but research showed methodological deficits in terms of theoretical background and distribution." (Janssen u. Ommen, 2005, S. 139)

Als psychometrische Gütekriterien sollten aus diesem Grund die Validität, Reliabilität, und Objektivität gewährleistet sein.
(Ruprecht, 2003; vgl. Bitzer u. Dierks, 2001; KTQ-Leitfaden, 2000)

Die Motive von Zufriedenheitsuntersuchungen resultieren hauptsächlich aus dem Interesse den Grad der Zufriedenheit als Parameter für das Behandlungsergebnis zu erfassen. Zudem werden die zentralen Behandlungsaspekte aufgedeckt, die maßgeblich auf die Zufriedenheit einwirken und ggf. verbesserungsbedürftig sind.
Um dem Anspruch einer patientenzentrierten Versorgung gerecht werden zu können, benötigen die Leistungsanbieter Informationen über Erfahrungen und Erlebnisse der Patienten sowie deren Beurteilung über die erhaltenen Leistungen und der Versorgung.
Blum, (1998a), stellt folgende Elemente eines patientenorientierten Qualitätssicherungszyklus dar: Patientenorientierung als Unternehmensziel, Auswahl und Entwicklung eines Erhebungsinstrumentes zur Erfassung und Operationalisierung von Patientenzufriedenheit und Patientenbewertungen,
Durchführung der Untersuchung, Evaluation und Analyse der Ergebnisse und daraus abgeleitete Interventionen. (Blum, 1998a, S. 48)

Dabei ist zu beachten, dass die Zufriedenheitsangaben eine Momentaufnahme des Patientenbefindens und weniger eine endgültige Bewertung von Erfahrungen darstellen.
„The original motivation behind satisfaction surveys was to introduce some element of consurism and accountability to health care; however, through high levels of relatively meaningless expressions of satisfaction an illusion of consumerism is created which seldom does anything but endorse the status quo." (Williams, 1994, S. 515)

Eine Erklärung dafür, weshalb die Untersuchungsergebnisse der einzelnen Studien divergieren, ist die, dass sie ganz unterschiedliche Behandlungssituationen und Settings erfassen. Diese divergenten Erwartungshaltungen und Patientenbedürfnisse, neben unterschiedlichen Fragestellungen, wirken sich auf die Ergebnisse aus.
Daraus folgernd stellt sich als Erstes die Frage, was Patienten in einem Kontext wichtig ist, um daran anschließend diese zentralen Aspekte bewerten zu lassen. (vgl. ebd., 1994, S. 515)

Des Weiteren divergieren die Untersuchungen in der Methodik, dem Auswertungsverfahren, der Operationalisierung der Variablen und der Teilnehmerzahl.
Schlussfolgernd ist daraus abzuleiten, dass a.) Untersuchungen in möglichst allen Bereichen der medizinischen Versorgung vorzunehmen sind, um die jeweiligen Präferenzen zu erfassen und diese mit den Bewertungen erhaltener Leistungen in Beziehung zu setzen und b.) die verschiedenen Ergebnisse sorgfältig zu analysieren sind, um zu entscheiden, ob und ggf. wie sie in anderen Kontext Verwendung finden können.

Zentrale Aussagen:

Voraussetzungen für Patientenbefragungen sind eine patientenzentrierte Versorgung als Unternehmensziel, Klarheit über den Bestimmungszweck, eine evidenzbasierte Befragungsmethode, die Rezeption und Verwertungsanalyse der Ergebnisse.

Für die Konzeption der Erhebung sind die Bestimmung der Zielgruppe und der Dimensionen notwendig.

Die wissenschaftlichen Anforderungen an die Qualität des Messinstruments müssen erfüllt sein, um die Evidenz und Gültigkeit der Ergebnisse zu gewährleisten.

3.4.4 Ergebnisse von Zufriedenheitsuntersuchungen

Die Werte von Patientenzufriedenheitsbefragungen sind durchgehend sehr hoch bei gleichzeitiger geringer Varianz. Dies stellt die Validität des Konstruktes der Patientenzufriedenheit in Frage und lässt die Vermutung zu, dass die üblicherweise verwendeten Modelle von Patientenzufriedenheit zu einfach sind, um Patientenbewertungen valide zu erfassen. (Jacob u. Bengel, 2000)

In ihrer Meta Analyse von 230 Studien filtern Hall und Dornan, (1988b), folgende Kategorien von Patientenzufriedenheit heraus:
Zufriedenheit mit dem Zugang zu Gesundheitsleistungen, mit den Kosten der Behandlung, mit dem Kontakt des Personals, mit der menschlichen Zuwendung, mit der Fachkompetenz des Personals, mit den erhaltenen Informationen, mit den Organisationsabläufen, mit den physischen Untersuchungen, mit der Beachtung persönlicher Probleme des Patienten, mit der Kontinuität der Versorgung, mit dem Behandlungsergebnis sowie die Gesamtzufriedenheit der Behandlung. (Hall u. Dornan, 1988b, S. 936; eigene zusammenfassende Übersetzung).

Es werden auch zentrale Merkmale analysiert, die für Patienten bedeutsam sind. Dies sind insbesondere die Fachkompetenz von Ärzten und Therapeuten, und die zwischenmenschlichen Aspekte der Arzt/Therapeut-Patient Beziehung.
„Professional competence or technical quality of care and (inter-)personal qualities were the domains that had greatest salience for patients, a result that has been supported in subsequent research." (Kane u.a.,1997, S. 716)
Andere Untersuchungen belegen Zusammenhänge von Behandlungsergebnissen und Patientenzufriedenheit.

„The relationship between health outcomes and patient satisfaction has been used to explain compliance with doctor's orders, outcome research, and termination of physician-patient relationships, though few research studies have provided a theoretical framework for patient satisfaction or the causal paths between outcomes and satisfaction." (Kane, Maciejewski, Finch, 1997, S. 715)

Die Divergenz einiger Studien hinsichtlich der Ergebnisse, welche Einflussfaktoren definitiv zur Patientenzufriedenheit beitragen bzw. diese determinieren, verdeutlicht die Vielfältigkeit der Einflüsse in den unterschiedlichen Zusammenhängen. Auch der Gesundheitszustand, physisch wie psycho-sozial, trägt zur Beurteilung bei.

Dennoch stellt die Patientenzufriedenheit eine Messgröße für Ergebnisqualität dar. „Zusammenfassend bleibt festzuhalten, daß die Patientenzufriedenheit mit dem Behandlungsergebnis meß- und quantifizierbar ist, daß sich die Zufriedenheitsbewertung der Patienten auf rationale Kriterien stützt und daß das Zufriedenheitsniveau indikationsspezifisch statistisch signifikant variiert." (Dörning, Bitzer, Schwartz 1997, S. 10)

Aufgrund dieser Vielzahl möglicher Untersuchungsaspekte von Zufriedenheit in den verschiedenen Bereichen medizinischer Versorgungseinheiten ist weder eine Vereinheitlichung der Untersuchungsinstrumente noch die Übernahme und Zusammenstellung aller Items sinnvoll.

„This may relieve our concern that instruments are not camparable, i.e. not tapping a common construct. However it cannot be safely assumed that results of factor analytic research have guided most investigators in their choice of aspects, and furthermore it is not totally clear that satisfaction items are inchangeable." (Hall u. Dornan, 1988b, S. 938)

Bislang konnte auch keine Gewichtung einzelner Behandlungsaspekte und struktureller Gegebenheiten (Parkplätze, Wartezeiten) bei der Patientenbewertung und der Berechnung von Zusammenhängen mit den Zufriedenheitswerten nachgewiesen werden. „Die Ergebnisse sind uneinheitlich und sprechen insgesamt nicht dafür, daß Patienten in ihre Gesamtbeurteilung verschiedene Aspekte mit unterschiedlicher Gewichtung einfließen lassen." (Jacob u. Bengel 2000, S. 283)

Demzufolge ist auch nicht das Gegenteil auszuschließen, nämlich dass Patienten sehr wohl individuelle Präferenzen hinsichtlich ihrer Therapie als Bewertungsmaßstab zugrunde legen. Eine Aussage darüber könnten nur Untersuchungen machen, die auch die individuelle Wichtigkeit einzelner Behandlungsaspekte untersucht.

Williams, (1994), betont die Notwendigkeit im Vorfeld von Zufriedenheitsuntersuchungen zu klären, was Patienten damit meinen, wenn sie angeben, zufrieden zu sein. „[...] I argue that while patients' evaluations are important we must first gain a clearer understanding of how they evaluate before patient opinion can be accurately collected and interpreted." (Williams, 1994, S. 509)

Erklärungsansätze weisen bezüglich der positiven Antworten u.a. auf die Tendenz der sozialen Erwünschtheit, der Angst vor Konsequenzen bei Negativbeurteilung, das Senken des Anspruchniveaus aufgrund kognitiv dissonanter Wahrnehmung oder der Überzeugung, dass die Behandlung grundsätzlich als gut zu bewerten ist, hin.

Jacob und Bengel, (2000), stellen aufgrund dieser hohen Zufriedenheitswerte die Patientenbefragungen als alleiniges Qualitätssicherungs-Instrument in Frage.

Die Mehrzahl der Untersuchungen über Patientenpräferenzen trifft jedoch wichtige Aussagen darüber, welche spezifischen Zusammenhänge zwischen der Gesamtzufriedenheit und der Zufriedenheit mit einzelnen Behandlungsaspekten im untersuchten Kontext bestehen. Daraus lassen sich Behandlungselemente ableiten, welche die Zufriedenheit am stärksten determinieren. Von Bedeutung ist, dass die Patientenpräferenzen ihre eigene Spezifik im jeweiligen Kontext beinhalten, welche nicht auf andere medizinische und therapeutische Versorgungsleistungen übertragbar sind.
In empirischen Untersuchungen zu verschiedenen Dimensionen von Zufriedenheit ist belegt, dass einzelne Behandlungsaspekte trotz hoher Zufriedenheitswerte der Gesamtbewertung einer Behandlung oder eines Krankenhausaufenthaltes, Anlass zu Kritik boten.
„Die Betrachtung von Teilaspekten hat aber auch deutlich gemacht, daß sich hinter global geäußerter Zufriedenheit Kritik verbergen kann [...] Hohe Zufriedenheitswerte sind daher nicht mit der Abwesenheit negativer individueller

Erfahrungen und Empfindungen der Patienten gleichzusetzen.“ (Aust, 1994, S. 33)

So weisen Langewitz u.a., (1998), nach, dass viele Patienten die „ [...] Aufklärungs-, Informations- und Kommunikationspraxis von Ärzten und Pflegenden als defizitär erleben.“ (Wössmer u. Kiss, 2004, S. 95)

Es kann davon ausgegangen werden, dass die Zufriedenheitsangeben der Patienten das derzeitige Befinden widerspiegeln. Die Bewertung von Therapieleistungen und Interaktionen hingegen wirkt zwar auf die Zufriedenheit ein, kann aber nicht als alleiniger Parameter für das Ausmaß der Patientenzufriedenheit gelten. Demzufolge ist die Bewertung auch nicht gleichzusetzen mit der Zufriedenheit.

Daraus lässt sich ableiten, dass weiterer Forschungsbedarf hinsichtlich der Bewertung einzelner Behandlungs- und Therapieinhalte sowie der Bedürfnisorientierung der Patienten im jeweiligen Versorgungskontext besteht.

Zentrale Aussagen:

Zufriedenheitsangaben sind eine Momentaufnahme des Befindens.

Die Ergebnisse von Zufriedenheitsstudien weisen hohe Zufriedenheitswerte auf, wobei Patienten bei der Abfrage von Beurteilungen einzelner Behandlungsaspekte mehr Kritik äußern.

Hohe Zufriedenheitswerte garantieren nicht die Abwesenheit negativer individueller Erfahrungen.

3.4.5 Bewertung von Zufriedenheit oder von Erfahrungen?

Wie schon in Kapitel (3.4.2) beschrieben, sind die Wirkmechanismen die auf ein Zufriedenheitsgefühl einwirken multifaktoriell, in dem Erwartungen, Ansprüche und Wünsche mit in ein Zufriedenheitsurteil einfließen, ohne dass sie messbar sind. „Individuelle Erwartungen und Maßstäbe (Anspruchsniveau) haben eine z.T. erhebliche Wirkung auf die ‚Zufriedenheit', ohne dass noch mess- oder differenzierbar wäre, welche bei wem." (Ruprecht, 2000, S. 11)

Demnach muss nicht unbedingt ein direkter Zusammenhang von objektiven Tatbeständen (z.B. eine hochwertige technische Ausrüstung, Dauer der Behandlung) und der individuellen Bewertung bestehen. Es können auch hohe Zufriedenheitswerte mit eher fragwürdigen Zuständen erreicht werden, so dass ein rechnerisches Interwall zwischen abgefragten Erwartungen und der Bewertung der Erfahrungen seitens der Patienten offenbar kein effizientes Maß dafür ist, „Versorgungs-‚Qualität' im Sinne einer Erfüllung fachlicher und patientenseitiger Anforderungen und Präferenzen" zu messen. (Ruprecht, 2000, S. 11; vgl. exemplarisch: Williams, 1994; Aust, 1994)

Es erscheint sinnvoll, das Konstrukt von Zufriedenheit und die Messinstrumente einer kritischen Betrachtung zu unterziehen, mit dem Ziel, diese zu verbessern. Dafür spricht, dass die Ergebnisse von Untersuchungen, die direkte Erfahrungen von Patienten abfragen, sich von denen reiner Zufriedenheitsstudien unterscheiden und wichtige Informationen darüber liefern, was Patienten in der medizinischen Versorgung wichtig ist, und was sie unter ‚Qualität' im jeweiligen Kontext verstehen. (vgl. Bitzer u. Dierks, 2001; Universität Zürich, 2003)

Aus diesem Grund wurden schon Erhebungsinstrumente zur Überprüfung von Patientenzufriedenheit dahingehend verbessert, dass nicht nur reine Zufriedenheitswerte abgefragt, sondern die subjektiven Patientenbedürfnisse und/oder soziodemografische, behandlungsspezifische und zeitliche Einflussfaktoren differenziert erfasst werden. (vgl. exemplarisch: von Reibnitz u. Güntert, 1996; Raspe u.a., 1996; Bührlen-Armstrong u.a., 1998)

In Kombination mit quantitativen Befragungen sind qualitative Forschungsdesigns wichtige und effektive Methoden die Bedürfnispräferenzen der Patienten detailliert zu erfassen.
„Poor questionnaires act as a form of censorship imposed on patients. They give misleading results, limit the opportunity of patients to express their concerns about different aspects of care, and can encourage professionals to believe that patients are satisfied when they are reality highly discontented." (Williams, 1994, S. 515; Whitfield, u. Baker 1992, S. 151)

Es stellt sich demnach weniger die Frage, ob Patientenbefragungen mit reinen Zufriedenheitsfragen sinnvoll, sondern inwieweit die Messinstrumente dem jeweiligen Kontext angepasst und in ihrer Qualität valide sind.
„Unter den Voraussetzungen eines geklärten pragmatischen Rahmens, der sachlichen Relevanz und Angemessenheit des Instruments, seiner methodischen Eignung und seiner inhaltlichen Ergänzung ist Patienten-„Zufriedenheit" durchaus als sinnvoller Outcome-Indikator [...] einzusetzen." (Raspe u.a., 1996, S. 377f.)

Der Erkenntnisgewinn einer Zufriedenheitsbefragung kann optimal im Sinne von Patientenorientierung und Qualitätsmaximierung eingesetzt werden, wenn auch die Grundlage der Patientenantworten bekannt ist.
Das heißt, es ist sinnvoll, im ersten Schritt danach zu fragen, was Patienten im jeweiligen Untersuchungskontext wichtig und von zentraler Bedeutung ist. Diese Erkenntnisse bilden im zweiten Schritt die Grundlage dieser Bewertung von Leistungen und Erfahrungen, aus der sich Zufriedenheitswerte ableiten lassen.
„If we are to use satisfaction results for more than marketing, we need to understand the basis for patients' answers." (Keith, 1997, S. 61)

Gleichwohl etablieren sich patientenorientierte Zufriedenheitsstudien, deren Ergebniswerte durchweg sehr gut waren, obwohl Patienten in Erfahrungsberichten oft gegenteilige Angaben machen.
Patientenzufriedenheit wird vom aktuellen Forschungsstand ausgehend, trotz bislang nicht hinreichender Definition, als ein eigenständiges Qualitätsmerkmal und wichtiges Behandlungsziel angesehen und nicht nur als Bedingung für die Befolgung ärztlicher und therapeutischer Anweisungen.

„Satisfaction has therefore come to be seen as a legitimate and desired outcome in itself, not solely as a means of improving compliance. It has become an attribute of quality, a legitimate health care goal." (Williams, 1994, S. 510) Die Zufriedenheit von Patienten wird nicht allein als ein subjektiv empfundener Aspekt von Qualität gesehen, sondern auch als ein Wirkfaktor für Compliance.

„Die Wichtigkeit der Patientenzufriedenheit darf nicht unterschätzt werden, nicht nur wegen Marketingaspekten, sondern auch, weil das Einverständnis des Patienten zur vorgeschlagenen Behandlung durch einen hohen Zufriedenheitsgrad positiv beeinflusst werden kann." (Wüthrich-Schneider, 2000a, S. 1048; vgl. Raspe u.a., 1996)

Die Patientenzufriedenheit wird auch als ein Parameter für eine gute Behandlungsqualität bezeichnet. „Put simply, care cannot be of high quality unless the patient is satisfied." (Williams, 1994, S. 510; vgl. Vuori, 1987, S. 107)

Dennoch gelten reine Zufriedenheitsabfragen als wenig aussagekräftig in Bezug darauf, wie Patienten ihre Erfahrungen mit konkreten Behandlungskriterien bewerten. Erst eine gleichzeitige Erfassung der Bedürfnisse von Patienten in einem konkreten Behandlungskontext und ihre Bewertung der einzelnen Behandlungsaspekte ermöglichen eine ganzheitliche Aussage darüber, welche Kriterien für die Beurteilung der Therapie oder der Behandlung als Ganzes ausschlaggebend sind.

„However, questionnaire design must be informed by knowledge of how and whether patients evaluate if they are to embody user opinion." (Williams, 1994, S. 515)

Eine grundsätzliche Kritik an Zufriedenheitsuntersuchungen formulieren Jacob und Bengel, (2000), basierend auf Ergebnissen von Untersuchungen im Bereich der psychiatrischen Versorgung. Danach besteht ein Zusammenhang von Persönlichkeitsmerkmalen und dem Grad der Lebenszufriedenheit mit der Behandlungszufriedenheit. „Fragebögen zur Patientenzufriedenheit messen also in relativ hohem Maße die aktuelle Befindlichkeit, Lebenszufriedenheit und andere Behandlungsmerkmale und spiegeln nur in geringerem Maße objektive Merkmale der Behandlung wider." (Jacob u. Bengel, 2000, S. 288)

Zu beachten sind die jeweils indikationsspezifischen Unterschiede der Einflussfaktoren. So können z.B. der Grad der Verbesserung von Beeinträchtigungen oder das Ausmaß von Schmerzen ausschlaggebend für das Zufriedenheitsurteil sein. Auch hier sind die jeweils die Zufriedenheit determinierenden Faktoren zu evaluieren.

Des Weiteren können Zusammenhänge von Behandlungsergebnissen und Patientenzufriedenheit belegt werden.

„The relationship between health outcomes and patient satisfaction has been used to explain compliance with doctor's orders, outcome research, and termination of physician-patient relationships, though few research studies have provided a theoretical framework for patient satisfaction or the causal paths between outcomes and satisfaction." (Kane u.a., 1997, S. 715)

Derzeit wird davon ausgegangen, dass Berichte über konkrete Ereignisse und die Bewertung konkreter Behandlungsaspekte detailliertere Informationen liefern als globale Zufriedenheitsabfragen.

„Moreover, discrete reports are more helpful than global measures of patient satisfaction, because they tell us in a concrete way what patients did and did not experience." (Delbanco, 1992, S. 417; vgl. Ruprecht, 2000 u. 2003; Jacob, 2002; Nagel, 2001)

Des Weiteren liefern reine Zufriedenheitsaussagen der Patienten weder konkrete Ergebnisse hinsichtlich der subjektiven Einschätzung der Ergebnisqualität noch liefern sie Hinweise auf Behandlungskriterien, die den Therapieerfolg aus Patientensicht beeinflussen. (vgl. Ruppert u.a., 2005)

Obwohl Untersuchungen in den 1970er und den 1980er Jahren die Annahme bestätigen, dass behandlungsunabhängige Kriterien auf den Grad der Zufriedenheit mit einwirken, bleibt die „[...] Erklärungsrelevanz im Hinblick auf die Patientenzufriedenheit insgesamt gering, insofern die resultierenden Zufriedenheitswerte nur zu einem geringen Teil durch behandlungsunabhängige Standards der Patienten erklärt werden konnten." (Blum, 1998a, S. 61)

In ihrer Analyse von 221 Studien, die Zufriedenheit mit externalen Variablen in Verbindung gesetzt haben, kommen Hall und Dornan, (1988a), zu dem Schluss, dass keine einheitlichen Messinstrumente für Zufriedenheitsuntersuchungen existieren.

„Considering that all of the 221 studies reported correlates of satisfaction, and a large number of these were in principle concerned with understanding causal determinants of satisfaction, it is disappointing that so few investigators have been able to incorporate their measurement of satisfaction into experimental designs." (Hall u. Dornan, 1988a, S. 641)

Weitere Untersuchungen und Review-Studien zur Patientenzufriedenheit sind exemplarisch zu nennen: Linder-Pelz, (1982b); Hall u. Dornan, (1988a, 1988b, 1990); Carr-Hill, (1992); Williams; (1994); Sitzia u. Wood, (1997).

Die Ergebnisse dieser Studien weisen hohe Zufriedenheitswerte auf. Bei der Abfrage nach Beurteilungen einzelner Behandlungsaspekte sowie in Interviews und Focus-Groups äußerten die Patienten jedoch sehr wohl Kritik. „Hinter hohen Zufriedenheitswerten können sich massive Kritik und sehr negative individuelle Erfahrungen verbergen [...] " (Ruprecht 2000, S. 11; vgl. Aust, 1994)
Insgesamt belegen die verschiedenen Zufriedenheitsstudien eher schwache Zusammenhänge zwischen der Patientenzufriedenheit und einzelnen Behandlungsfaktoren. Eine Kontinuität in der Versorgung sowie die subjektive Wahrnehmung des Therapieerfolgs weisen noch die höchsten Zusammenhänge mit Zufriedenheit auf. (vgl. Beattie u.a., 2005)

Ein Erklärungsansatz ist der, dass die Patienten bei der Abfrage ihrer Zufriedenheit keine autonome Bewertung ihrer Behandlung vornehmen. Hier sind die verschiedenen Untersuchungsziele und Fragestellungen hinsichtlich der Compliance, des Behandlungsergebnisses sowie der Messung von Zufriedenheit als Outcome-Parameter zu beachten, die jeweils heterogene Begrifflichkeiten darstellen und demzufolge auch divergent operationalisiert wurden. (Jacob u. Bengel, 2000, S. 289)
Im Zuge der Qualitätssicherungsmaßnahmen stellt das subjektive Patientenurteil jedoch ein unbestreitbar wichtiges und bedeutsames Qualitätskriterium dar. (Leimkühler u. Müller, 1996; Raspe u.a., 1997)
Diesem Ansatz, den divergenten Untersuchungsergebnissen und dem komplexen Gebilde von Zufriedenheit folgend, macht es Sinn in Zukunft verschiedene Forschungsmethoden (insbesondere auch qualitative Methoden) anzuwenden, um die Vielschichtigkeit der Wirkzusammenhänge von Erwartungen,

Bedürfnissen, Bewertungen einzelner Behandlungsaspekte und von Zufriedenheit erfassen zu können.
Auch empfiehlt sich gemäß dem aktuellen Forschungsstand eine differenzierte und genaue Begriffsbestimmung was gemessen werden soll und eine dementsprechend ausgerichtete Operationalisierung, mit dem Ziel, der Begriffsverwirrung und der Unvergleichbarkeit von Ergebnissen entgegenzuwirken.

Zentrale Aussagen:

Patientenzufriedenheit kann trotz bislang nicht hinreichender Definition als ein Qualitätsmerkmal und wichtiges Behandlungsziel und -ergebnis bezeichnet werden.

Zufriedenheit stellt eine mögliche Messgröße für Ergebnisqualität dar.

Es können indikationsspezifische Unterschiede der Einflussfaktoren von Zufriedenheit belegt werden.

Es existieren Zusammenhänge von Behandlungsergebnissen und Patientenzufriedenheit in bestimmten Kontexten, die jedoch nicht für andere Bereiche gleichermaßen gelten.

Es besteht weiterer Forschungsbedarf hinsichtlich der Bewertung einzelner Behandlungs- und Therapieinhalte sowie hinsichtlich der Bedürfnisorientierung der Patienten im jeweiligen Versorgungskontext.

In Kombination mit quantitativen Befragungen sind qualitative Forschungsdesigns wichtige und effektive Methoden die Bedürfnisse von Patienten zu erfassen.

Berichte über konkrete Ereignisse und die Bewertung einzelner Behandlungsaspekte liefern detailiertere Informationen als globale Zufriedenheitsabfragen.

Um dem Anspruch einer patientenzentrierten Versorgung gerecht zu werden, benötigen die Leistungsanbieter Informationen über Erfahrungen und Erlebnisse der Patienten sowie deren Beurteilung über die erhaltenen Leistungen.

3.5 Qualitätskriterien aus Patientensicht

In diesem Kapitel wird der Frage nachgegangen, welche Bedürfnisse seitens der Patienten bezüglich der Behandlungsabläufe, der Interaktion mit den Ärzten/Therapeuten und den Therapiezielen bestehen.

Die Aufdeckung der Kriterien, die von den Patienten als ausschlaggebend für eine qualitativ hochwertig zu beurteilende Behandlung und als bedeutsame Determinanten für Zufriedenheit gelten, ist zentraler Bestandteil patientenorientierter Behandlungs- und Therapieplanung.

Das Wissen über die Qualitätskriterien von Patienten im jeweiligen Behandlungskontext ist notwendig, um auf die Bedürfnisse adäquat eingehen zu können und durch gezielte Information die Patientenerwartungen den realen Möglichkeiten anzupassen.

3.5.1 Können Patienten Qualität beurteilen?

Die Frage ist, ob Patienten überhaupt in der Lage sind, Qualität zu beurteilen. Dem Einwand, dass Patienten als Laien keine vollständige Vorstellung davon haben können was Qualität in der medizinischen Versorgung ist, kann in diesem Sinn nichts entgegengesetzt werden. Natürlich sind Patienten nicht in der Lage zu beurteilen, ob bestimmte Medikamente oder Therapien effektiver im Sinne evidenz-basierter Methodik sind als andere oder ob die technische Ausrüstung auf dem neuesten Stand ist.

Aus diesem Grund sind die Organisation interner Prozessabläufe, Qualifikationsanforderungen an das Personal, die technische Ausrüstung sowie die Messung der medizinisch-evidenten Ergebnisqualität nicht Gegenstand von Patientenbefragungen.

Vielmehr sind die Kriterien einer Therapie von den Patienten zu beurteilen, welche den Behandlungsprozess, die Beziehung und das Vertrauen zum Arzt/Therapeut und die Kommunikationsqualität betreffen.

„Allerdings umfassen sowohl der Behandlungsprozeß als auch der Heilungsverlauf und damit das Behandlungsergebnis eine Fülle von Teilprozessen und -aspekten, die auch ohne medizinisches Fachwissen und gerade wegen ihrer subjektiven Involviertheit von den Patienten hervorragend beurteilt werden können.“ (Bitzer, 2003, S. 457)

Demnach geht es bei der Erhebung von Patientenurteilen nicht um die Beurteilung medizinisch-technischer Versorgungsapparate und Behandlungsmethoden sondern vielmehr darum herauszufinden, was bei den Patienten ankommt und wie sie ihre Behandlung erleben.

„Aus der Nutzerperspektive ist es jedoch unerheblich, ob die Beurteilung der Qualität der medizinischen Leistungen objektiven Kriterien standhält. Wichtig ist vielmehr, dass der subjektive Eindruck [...] die Bewertung bestimmt und nachfolgende Handlungen (z.B. Weiterempfehlung eines Behandlungsverfahrens oder die erneute Behandlung in demselben Krankenhaus, Anm. d. Verf.) determiniert.“ (Bitzer u. Dierks, 2001, S. 157)

Die Bewertung der Therapieerfahrungen basiert demnach auf der Interaktion mit der behandelnden Person.

„Thus, patient perceptions of staff motives, attitudes, information giving, friendliness and empathy (interpersonal care) affect the manner in which patients evaluate the quality and outcome of technical, as well as personal care” (Press, 2001, S. 35)

Es sind nicht die technischen und methodischen Interventionen die vom Patienten bewertet werden, sondern „ [...] the criteria he uses for evaluating the interaction are those that relate to the degree of emotional support (mode) that accompanies the course of treatment.“ (Ben-Sira, 1976, S. 5)

Der Patient ist demnach durchaus in der Lage die Versorgungsqualität autorisiert zu evaluieren:

1. Der Therapie- und Behandlungsprozess besteht aus zahlreichen nicht medizinisch-therapeutische Aspekten.
2. Der Patient erfährt die Behandlung unmittelbar am eigenen Körper und kann beurteilen, wie er dies empfunden hat.
3. Der Patient hat individuelle Erwartungen und Bedürfnisse hinsichtlich der Behandlung.

Dafür ist keinerlei medizinisches oder therapeutisches Fachwissen notwendig. „Versorgungsqualität heißt aus Sicht des Patienten lediglich, daß die medizinische Leistungserbringung bestimmten Standards genügt, die er subjektiv oder die Mehrheit der Patienten im allgemeinen erwarten.“ (Blum, 1998a, S. 28f.)

Der zweite Einwand neben der Kritik, dass Patienten keine Qualität beurteilen können, ist der, dass ein subjektives Empfinden für das Behandlungsergebnis irrelevant sei. Die Dimensionen der unspezifischen Empfindungen, subjektiv bewerteter Erfahrungen und Erlebnisse erscheinen wenig geeignet als messbare Parameter für Qualitätsbeurteilungen verwertbar zu sein.
„Nun ist es aber so, daß nicht nur die Immunologie zunehmend die meßbaren Wechselwirkungen zwischen psychischen und somatischen Vorgängen bestaunt.“ (Ruprecht, 2000, S. 12)

Es kann somit davon ausgegangen werden, dass sehr wohl ein Zusammenhang von subjektiver Überzeugung und messbaren Outcome-Parametern existiert. Patienten mit einer positiven Grundeinstellung und dem Glauben an ihre Heilung, haben kürzere Krankenhausaufenthalte, als diejenigen Patienten, die meinen ihren Gesundheitszustand nicht selbst beeinflussen zu können.

Diese Ergebnisse können auf die Formel gebracht werden:
„Wer an seine Heilung glaubt, bleibt nur halb so lang im Krankenhaus, wie jemand, der meint, auf die Genesung keinen Einfluß zu haben.“ (Ruprecht, 2000, S. 12)

Hier liegt ein wichtiger Schlüssel den Behandlungserfolg kostenneutral positiv zu beeinflussen: indem die Patienten psycho-sozial so behandelt und betreut werden, dass ihre Bedürfnisse und Ängste ernst und für wichtig erachtet werden. Demnach sind mit dem Gefühl von Sicherheit und einer hoffnungsvollen Grundeinstellung Schmerzen und Unannehmlichkeiten leichter zu ertragen, als wenn man sich allein gelassen und unsicher fühlt.

Sehr prägnant und treffend formuliert dies Ruprecht, (2000):
„Wer heute noch immer auf die Kosten starrt wie das Kaninchen auf die Schlange, auf die üblichen ‚harten' Fakten, Zahlen und Statistiken, wer glaubt, das seien die entscheidenden Größen, wer die ‚weichen' Faktoren als wenig brauchbar belächelt und gering schätzt, ist nicht mehr auf der Höhe der Zeit; der aktuelle Erkenntnisstand der Wissenschaft und Technik ist ein anderer." (Ruprecht, 2000, S. 13)

Zentrale Aussagen:

Die Qualität und die Zielsetzung qualitativer Maßnahmen werden von den Patienten anders definiert als von den Professionals.

Bei der Erhebung von Patientenurteilen geht es nicht um die Beurteilung technischer Versorgungsapparate und Behandlungsmethoden sondern vielmehr darum herauszufinden, was bei Patienten ankommt und wie sie ihre Behandlung erleben.

Die Bewertung der Patienten basiert zum großen Teil auf der Interaktion mit dem Arzt/Therapeut.

Es existiert ein Zusammenhang von subjektivem Glauben und messbaren Outcome-Parametern.

Der Behandlungserfolg kann kostenneutral positiv beeinflusst werden, indem die Patienten von den Professionals psycho-sozial so behandelt und betreut werden, dass sie sich gut aufgehoben und sicher fühlen.

3.5.2 Kontextabhängige Patientenbedürfnisse

Obwohl eine einheitliche und festgelegte Bestimmung von Patientenbedürfnissen derzeit nicht existiert (vgl Kapitel 3.4), kann jedoch davon ausgegangen werden, dass Erwartungen und Bedürfnisse individuell verschieden sowie situations- und kontextabhängig sind. Daher kann es auch keine für alle Patienten anwendbare Rezeptur für eine Universalversorgung und -kommunikation geben.

Die wahre Kunst von allen Gesundheitsberufen besteht darin, neben ihren professionell-fachlichen Kompetenzen, die individuellen Bedürfnisse des einzelnen Patienten zu erkennen und diese in eine therapeutische Kommunikation zu transformieren. (vgl. Barth, 1999, S. 459)

Ein Patient in ärztlicher, therapeutischer oder auch pflegerischer Betreuung hat Erwartungen, Vorannahmen, Ängste, Hoffnung auf Vertrauen, Verständnis, Akzeptanz und Respekt.
Die Erkrankung und deren Beschwerden dürfen nicht separat von der Person betrachtet werden. Sie versetzen den Patienten, je nach Schweregrad der Beeinträchtigung, in einen Zustand der Hilfebedürftigkeit und Hilflosigkeit, welcher die oben genannten Bedürfnisse und den Wunsch nach einer würdevollen Behandlung verstärken kann.
Dies stellt die Professionals vor ein anspruchsvolles und komplexes Interaktionsfeld, um diese individuelle Bedürftigkeit zu erfassen. (vgl. Adam, 2004)
Hinzu kommt, dass auch die Professionals nicht frei von Erwartungen und Vorannahmen sind. Es obliegt ihnen, die individuellen Patientenbedürfnisse mit einer möglichst effizienten Therapie zu verbinden, welches nur dann optimal gelingen kann, wenn Patient und Arzt/Therapeut eine gemeinsame Gesprächs- und Interaktionsbasis haben und ein Therapie- und Behandlungsziel kommunizieren können. Dies ist nur dann möglich, wenn beide kongruente Erwartungen haben und in der Lage sind eine vertrauensvolle Beziehung aufzubauen. (vgl. Meichenbaum u. Turk, 1994; S. 75ff.)
Dieses Interaktionsgefüge mit bestimmten Erwartungen und Bedürfnissen hinsichtlich der Behandlung, der Informationen und der Beratung seitens des Arztes/Therapeuten ist vom jeweiligen medizinischen und therapeutischen

Kontext abhängig, so dass konkrete Ergebnisse von Patientenbefragungen nicht ohne Weiteres auf andere Kontexte übertragbar sind.
Es ist sinnvoll, die Kernelemente zentraler Erwartungen und Qualitätskriterien, die in den oben genannten Studien evaluiert wurden, für den ausgesuchten Kontext aufzunehmen und ggf. zu erweitern.

Zentrale Aussagen:

Es ist die Aufgabe der professionell Handelnden die individuellen Patientenbedürfnisse mit einer möglichst effizienten Therapie zu verbinden.

Erwartungen und Bedürfnisse sind individuell verschieden, sowie situations- und kontextabhängig.

Konkrete Ergebnisse von Patientenbefragungen sind nicht unbedingt auf andere Kontexte übertragbar.

3.5.3 Die ‚Key Driver': Was Patienten wichtig ist

Nun stellt sich die Frage, was Patienten aus ihrer Sicht bei der Behandlung von zentraler Bedeutung ist. Hierbei liegt der Focus auf konstante, in den verschiedenen Untersuchungen wiederkehrende Faktoren und Therapiekriterien.
In ihrer Studie zur Analyse des Begriffs der Zufriedenheit aus Patientensicht belegen von Reibnitz u. Güntert, (1996), dass das Informationsverhalten sowie die soziale und fachliche Kompetenz des ärztlichen sowie des pflegenden Personals in Krankenhäusern am stärksten mit dem Begriff der Zufriedenheit verbunden werden.
„Besonders hervorzuheben ist der geäußerte Anspruch der Patienten hinsichtlich der fachlichen Kompetenz des am Behandlungsprozess beteiligten Personals sowie an eine auf ihre Bedürfnisse abgestellte Kommunikation.“(von Reibnitz u. Güntert, 1996, S. 264)

Die vorwiegend in den USA durchgeführten Studien haben einige für die Patienten bedeutsame Qualitätskategorien erfasst.

Diese Faktoren, die Patienten in der medizinischen Versorgung (hauptsächlich untersucht in Krankenhäusern) wichtig sind, werden als die ‚Key Driver' bezeichnet. Diese werden in der Reihenfolge ihrer Bedeutung in der Untersuchung von Cleary u.a., (1991), wie folgt extraiert:

- Kommunikation, Information, Instruktion
- Rücksicht auf Patientenpräferenzen, Respekt
- Emotionale Unterstützung, Empathie
- Koordinierung der Versorgung
- Kontinuität
- Einbeziehung der Familie und Freunden
- Leibliches Wohlbefinden

(Cleary u.a., 1991; Ruprecht, 2000b, Folie 32; Delbanco, 1992)

Diese Faktoren werden auch in anderen Untersuchungskontexten (z.B. in Institutionen der Rehabilitation) bestätigt, jedoch unterscheidet sich dabei die Reihenfolge der Wichtigkeit. (vgl. Kramer, 1997)

Es sind hauptsächlich die Aspekte persönlicher Interaktion und Kommunikation, welche von den Patienten als wichtige Qualitätsmerkmale, als Determinanten für Zufriedenheit und für eine positive Therapie- und Behandlungsbewertung herangezogen werden. „The reults are in line with much current literature that indicates that it is the personal qualities and the affective behavior of the therapist that are paramount in consumer perceptions of quality." (Dunfield 1996, S. 159)

Stewart u.a., (2003), belegen einen Zusammenhang von Patientenzufriedenheit und einem fürsorglichem Verhalten der Professionals, einer verständlichen Kommunikation, die psychosoziale und medizinische Belange zum Inhalt hat, der medizinischen Kompetenz und der Möglichkeit, dass die Patienten ihre Erwartungen zum Ausdruck bringen können. (Stewart u.a., 2003, S. 266; eigene zusammenfassende Übersetzung)

Damit Patienten in das Krankenhaus/in die Praxis wiederkommen, sind Informationen, Empathie, Ermutigung und eine gemeinsame Erwartungshaltung von Arzt/Therapeut und Patient hinsichtlich der Therapieinhalte und -ziele von Bedeutung. (ebd., 2003, S. 266)

Situative Faktoren beeinflussen demnach das Arzt/Therapeut-Patient Gespräch und die Nachfrage nach Informationen weit mehr als demografische Faktoren. Patienten äußern ihren Informationsbedarf häufig nicht. (Beisecker u. Beisecker, 1990, S. 27)

Ebenfalls wirkt sich die Behandlungsdauer auf das Informationsbedürfnis aus und verändert dieses. „It also became apparent that the needs changed over time as the patient moved through the treatment process to rehabilitation and selfcare." (Cartwright u. Magee, 2006, S. 11)

So sind folgende Erkenntnisse in der Interaktion mit Patienten zusammenzufassen:

- Patienten haben ein großes Interesse an medizinischen/therapeuschen Informationen.
- Patienten äußern ihre Informationswünsche nicht immer.
- Situative Gesprächsaspekte beeinflussen das Informationsverhalten von Patienten mehr als demografische Faktoren.
- Die Interaktionsdauer mit dem Arzt/Therapeuten verstärkt eine aktive Nachfrage nach Informationen und den Patientenwunsch nach partizipativer Entscheidungsfindung.

(vgl. Beisecker u. Beisecker, 1990, S. 28)

Von großer Bedeutung sind hierbei verständliche Informationen über die Krankheit, den Behandlungsverlauf und den eigenen Umgang mit der Krankheit. „Information is essential if patients are to form realistic expectations of what the future will hold." (Cartwright u. Magee, 2006, S. 14)

Eine in acht Ländern durchgeführte Studie über Erwartungen und Zufriedenheit von Patienten liefert interessante Ergebnisse hinsichtlich von Patientenpräferenzen. Diese Aussagen sind für die zukünftige Gestaltung von medizinischen und therapeutischen Leistungen von Bedeutung.
So geben 93% der befragten Patienten in der Studie an, dass Informationen ihnen sehr wichtig sind, aber nur 50% sind sehr zufrieden mit den erhaltenen Informationen. (Coulter u. Magee, 2003, S. 42)

Wenn diese als wichtig bewerteten Behandlungsaspekte seitens der Anbieter unbeachtet bleiben, kann dies zu Unzufriedenheit der Patienten führen obwohl die anderen Behandlungsaspekte als positiv empfunden werden. Gerade die Qualität, das heißt ein individuell von den Patienten eingeforderter Umfang und die Verständlichkeit von Informationen, sind bedeutende Determinanten für eine gute Therapiebewertung.
„Focus group participants felt that information and communication between doctor and patient were the most important indicators of good health care, followed by knowledge of complaint procedures, face-to-face consultations or continuity of care." (Coulter u. Magee, 2003, S.37)

Diese psychosozialen Aspekte der direkten Arzt/Therapeut-Patient Interaktion sind in den meisten Studien von zentraler Bedeutung für die Bewertung der Behandlung. Gleichzeitig weisen sie häufig deutliche Mängel auf, auch wenn die Patienten angaben, mit ihrem Arzt/Therapeuten zufrieden zu sein. Die häufigsten Kritikpunkte waren der Mangel an Zeit und Aufmerksamkeit gegnüber den Patienten. (Coulter u. Magee, 2003, S. 37)

Gerade die Wichtigkeit der interpersonalen Beziehung zwischen Arzt/Therapeut und Patient während des Behandlungsprozesses macht ein Umdenken zugunsten der Ausrichtung der medizinischen und therapeutischen Interventionen auf die Patientenbedürfnisse erforderlich.
(Coulter u. Magee, 2003, S. 231)
Wichtige Indikatoren für eine gute Behandlung sind aus Patientensicht neben der Kommunikation das Interesse an den Patienten und ein respektvoller Umgang. (vgl. Dunfield, 1996)
Dies belegt auch eine Studie von Klingenberg, (1996), wonach das Vertrauen zum behandelnden Arzt, Zuverlässigkeit, Information und Kommunikation sowie Offenheit und Ehrlichkeit und die Zeit als sehr wichtige Bewertungskriterien genannt werden. (Klingenberg, 1996; S. 678)

Crow u.a., (2002), sind in ihrer Studie über Zufriedenheitsuntersuchungen ebenfalls zu dem Ergebnis gekommen, dass die wichtigsten Patientenbedürfnisse eine persönliche Behandlung, ein gutes Zuhörverhalten des Arzt/Therapeuten, Informationen und die Beteiligung am Therapiegeschehen sind. (Crow u.a., 2002, S. 72)

Gleichzeitig verdeutlichen diese Untersuchungsergebnisse die Wichtigkeit der Ausbildung und der Schulung der Professionals in eben jenen psycho-sozialen und kommunikativen Kompetenzen. (Myerscough u. Ford, 2001; Hasman, Coulter, Askham, 2006; Chisholm u. Askham, 2006)

Weiterhin bestätigen verschiedene Untersuchungen, dass jüngere Patienten eher Kritik äußern und in Entscheidungsprozesse einbezogen werden wollen als ältere Patienten. (vgl. Hasman u.a., 2006)

Diese Aussagen werden sich auf die zukünftige Gestaltung der medizinischen und therapeutischen Versorgung auswirken, denn die heutigen jungen Patienten werden die maßgeblichen Nutzer der Gesundheitsleistungen von morgen sein. (vgl. Coulter u. Magee, 2003, S. 230)

Zusammenfassend ist festzuhalten, dass die Patientenbedürfnisse sehr eng mit den menschlichen Aspekten des Behandeltwerdens verbunden sind, so dass die Bereitschaft zur produktiven Mitarbeit und Unterstützung der Therapie von diesen psycho-sozialen Faktoren mit bedingt wird.

Die verschiedenen Untersuchungen belegen einheitlich die konstanten Patientenbedürfnisse: Informationen, Beteiligung an Entscheidungen sowie nach einem empathischen Verhalten seitens der Ärzte und Therapeuten. Es sind jedoch unterschiedliche Ausprägungen in den einzelnen Bereichen der medizinischen Versorgung, wie auch bei den jeweiligen Patienten und des Zeitpunktes der Behandlung vorhanden. (Klemperer u. Rosenwirth, 2005a, S. 12; vgl. exemplarisch: Bürger, 2003, S. 183ff.; Trojan u.a., 1997)

Als stabiles kontextübergreifendes Ergebnis wird die Wichtigkeit von Kommunikation in allen hier berücksichtigten Untersuchungen bestätigt.
Eine patientenorientierte Kommunikation über emotionale und kongnitive Aspekte der Behandlung wirkt sich positiv auf die Behandlungsergebnisse aus, während ein kommunikatives Verhalten seitens der Ärzte und Therapeuten, welches wenig Empathie aufweist und nur oberflächliche Informationen anbietet, zu schlechteren Behandlungsergebnissen führt. (Klemperer, 2003, S. 35)
Desweiteren ist zu beachten, dass Patienten in einer möglichst angstfreien Atmosphäre auch eher wieder gesund werden.

Denn Patienten die sich gut aufgehoben fühlen, Vertrauen zu ihren Therapeuten/Ärzten haben und sich als Mensch respektiert und ernst genommen fühlen, „...solche Patienten haben letztlich weniger Angst, brauchen weniger Anästhestika, ihre Wunden heilen schneller, die Komplikationsraten sind niedriger, die Verweildauer kürzer; die Zufriedenheit ist höher und - billiger sind sie auch noch."
(Ruprecht, 2000, S. 12f.)

Zentrale Aussagen:

Die Faktoren, die Patienten in der medizinischen Versorgung wichtig sind, werden als die ‚Key Driver' bezeichnet.

Zentrale Indikatoren für eine gute Behandlung sind aus Patientensicht die Kommunikation und Informationen, das Interesse an den Patienten, ein respektvoller Umgang, das Vertrauen zum behandelnden Arzt, Zuverlässigkeit sowie Offenheit, Ehrlichkeit und Zeit.

Jüngere Patienten äußern eher Kritik als ältere Patienten.

Patientenbedürfnisse sind sehr stark mit den menschlichen Aspekten des Behandeltwerdens verbunden.

3.5.4 Patientenorientierte Forschung

Eine an den Bedürfnissen ausgerichtete Forschung bedarf als primäre Voraussetzung die Bereitschaft der Professionals ihre Vorstellungen einer qualitativ hochwertigen Behandlung und deren Gestaltung von den Vorstellungen der Patienten zu trennen. „[...] professionals must try to separate our own values and expectations as providers from patients' viewpoints about what matters most to them[...] We should move towards care standards and quality judgements that incorporate patients' view." (Kramer, 1997, S. JS 57)

Die Analyse subjektiver Patientenzufriedenheit als ein Indikator für Versorgungsqualität und deren Mängel bedarf einer realitätsnahen Abbildung der Patientenbedürfnisse. (Haase, 1995, S. 12)
Gerade in Anbetracht knapper Ressourcen und ökonomisch labilen Zeiten ist es ein Rückschritt auf standardisierte Behandlungsformen zurückzugreifen, anstatt den Patienten die Wahlmöglichkeiten zu bieten und von ihnen ein Urteil der in Anspruch genommenen Leistungen und über die Erfahrungen zu erhalten. (Kramer, 1997)
Die Bedürfnisse von Patienten in den Mittelpunkt der Forschung zu stellen bedeutet, dass die Forschung quantitative wie auch qualitative Methoden umfasst, dass die Patienten als Partner und Berater in den Forschungsprozess mit einbezogen werden und dass sie als Nutzer von Gesundheitsleistungen die Patientenorientierungsmaßnahmen beurteilen können. Dementsprechend ist es entscheidend, dass die Effektivität der Forschung verbessert wird. (Stewart u.a., 2003, S. 302f.)

Dies erfordert eine dezidierte Wahrnehmung der Patientenbedürfnisse und die Akzeptanz des Patienten als gleichberechtigter Partner im Behandlungsprozess. (Haase, 1995, S. 12)
Dabei darf nicht vergessen werden, dass die Verbesserung der Versorgungsqualität ein Prozess ist, der auch von ökonomischen Gesichtspunkten abhängig ist. Gleichwohl ist zu betonen, dass die Ergebnisse von Patientenbefragungen noch keine konkreten Verbesserungsmaßnahmen in sich tragen. Vielmehr geben sie die Bedürfnislage der Patienten wieder.
Diese müssen erst in konkrete Handlungsschritte umgesetzt und in ein Gesamtkonzept patientenorientierter Prozessabläufe integriert werden, um wirklich sinnvolle Ergebnisse evozieren zu können. (vgl. Trojan, Nickel, Schneiders-Kastning, 1997)

Eine Voraussetzung für eine zielgerichtete, kontinuierliche und flächendeckende Weiterentwicklung von Maßnahmen zur Qualitätsverbesserung und der Patientenorientierung ist der Informationsaustausch der einzelnen Anbieter und Wissenschaftler. „Entsprechend wichtig sind Austausch, Diskurs und interdisziplinäres Vorgehen der betroffenen Fachrichtungen und Interessengruppen.“ (Haase, 1995, S. 12)

Zentrale Aussagen:

Die Professionals sollten bereit sein, ihre Vorstellungen von einer qualitativ hochwertigen Behandlung von den Vorstellungen der Patienten zu trennen.

Die Analyse subjektiver Patientenzufriedenheit als ein Indikator für Versorgungsqualität und deren Mängel bedarf einer realitätsnahen Abbildung der Patientenbedürfnisse im jeweiligen Behandlungskontext.

Der Patient ist Partner im Forschungs- und Behandlungsprozess.

Eine Voraussetzung für eine zielgerichtete und kontinuierliche Weiterentwicklung der Forschung ist ein Informationsaustausch von Anbietern und Wissenschaftlern.

4 Schlussfolgerungen aus der Forschung

Die drei Säulen der ethischen Grundsätze (Handeln zum Wohl des Patienten, Analyse der Bedürfnisse und Vermeidung von Schaden) und der bioethische Leitwert der Patientenautonomie bilden das grundlegende Fundament der Untersuchung.

Auf dieser Basis steht der individuelle Patient im Vordergrund und im Focus der Fragestellungen hinsichtlich seiner Bedürfnisse, Erwartungen und Ziele.
Die Professionals haben dementsprechend die Aufgabe, ihre Patienten dahingehend zu informieren und zu beraten, dass diese in der Lage sind, für ihre Behandlung und Therapie Entscheidungen zu treffen.
In dieser Interaktionsphase obliegt es den professionell Handelnden die Erwartungen der Patienten den realistischen und therapeutisch sinnvollen Therapieinhalten sowie den Therapiezielen anzupassen und sie zu motivieren, die Therapie durch aktive Mitarbeit zu unterstützen. Daran schließt sich die Auswahl adäquater Übungen sowie deren Anleitung an.
Der Verlauf des Therapieprozesses basiert somit auf den kommunikativen und psycho-sozialen Kompetenzen der Ärzte/Therapeuten. Diese Kompetenzen bilden die Voraussetzung für den Aufbau eines Vertrauensverhältnisses zwischen Therapeuten und Patienten und für eine bedürfnisgerechte und effektive Gestaltung der Therapieübungen.
Eine konstruktive und vertrauensvolle Therapeut/Patient Beziehung bildet somit die Grundlage, auf der die fachtherapeutischen Interventionen, den Bedürfnissen des jeweiligen Patienten gemäß, erklärt und durchgeführt werden. Das zentrale Ziel dabei ist, mittels einer möglichst hohen Patientenmotivierung die Effizienz der Therapie zu erhöhen.

Um die zentralen Elemente kommunikativer Anforderungen der drei Berufe jedoch bestimmen zu können, ist eine Kenntnis über die zentralen Bedürfnisse und Erwartungen der Patienten auch in diesem speziellen Kontext notwendig.
Eine zentrale Aufgabe der Bedürfnisforschung ist eine realitätsnahe Abbildung und Beschreibung von Patientenaussagen. Dabei ist zu beachten, dass nicht nur die Bedürfnisse aus den Ergebnissen herauskristallisiert und in den

Vordergrund rücken, von denen die Wissenschaftler und Forschenden glauben, dass Patienten diese dringend bedürfen.

Vielmehr ist bei allen Untersuchungen zu vermeiden, dass eine Fremddefinition von Patientenbedürfnissen festgelegt wird, gerade dann, wenn die Untersuchenden gleichzeitig Leistungsanbieter sind.

Wenn die Patienten konsequent als gleichberechtigte Partner im Versorgungsprozess involviert werden sollen, ist die daraus abgeleitete Schlussfolgerung, dass die Wahrnehmung der Patientenbedürfnisse in allen Bereichen der medizinischen und therapeutischen Versorgung sensibilisiert und dass ein offener interdisziplinärer Austausch und Diskurs aller Beteiligten vorangetrieben wird. (vgl. Haase u.a., 1995)

Damit für die drei Berufsgruppen fundierte Aussagen über Patientenbedürfnisse getroffen werden können, ist eine erste Bestandsaufnahme der Bedürfnisse und der Bewertung einzelner Therapiekriterien notwendig, damit anhand der Ergebnisse mögliche Schlussfolgerungen und Handlungsmaxime abgeleitet werden können.
„A systematic approach to gaining regular feedback on patient engagement could be designed to produce robust results at institutional, departmental, team and even individual levels, giving all health professionals an opportunity to measure their progress and set targets for improvement." (Coulter, 2006, S. 32)

Da das Setting der therapeutischen Behandlung der drei Berufe sich von der ärztlichen Behandlung unterscheidet (Länge der Behandlungszeiten, intensiver (körperlicher) Kontakt über einen längeren Zeitraum), ist eine dezidierte Untersuchung notwendig, um konkrete Ergebnisse für diesen Kontext zu evaluieren und dafür gültige Aussagen über Patientenbedürfnisse machen zu können. (Monnin u. Perneger, 2002, S. 683)

Die vorhandenen Messinstrumente aus anderen Bereichen der Gesundheitsversorgung sind für die Therapieberufe, im Speziellen für die Physiotherapie, deshalb nicht gänzlich übertragbar.
„We believe that patient satisfaction has not been closely monitored in physical therapy. Reports in the literature for determining the dimensions of patient

satisfaction in physical therapy or for developing tests that will yield reliable measurements are lacking." (Roush u. Sonstroem, 1999, S. 160)

Auch Beattie u.a., (2002), betonen, dass die Übertragbarkeit von Untersuchungen im medizinischen Kontext auf die Physiotherapie unbestimmt ist. „In our opinion, the unique aspects of care related to outpatient physical therapy [...] may require a different, ‚specialty-spezific' scale." (Beattie u.a., 2002, S. 558)

Dennoch liefern die zahlreichen Zufriedenheitsuntersuchungen aus anderen Gesundheitsbereichen wichtige Erkenntnisse über grundlegende und auch in verschiedenen Kontexten konstante Patientenpräferenzen, die als Ausgangsbasis der Fragestellung dienen.
Gegen die Verwendung dieser bereits vorhandenen Erhebungsinstrumente spricht die Divergenz des Untersuchungskontextes mit anderen Gesundheitsbereichen wie Krankenhaus oder Arztpraxis, so dass Messinstrumente zu entwickeln sind, die den Anforderungen der therapeutischen Berufe Rechnung tragen.
„Conversely, instruments that have undergone rigorous evaluation have not been developed to answer questions about patient satisfaction with intervention by physical therapists." (Goldstein u.a., 2000, S. 856)

Die Untersuchungen von Patienten der Physiotherapie, (Beattie u.a., 2002; Monnin u. Perneger, 2002; Goldstein u.a., 2000), haben in unterschiedlicher Länge und Gewichtung die Patientenzufriedenheit mit Einzelaspekten der Behandlung zum Inhalt.
Dabei werden Aspekte der Strukturqualität (Wartezeiten, Freundlichkeit der Sekretärin, vorhandene Parkplätze usw.) neben der Zufriedenheit mit den Kriterien der Prozessqualität (Information, Freundlichkeit der Therapeutinnen usw.) abgefragt.
Die Zufriedenheitsuntersuchung von Physiotherapiepatienten im klinischen Behandlungskontext von Roush u. Sonstroem, (1999), beinhaltet ebenfalls Fragedimensionen der Servicequalität neben denen der Interaktion während des Behandlungsprozesses.

Interessant sind die divergenten Untersuchungsergebnisse:

Während Roush u. Sonstroem, (1999), Servicekriterien (Räumlichkeiten, Sauberkeit usw.) als zentrale Einflussfaktoren für Patientenzufriedenheit feststellen, können Beattie u.a., (2002), die ‚soft skills', also die kommunikativen und empathischen Fähigkeiten der Therapeutinnen als Kriterien für Zufriedenheit belegen.
Damit stehen diese Ergebnisse im Einklang mit den Forschungsergebnissen von z.B. Goldstein u.a., (2000), Hudak u. Wright, (2000), Cleary u. Edgman-Levitan, (1997). Dies betonen Beattie u.a., (2002):
„The findings of other authors support this idea. They found that the most important issues for patients receiving medical care are being treated with respect and beeing involved in treatment decisions. Non-patient care issues such as parking and cleanliness of the facility are less important." (Beattie u.a., 2002, S. 562)

Aufgrund der bislang divergenten Theorien, Ergebnisse und Aussagen über den Entstehungsprozess von Zufriedenheit und deren Zusammenhang mit a priori Erwartungen und einer nur ungesicherten Einwirkung auf die Bewertung von Therapieinhalten, wurde für diese Untersuchung von Patienten der drei Gesundheitsberufe auf ein globales Zufriedenheitsurteil verzichtet.
Vielmehr liegt der Focus auf

1. einer Bestandsaufnahme der Bedürfnisse und Gewichtung hinsichtlich der Kommunikation und Interaktion mit den Therapeuten,
2. der Bewertung einzelner Therapieinhalte
3. der Evaluation von Zusammenhängen und Divergenzen von den Bedürfnissen, den Bewertungen von Therapieerfahrungen und demografischen Merkmalen, sowie
4. dem Vergleich der drei Berufsgruppen.

Zu betonen ist, dass diese Untersuchung keine Fragen über Serviceelemente enthält, sondern sich auf die direkte Patient/Therapeut-Interaktion konzentriert.

Obwohl aus soziologischer Sichtweise Erkenntnisse z. B. über den sozialen Status und des Bildungsabschlusses von Interesse sind, wurde in dieser Befragung darauf verzichtet, um die Bedürfnisse der Patienten unabhängig vom sozialen Status oder der Bildung aufzunehmen.
Stabile Erkenntnisse aus zahlreichen Untersuchungen in verschiedenen Kontexten der Gesundheitsversorgung, (vgl. exemplarisch Klemperer, 2005; Dierks,u.a., 2001), belegen, dass gebildete und jüngere Patienten mehr Informationen und Erklärungen erwarten und auch eher in Entscheidungsprozesse eingebunden werden wollen, als ältere und/oder Patienten mit geringerer Bildung. Dies kann als gesichert und auch auf diesen Kontext übertragbar gelten.

Diese hier vorliegende Untersuchung hat das Ziel, die gewonnenen Daten und Erkenntnisse den Therapeuten, Lehrenden und Wissenschaftlern der Physiotherapie, Ergotherapie und Logopädie sowie allen Interessierten anderer Fachgebiete als Basis für eine Überprüfung der hier dargestellten Ergebnisse, z.B. mittels von Vergleichen mit fachkompetenten Erfahrungen aus und in der Praxis, oder mit Erkenntnissen anderer Studien, zur Verfügung zu stellen.
Dies geschieht nicht zuletzt in der Hoffnung, dass sich Diskussionen, Dispute und ein möglichst interdisziplinärer Austausch daran anschließen.

4.1 Bestimmung und Beschreibung der Untersuchungsmerkmale

Im Kontext der beschriebenen Forschungsbereiche der Gesundheitswissenschaften und der Qualitätssicherung im Gesundheitswesen ist die hier vorliegende Arbeit eingebettet. Sie ist als eine Bestandsaufnahme von Patientenpräferenzen der drei Berufsgruppen Physiotherapie, Ergotherapie und Logopädie bezüglich der Kommunikation und Interaktion mit den Therapeuten zu verorten.
Es ist das Ziel, einen Beitrag zur Patientenorientierung zu leisten, indem die direkte Therapeut/Patient-Interaktion in den Mittelpunkt gestellt und aus Patientensicht analysiert wird.

Dabei stellt die Forschung der Health Communication den Rahmen dieser Arbeit dar, die wiederum als ein Bestandteil der Prozessqualität zu verstehen ist. Um die Bewertung dieser Prozessinhalte aus Patientensicht analysieren zu können, fließen die Erkenntnisse der Zufriedenheitsforschung mit in diese Arbeit ein. Gleichfalls stellen deren Ergebnisse über Patientenpräferenzen wichtige zentrale Parameter für die vorliegende Untersuchung dar.

An diesem Punkt setzt die hier vorliegende Arbeit an, indem im ersten Schritt die Bedürfnisse von Patienten der Physiotherapie, Ergotherapie und Logopädie in Bezug auf eine partizipative Entscheidungsfindung, der Therapieunterstützung, Merkmale der Fachkompetenz und ein Vertrauen stärkendes Verhalten seitens der Therapeuten erfasst und analysiert werden.
Der zweite Schritt besteht aus der Analyse der offenen Fragen, bei denen die Patienten ihre Kriterien aufzeigen, was ihnen in Bezug auf das Therapeutenverhalten, ihre eigene Mitarbeit und für den Therapieerfolg von zentraler Bedeutung ist.
Im dritten Schritt geht es um die Bewertung der zentralen Therapieinhalte seitens der Patienten und deren Zusammenhang mit der Gesamtbewertung.

Der Focus der Patientenbefragung besteht demnach aus der Analyse dessen, was Patienten für einen gelungenen Therapieverlauf von zentraler Bedeutung ist und der Bewertung ausgewählter Therapieaspekte im Kontext der Therapeut/Patient - Kommunikation und Interaktion.

5 Beschreibung des Messinstruments

5.1 Auswahl des Analyseverfahrens

In Vorstudien wurden Patienten, die eine Therapie abgebrochen und eine neue begonnen haben, in qualitativen Leitfaden gestützten Interviews befragt. Die zentrale Fragestellung war: Was bewirkt ein Abbrechen der Therapie? Konkretisiert wurden Fragen gestellt, welche Verhaltensweisen von Therapeuten dazu führten und welche Erwartungen und Bedürfnisse seitens der Patienten nicht erfüllt wurden, so dass eine Therapie abgebrochen wurde. Zentrale, für eine aus Patientensicht sinnvolle und Erfolg versprechende Therapieaspekte waren: das Vertrauen zum Therapeuten, dessen empathisches, auf die Patientenbedürfnisse eingehendes Verhalten und eine als angenehm empfundene Atmosphäre.

Diese Kriterien wurden in die Gestaltung des Fragebogens aufgenommen. Im Rahmen dieses Pre-Tests nahmen Patienten der drei Berufe an der Befragung teil. Die Evaluation der Ergebnisse führte zu einer Konkretisierung zentraler Fragestellungen. Daraufhin wurde die modifizierte Fragebogenversion von Studierenden und Patienten geprüft. Nach weiteren Diskussionen mit Experten erfolgte die Konzeption der hier vorliegenden Endfassung.

Nachdem mittels qualitativer Methodik die Kriterien für den Kommunikationsprozess in diesem Kontext generalisiert worden sind, erfolgte die Auswahl der quantitativen Erhebungsmethode, um damit anhand einer möglichst großen Stichprobe statistisch relevante Aussagen machen zu können. Dies ist von zentraler Bedeutung, da bislang noch keine Untersuchungen dieser Art und Größenordnung für diese hier ausgewählten Berufsgruppen in Deutschland existieren.

Studien über Patientenzufriedenheit in Physiotherapiepraxen wurden in den USA und der Schweiz durchgeführt, die Aspekte der Prozessqualität zusammen mit denen der Strukturqualität analysiert haben. (Beattie u.a., 2005 u. 2002; Monnin u. Perneger 2002)

Validierte Befragungsinstrumente und Fragebögen für diesen hier untersuchten Kontext und zu dieser Fragestellung der Kommunikation und Interaktion im Behandlungsprozess stehen demnach bislang nicht zur Verfügung.

Aus diesem Grund stellt diese Untersuchung ein erstes Untersuchungsmodell für die Analyse von Patientenpräferenzen und Bewertungen der Interaktion mit den Therapeuten dieser Berufsgruppen in Deutschland dar. Bezüglich der Aussagefähigkeit und Validität dieser Erhebung konnten im Vorfeld noch keine konkreten Vorhersagen getroffen werden.
Vielmehr erfolgte die Konstruktion eines eigenen Fragebogens auf Grund der Inkompatibilität anderer Fragebögen und Erhebungen in anderen Kontexten wie z.B. in Krankenhäusern, Rehabilitationseinrichtungen oder Hausarztpraxen. „Eine Neuentwicklung oder erhebliche Modifikation von Instrumenten sollte nur erfolgen, falls ein ausreichend qualifiziertes Messverfahren noch nicht zur Verfügung steht oder die besondere Untersuchungssituation eine Anwendung existierender Instrumente in der Originalform nicht gestattet." (Kohlmann u.a., 2000, S.12)
Um eine beweisbare und aussagekräftige Beschreibung des Ist-Zustandes der Patientenbedürfnisse und -erwartungen treffen zu können, ist diese dezidierte und umfangreiche Erfassung erforderlich.
Die Befragungsmethode der Fragebogenerhebung stellt ein adäquates Erhebungsinstrument dar, welches die Erfordernisse der kosteneffizienten und möglichst umfangreichen Erschließung von Datenmaterial erfüllt, nachdem mit qualitativen Erhebungsinstrumenten (z.B. Interviews) für diese Forschungsfragen relevante Kriterien evaluiert und generiert worden sind. „For reasons of cost and ease of implementation, mail surveys are more frequently used for social research than are either telephone or face-to-face interviews." (Dillmann, 1991, S. 225)
Um standardisierte Fragedimensionen zu erreichen, bietet die schriftliche Befragung ein hohes Maß an Datengewinnung. Voraussetzung für eine gute Rücklaufquote und die Bereitschaft den Fragebogen auszufüllen, sind u. a. eine gute Verständlichkeit des Fragebogeninhalts sowie eine strukturierte Abwicklung der Befragungsorganisation. (vgl. Schwartz u.a., 2003, S. 425f.)

Weitere Informationen zu schriftlichen Befragungsinstrumenten und Patientenbefragungen vgl. exemplarisch: Aichele, (2001); Blum, (1998b); Dillman, Sinclair, Clark, (1993); Henrich, Herschbach, Schäfer, (2001); Kirchhoff; (2001); Klein u. Porst, (2000), KTQ, (2000); Nickel u. Trojan, (1999); Freise; (2003); Ruprecht; (2003).

5.2 Organisatorischer Ablauf der Befragung

Um Patienten zu erreichen, die sich aktuell in einer Therapie befanden, wurden Ende 2004/Anfang 2005 in Fachzeitschriften der drei Berufsgruppen über eine geplante bundesweite Patientenbefragung informiert, um Praxisinhaber für eine Teilnahme zu motivieren.
Angesprochen waren Patienten, die sich selbst in Therapie befanden und über 18 Jahre alt waren.
Die Kontaktaufnahme und die Informationen über den organisatorischen Befragungsablauf erfolgte per E-Mail, telefonisch oder per Fax.
Das große Interesse ermöglichte eine zügige Versendung der Fragebögen an die jeweiligen Praxen.
Die Anzahl der Fragebögen pro Praxis wurde Anhand der Anzahl der Therapeuten und der Patientenzahl ausgegeben. Dies ermöglichte eine möglichst breite Streuung, so dass mindestens 10, bis maximal 70 Fragebögen je Praxis vergeben wurden.
Verteilt auf das gesamte Bundesgebiet nahmen insgesamt 16 Praxen der Physiotherapie (darunter ein Kurzentrum), 21 Praxen der Ergotherapie und 13 Logopädiepraxen an der Befragung teil.
Der Zeitraum der Befragung umfasste Mai bis September 2005.

Die Fragebögen wurden per Paketversand jeweils in Briefumschlägen und frankierten Paketen für die Rücksendung an die Praxen geschickt.
In den Praxen wurden die mit den Fragebögen gefüllten Briefumschläge ausgelegt oder an interessierte Patienten verteilt. Die teilnehmenden Praxen organisierten die Verteilung der Fragebögen selbständig.
Die Patienten gaben den ausgefüllten Fragebogen in dem verschlossenen Briefumschlag wieder in der Praxis ab.
Nach Beendigung des Befragungszeitraums wurden die Briefumschläge in dem vorher frankierten und adressierten Paket von der Praxis wieder zurückgesandt.

5.3 Die Fragebogengestaltung

Der Fragebogen umfasst 50 Ranking-Fragen mit einer 5-teiligen Likert Skala (vgl. Bortz u. Döring, 2003, Blumenstock 1998, Ware u. Hays 1988).

Die Untersuchungsmerkmale

Die hier ausgewählten Untersuchungsfragen beziehen sich auf

a.) die Relevanz der Mitbestimmung bei der Therapiegestaltung und der Auswahl der Methoden.
b) die notwenige Unterstützung seitens der Therapeuten, damit der Patient Fortschritte macht
c) Kompetenzmerkmale der Therapeuten aus Patientensicht
d) ein Vertrauen förderndes Therapeutenverhalten
e) die Bewertung zentraler Therapieinhalte
f) die für eine aus Patientensicht notwendige Therapiegestaltung um die Therapie als erfolgreich zu bewerten, mittels der offen gestellten Fragen:
   1. Was sollte ein Therapeut tun, damit eine Therapie gelingt?
   2. Was kann der Patient zum Gelingen der Therapie beitragen?
   3. Die Therapie ist gelungen, wenn:

Des Weiteren wurden die Patienten nach ihrem Geschlecht, ihrem Alter in jeweils Zehnjahresabschnitten, der Therapieart und Therapiedauer sowie nach der Erkrankung befragt.

5.4 Methoden und Auswertungsstrategien

Der Fragebogen wurde mit dem Statistikprogramm SPSS (Statistical Program for Social Science), Version 13, ausgewertet.
Neben den obligatorischen Tests der Reliabilität und der internen Kriterienvalidität erfolgte eine Faktorenanalyse und eine Fehlerberechnung nach Bonferoni.

Demnach sind die Ergebnisse des Fragebogens nach diesen Berechnungen signifikant. Regressionsanalysen ergaben geringe und mittlere Zusammenhänge zwischen den vorab geäußerten Präferenzen und der Therapiebewertung.
Die zentralen Ergebnisse liegen in den Bereichen dessen, welche Bedürfnisse die Patienten haben und wie die Bewertung der einzelnen Therapieaspekte a.) gesamt, b.) nach Geschlecht, c.) jeweils nach Alter und d.) nach Berufsgruppen verteilt sind.
Eine zentrale Frage ist, welche Einzelaspekte der Therapie Defizite aufweisen und ausschlaggebend für die Gesamtbewertung der Therapie sind. (vgl. Kap. 7.2.1 u.7.3.5)
Für die Berechnung dieser Fragestellung wurde ein Gesamtmittelwert der Bewertungsfragen erfasst. Es wurde aus 15 Bewertungsfragen (Frage 8a - 8o) die Summe zusammengefasst. Der Mittelwert der Wertungen aller Fragebögen, in denen diese 15 Fragen vollständig beantwortet worden sind, beträgt 19. Alle Werte unter dem Wert 19 gelten als eine gute Therapiebewertung, alle Werte darüber als weniger gut.

5.5 Analyse des Fragebogens

5.5.1 Validität

In diesem Fragebogen wurden mittels der Faktorenanalyse zentrale Faktoren der Interaktion mit den Therapeuten aus Patientensicht identifiziert.
Dies sind insbesondere: individuelle Informationen, Bestimmung des Therapieverlaufs, Empathie, kommunikatives und humorvolles Therapeutenverhalten, eine bedürfnisorientierte Therapiegestaltung, Erklärungen und klare Handlungsanweisungen.
Welche Kommunikationselemente den jeweiligen Faktoren zugeordnet sind, ist in der folgenden Auflistung dargestellt, die die Zusammenhänge anhand der Faktorenanalyse aufzeigt.
(Es wurden nur Korrelationswerte ab 0,4 aufgenommen).

Dimensionen/ Variablen	Korrelationsmaße
Patientenorientiertes individuelles Informieren	
Informationen über Auswirkungen der Krankheit	,812
Informationen über Möglichkeiten der Selbsthilfe	,799
Informationen über Behandlungsmöglichkeiten	,758
Verständliche Therapieerklärungen	,741
An den Bedürfnissen angepasstes Therapieziel	,545
Von Therapeut verstanden fühlen	,465
Einfühlungsvermögen des Therapeuten	,447
Berücksichtigung von Patientenwünschen	,405
Bestimmung des Therapieverlaufs	
Therapeut wählt Methoden aus	,803
Therapeut bestimmt Therapieverlauf	,741
Vertrauen dass Therapeut die richtigen Methoden wählt	,645
Empathisches Therapeutenverhalten	
Freundlichkeit	,737
Akzeptieren des Patienten als Mensch	,709
Respektvolle Behandlung	,669
Zuhörverhalten	,606
Kompetenz	,580
Patient fühlt sich von Therapeut verstanden	,542
Kommunikatives und humorvolles Therapeutenverhalten	
Therapeut soll von sich erzählen	,777
Therapeut soll mit Patient lachen	,756
Therapeut soll sich für Lebensumstände interessieren	,701
Humor des Therapeuten	,646
Freundliche Art	,474
Bedürfnisorientierte Therapie	
Berücksichtigung der Patientenbedürfnisse	,766
Flexibler Therapieplan	,690
Therapeut gestaltet Therapie nach Patientenwünschen	,676

Therapieerklärungen und Organisation

Fachliche Informationen .... ,706

Gespräche .... ,635

Verständliche Erklärungen .... ,610

Organisation der Therapie ....,514

Ruhe und Sachlichkeit ....,464

Prozessimmanente Gespräche

Besprechung des Therapieverlaufs .... ,663

Sprechen über gesundheitliche Probleme .... ,633

Erklärungen .... ,627

Gemeinsame Therapieplanung .... ,505

Therapeut versteht Bedürfnisse .... ,424

Zielfestlegung

Genauer Therapieplan .... ,611

Therapeut bestimmt was Patient können muss .... ,556

Therapeutenverhalten beeinflusst Patientenbefinden …................... ,504

Klare Handlungsanweisungen

Therapeut soll zu guten Leistungen anleiten .... ,714

Therapeut soll klare Anweisungen geben .... ,703

Therapieerfolg

Therapeut erkennt was Patient benötigt ....,700

Wirksame Übungen .... ,569

Besserung der Beschwerden .... ,509

Nachvollziehbare Übungen

Alltagstaugliche Übungen .... ,668

Wissen wozu Übungen gut sind .... ,489

Freundlichkeit

Freundlichkeit .... ,741

Motivation

Therapeut ermutigt .... ,666

Die Dimensionen mit den stärksten Faktorladungen sind demnach ein umfassendes Informationsverhalten, die Bestimmung der Therapiegestaltung, die Methodenwahl seitens des Therapeuten und eine empathische, auf die Patientenbedürfnisse eingehende Zugewandtheit.
Des Weiteren weisen alle Kommunikations- und Erklärungsfragen sowie klare Handlungsanweisungen durch den Therapeuten einen hohen Zusammenhang auf. Demnach kann davon ausgegangen werden, dass diese Dimensionen valide sind.

5.5.2 Regressionsanalyse

Der Fragebogen weist einen Regressionswert von r^2= 0,719 auf.
Somit kann von einer validen Aussagefähigkeit der Fragebogenergebnisse ausgegangen werden. (vgl. Tab. 2)

Tab. 2: Regressionswert des Fragebogens

Modell	R	**R-Quadrat**	Korrigiertes R-Quadrat	Standardfehler des Schätzers
1	,848	**,719**	,673	,284

5.5.3 Reliabilität

Die interne Konsistenz der Reliabilität des Fragebogens ist gegeben. (Siehe Ergebnisse der Berechnungen nach Cronbach's Alpha im folgenden Abschnitt). Die Konstruktvalidität ist bestätigt.
Der Reliabilitätskoeffizient der Fragen nach den Patientenbedürfnissen (Frage 1, 2, 6 u. 7) und den Bewertungen der Therapieinhalte (Frage 8a - 8o) ist mit (0.906) sehr hoch. Die Frage (1a-1d) nach den Entscheidungen im Therapieprozess erreicht nur einen niedrigen Wert von (0.37).

Durch die Aufteilung der Fragen hinsichtlich ihrer Präferenz nach einem entweder bestimmenden oder einem partizipativen Verhalten des Therapeuten, lässt sich die Aufteilung der Patientenbedürfnisse in zwei Gruppen näher erklären.

Das Ergebnis der Fragen (1b u. 1c) nach einer gemeinsamen Therapieplanung und der Planung nach Patientenwünschen weist einem geringen Koeffizienten von (0.26) auf.

Die beiden Fragen nach der alleinigen Therapiegestaltung und der Methodenbestimmung durch den Therapeuten (1a u. 1c) weisen mit einem Reliabilitätskoeffizienten von (0,73) eine hohe Zuverlässigkeit auf.

Die Fragenkomplexe bezüglich: der Unterstützung in der Therapie (Frage 2) und der Therapeutenkompetenz (Frage 6) erreichen mit jeweils über (0.7) hohe Werte. Die Fragen nach der Motivation (Frage 7) haben noch einen mittleren Zusammenhangswert über (0.6). (vgl. Tab. 3)

Tab. 3: Reliabilität; Cronbach's Alpha

Fragen	Cronbach's Alpha	Cronbachs Alpha für standardisierte Items	Anzahl der Items
Fragen 1a - 8o Bedürfnisse und Bewertungen	**,906**	,923	49
Frage 1 Partizipative Entscheidungen	**,373**	,444	4
Frage 1a und 1c Therapeut bestimmt und wählt Methoden	**,735**	,738	2
Frage 1b und 1d Gemeinsame Planung und Patient gestaltet	**,269**	,311	2
Frage 2 Unterstützung in der Therapie	**,767**	,783	13
Frage 6 Kompetenz	**,710**	,754	8
Frage 7 Motivation	**,662**	,689	9
8a - o Bewertung von Therapiekriterien	**,885**	,895	15

Das Ergebnis der Bewertungsfragen zeigt in den meisten Fällen eine deutlich hohe innere Konsistenz. Interessant sind dabei die Ergebnisse der einzelnen Fragekomplexe.

Hierbei werden die indifferenten Patientenpräferenzen hinsichtlich der Frage, wer in der Therapie letztendlich Entscheidungsträger sein soll, deutlich. Die Wahl fällt eindeutig auf den Therapeuten, der die Therapieinhalte und Methoden festlegen soll. Gleichzeitig ist den Patienten eine gemeinsame Therapieplanung sehr wichtig.
Die Antworten bezüglich der Frage inwieweit die Patienten die Therapiegestaltung festlegen sollten, sind ebenfalls uneindeutig und bedürfen einer näheren Analyse. (vgl. Kapitel 7.3.1 u. 7.7)

6 Das Datenmaterial

Bevor die Ergebnisse präsentiert und diskutiert werden, erfolgt vorerst eine Darstellung des ‚Rohmaterials' mit dem die folgenden Berechnungen durchgeführt wurden. Die unterschiedlichen Berechnungsgrößen (N) ergeben sich daraus, dass unter den gültigen Fragebögen auch zuweilen Fragen unbeantwortet geblieben sind. Bei den Berechnungen werden jeweils nur Antworten gezählt, die in allen Korrelationselementen vorhanden sind.

6.1 Der Rücklauf

47 Praxen (von 50 mit Fragebögen belieferte Praxen) haben ausgefüllte Fragebögen zurückgesandt. In einigen Fällen war ein großer Teil der erhaltenen Fragebögen unbenutzt. Die Praxen gaben an, dass zu diesem Zeitpunkt entweder weniger als die im Vorfeld geschätzte Anzahl von Patienten therapeutisch betreut worden sind oder der Hauptanteil der Patienten Kinder waren.
Es ist davon auszugehen, dass die vorab geschätzte Anzahl benötigter Fragebögen je Praxis in diesen Fällen zu hoch angesetzt war.
Von den vorab ausgegebenen 1848 Fragebögen wurden 404 unausgefüllt zurückgesandt. Von den in den Praxen verbliebenen 1445 Fragebögen wurden zur Auswertung 665 ausgefüllt zurückgeschickt. Die Rücklaufquote beträgt demnach 46%. Der Rücklauf war in den Physiotherapiepraxen mit 65% am größten, danach folgen die Ergotherapeuten mit 34%, und die Logopäden mit (32%). (vgl. Tab. 4)

Tab. 4: Rücklauf der Fragebögen (FB: Fragebögen; P: Physiotherapie; E: Ergotherapie; L: Logopädie; Ges.: Gesamt.; Prozentangaben gerundet)

	Versandte FB	Ungenutzte FB	Summe	Ausgefüllte FB	Rücklauf
P	735	145	**590**	**382**	**65 %**
E	633	71	**562**	**190**	**34 %**
L	480	187	**293**	**93**	**32 %**
Ges.	1848	403	**1445**	**665**	**46 %**

6.2 Die Berufsgruppen

Die Patienten der Physiotherapie stellen mit 377 gültigen Fragebögen den größten Anteil der befragten Patienten, gefolgt von den Patienten der Ergotherapie mit 177 und den Patienten der Logopädie mit 93 gültig ausgefüllten Fragebögen. (vgl. Abb. 8)

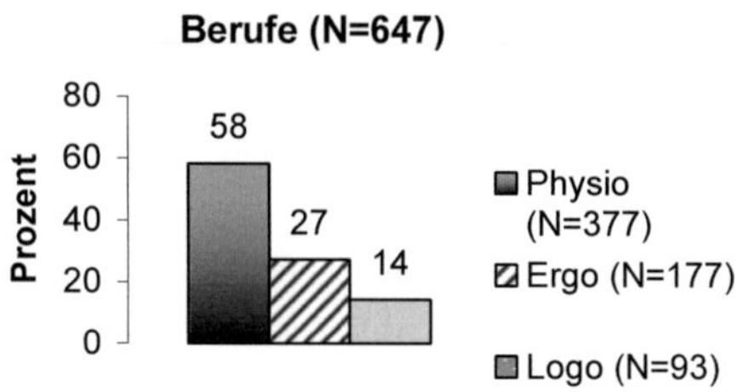

Abb. 8: Verteilung Berufe

6.3 Demografische Merkmale der Befragungsteilnehmer

Geschlecht

Die Verteilung der Geschlechter fiel eindeutig zu Gunsten der Frauen aus: Von 616 ausgefüllten Fragebögen entfielen 400 auf die Frauen, 200 auf die Männer: (vgl. Abb. 9)

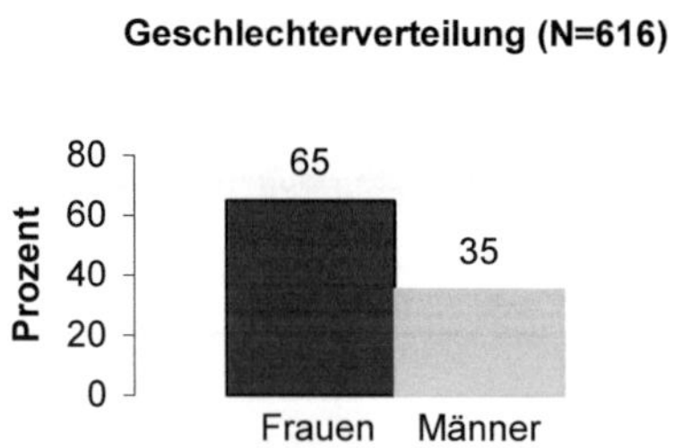

Abb.9: Geschlechterverteilung (Prozentangaben gerundet)

Alter

Die Altersgruppe der über 60 jährigen Patienten ist mit 47% der Befragungsteilnehmer am stärksten. Die 40 - 59 jährigen Patienten machen einen Anteil von 34% aus und die Altersgruppe bis 39 Jahre hat noch einen Anteil von ca. 20% an der Gesamtverteilung. (vgl. Abb.10)

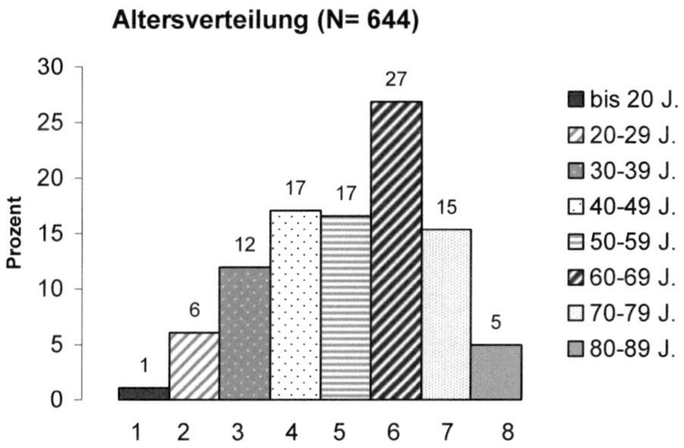

Abb. 10: Altersverteilung (Prozentangaben gerundet)

Hierbei wird deutlich, dass der Anteil der Patienten über 50 Jahre weit höher liegt als der Patienten unter 50 Jahren. Das entspricht einem Verhältnis von ca. zwei Dritteln zu einem Drittel zu Gunsten der über 50 jährigen Patienten. (vgl. Abb. 11)

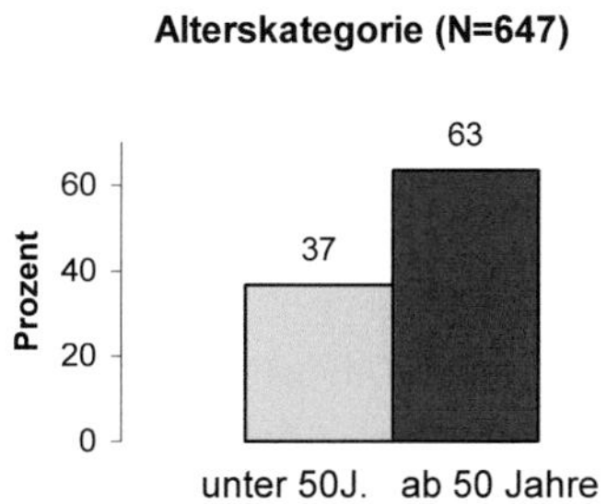

Abb. 11: Alterskategorie (Prozentwerte gerundet)

Nahezu die Hälfte der behandelten Patienten ist über 60 Jahre alt. Ein Fünftel der Patienten ist über 70 Jahre alt.

Es stellt sich hier die Frage, ob die Verteilung der Geschlechter sowie des Alters darauf zurückzuführen ist, dass Frauen auskunftsfreudiger sind als Männer und ältere Menschen mehr Zeit haben, um Fragebögen auszufüllen oder ob diese Verteilung den ungefähren Ist-Zustand der behandelten Patienten widerspiegelt.

Eine Nachfrage bei sechzehn der teilnehmenden Praxen, die jeweils über 80% erwachsene Patienten behandeln, ergab, dass der Frauenanteil prägnant größer ist als der der männlichen Patienten. Auch die Altersstruktur der Patienten entsprach in der Tendenz den hier vorliegenden Ergebnissen. So kann vorsichtig formuliert werden, dass diese Verteilung für die hier untersuchten Berufsgruppen durchaus ein realitätsnahes Bild abgibt. (Die Verteilung bezieht sich auf Praxen, in denen hauptsächlich erwachsene Patienten behandelt werden. In den Praxen mit vorwiegend Kindern als Patienten, ist aufgrund des geringen Anteils Erwachsener keine exakte Aussage über die Verteilung möglich).

Für eine allgemein gültige Aussage über die Altersstruktur und Geschlechtsverteilung ist jedoch eine größere Datenmenge und die Aufnahme von hier nicht untersuchten Einflussfaktoren (z. B. Sozialstruktur des Einzugsgebietes und Leistungsangebote der Praxis) erforderlich.

6.4 Die Erkrankungen

Die fünf häufigsten Erkrankungen aller befragten Patienten sind die der Wirbelsäule/Rücken, der Schulter/Arme, Schlaganfall, der Beine/Füße und Arthrosen. (Die berufsspezifische Verteilung der Erkrankungen sind in Kapitel 7.10 dargestellt)

Die Häufigkeitsverteilung der Erkrankungen, berechnet auf die Gesamtmenge der Fragebögen (N=647), stellt sich folgerndermaßen dar: (vgl. Tab. 5)

Tab. 5: Erkrankungen (Prozentangaben gerundet, Mehrfachantworten waren möglich)

Rang	Erkrankung	Prozent
1	Wirbelsäule/Rücken	29%
2	Schulter/Arme	18%
3	Schlaganfall/Hirnverletzung	17%
4	Beine/Füße	11%
5	Arthrosen/Sklerosen	10%
6	Stimmstörung	4%
7	Muskeln/Gelenke	4%
8	Psychische Störungen	4%
9	Hals/Rachen/Atmung	4%
10	Krebs/Tumor/Parkinson	3%
11	Osteoporose	2%
12	Redefluss	1%
13	Aphasie/Demenz	1%
14	Lymphsystem	1%
15	anderes	3%

In (Abb. 12) ist die Verteilung in der Grafik aufgezeigt.

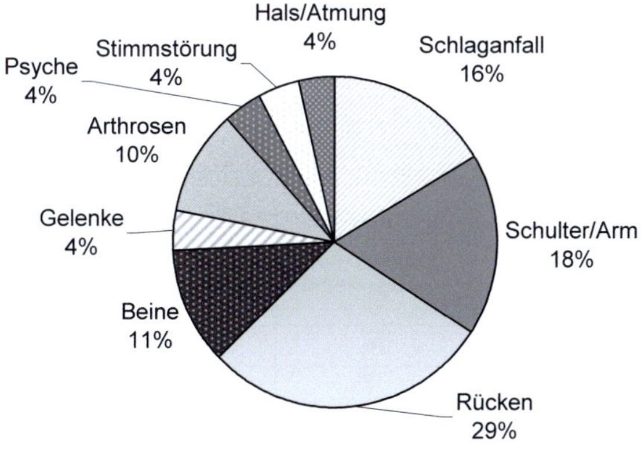

Abb. 12: Verteilung Erkrankungen (Prozentangaben gerundet)

6.5 Die Therapiedauer

Der Anteil der Langzeitpatienten mit über 20 Therapiestunden beträgt über die Hälfte aller Befragten. Patienten mit zwei bis drei Verschreibungseinheiten machen fast ein Drittel der Behandelten aus und die Kurzzeitpatienten haben einen Anteil von nahezu zwanzig Prozent.

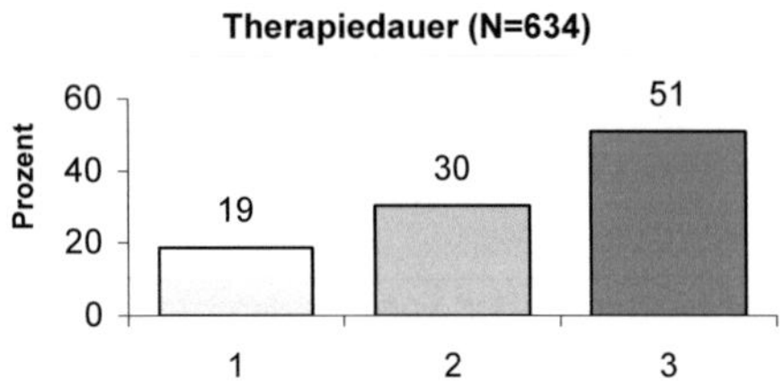

Abb. 13: Therapiedauer (1= 1-6 / 2= 7-20 / 3= mehr als 20 Therapiestunden. Prozentangaben gerundet)

Die Verteilung der häufigsten Erkrankungen auf die Therapiedauer ergab, dass Schlaganfallpatienten und Arthrosepatienten aufgrund der Schwere ihrer Erkrankung auch dementsprechend lange therapiert werden müssen. Sie sind zu 75% und zu 71% Langzeitpatienten.

Bei den Erkrankungen an Rücken, Schulter/Arme und Beine/Füße sind jeweils ca. 40% der Patienten in einer Langzeitbehandlung. (vgl. Tab. 6)

Tab. 6: Erkrankungen und Therapiedauer

Erkrankung	**1-6 Behandlungen**	**7 - 20 Behandlungen**	**> 20 Behandlungen**
	% (gerundet)		
Schlaganfall	9	16	75
Arthrosen	11	18	71
Schulter/Arme	21	37	43
Rücken	24	36	41
Beine	20	40	40

7 Ergebnisse der Befragung

7.1 Patientenbedürfnisse

Im Folgenden werden die Patientenbedürfnisse hinsichtlich folgender Fragestellungen untersucht:

1. Wie viel Mitbestimmung wollen Patienten?
2. Wodurch werden Patienten unterstützt?
3. Woran erkennen Patienten die Kompetenz ihres Therapeuten?
4. Welches Verhalten fördert die Motivation?
5. Wie bewerten Patienten einzelne Therapieinhalte?

Neben den Bewertungsfragen wurde den Patienten die Möglichkeit zur freien Meinungsäußerung gegeben. Es wurde danach gefragt, welchen Beitrag jeweils Therapeut und Patient zum Therapieerfolg beitragen sollte, und wann aus Patientensicht die Therapie als gelungen zu bewerten ist.
Diese Fragen wurden jeweils von über 75% aller Befragungsteilnehmer beantwortet. (vgl. Fragebogen im Anhang)

7.1.1 Partizipative Entscheidungsfindung

Im Kontext der aktuellen Forschung über den Prozess der partizipativen Entscheidungsfindung bei der Therapieplanung und der Auswahl von Therapiemethoden wurden auch hier die Patienten nach dem Ausmaß ihrer Bedürfnisse nach Mitbestimmung bei der methodischen Gestaltung der Therapieinhalte befragt.
Das Ergebnis fällt in diesem Kontext ganz klar aus: Die Patienten erwarten, dass die Therapeuten bestimmen was in der Therapie geschieht und welche Methoden angewandt werden. Dabei wird gleichzeitig eine gemeinsame Therapieplanung eindeutig favorisiert.
Nach diesen Ergebnissen wünschen die Patienten eindeutig in die Planung und Zielsetzung der Therapie mit eingebunden zu werden, um danach dem Therapeuten das Zepter in die Hand zu geben, damit dieser fachkompetent

den individuellen Patientenpräferenzen entsprechend das Therapiegeschehen festlegt und die Therapiemethoden auswählt. (vgl. Tab. 14 – 17)

Ergebnisse der Frage:

Wie wichtig ist Ihnen im Umgang mit Ihrer Therapeutin/Ihrem Therapeuten, dass:
(Die Bedeutung der Werte: 1= sehr wichtig; 2= wichtig; 3= zum Teil wichtig; 4= kaum wichtig; 5= nicht wichtig; Prozentangaben jeweils gerundet)

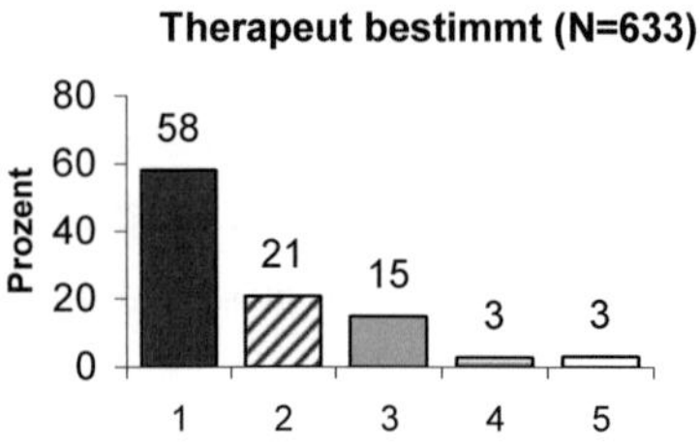

Abb. 14: Therapeut bestimmt

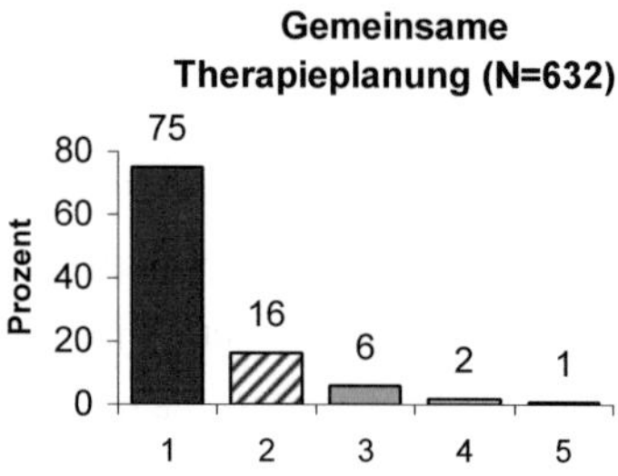

Abb. 15: Gemeinsame Planung

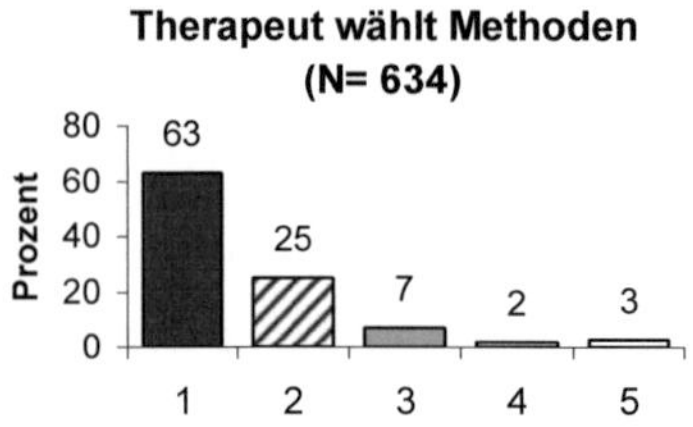

Abb. 16: Therapeut wählt Methoden

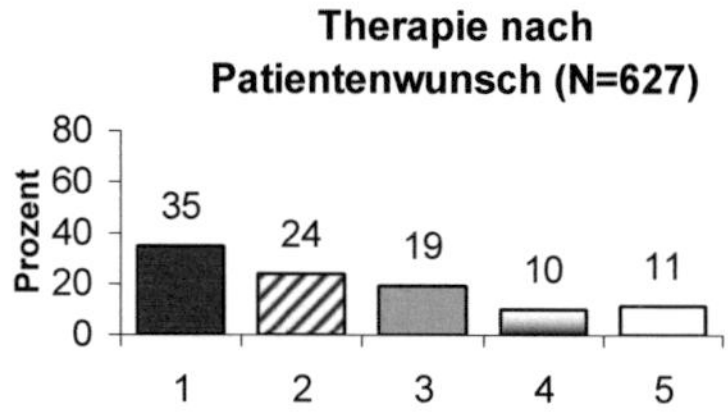

Abb. 17: Patient gestaltet Therapie

Eine gemeinsame Therapieplanung ist demnach für 91% der Patienten sehr wichtig und wichtig, wobei die Methodik und der Verlauf der Therapie vom Therapeuten festgelegt werden sollen. Dies gaben 88% der Befragten an. Für 79% der Patienten ist es zudem wichtig, dass der Therapeut den Übungsablauf bestimmt. Eine Gestaltung des Therapieverlaufs nach individuellen Patientenwünschen erachten immerhin 59% aller Befragten für sehr wichtig und wichtig. (vgl. Abb. 18)

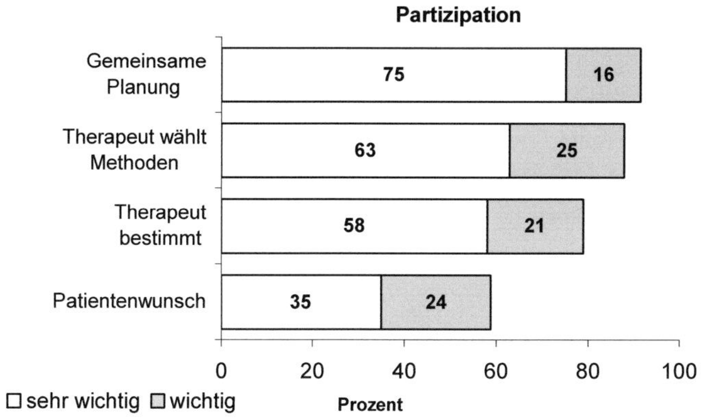

Abb. 18: Partizipationswünsche der Patienten (Prozentangaben gerundet)

Von den Patienten, die eine Therapiegestaltung nach Patientenwunsch als sehr wichtig erachten (vgl. Abb. 17), halten auch 87% eine gemeinsame Therapieplanung, 72% die Therapeutenwahl der Methoden sowie auch 71% die Bestimmung seitens des Therapeuten als sehr wichtig.
Diese Ergebnisse verdeutlichen einerseits das Bedürfnis nach einer Therapiegestaltung gemäß ihren Wünschen von 35% der befragten Patienten. Gleichzeitig soll der Therapeut die Therapiemethodik gemäß diesen persönlichen Präferenzen festlegen und auch die Übungsauswahl bestimmen. (vgl. Abb. 19)

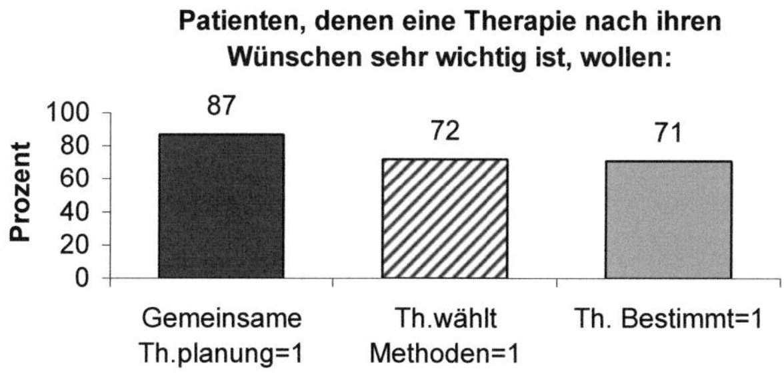

Abb. 19: Therapiegestaltung nach Patientenwunsch (Prozentangaben gerundet)

Deutliche Unterschiede hinsichtlich demografischer Merkmale der Präferenzen, die Therapie nach den Patientenwünschen auszurichten, konnte eindeutig bei der Altersgruppe der über 80 jährigen Patienten festgestellt werden. Sie sprechen sich zu 80% dafür aus, nach ihren Wünschen behandelt zu werden. Interessant ist in diesem Zusammenhang, dass im Durchschnitt 62% der Patienten zwischen 18 und 49 Jahren und 55% der Patienten zwischen 50 und 79 Jahren eine Therapiegestaltung nach ihren Wünschen als sehr wichtig und wichtig erachten. Hier wird eine leichte Tendenz der jüngeren Generation zu mehr Mitgestaltung und auch Kritik im Behandlungsprozess sichtbar. (vgl. Hasman u.a., 2006; Klingenberg u.a., 1995)
Die Antworten von Frauen und Männern weisen keine prägnanten Unterschiede auf. (vgl. Tab. 7)

Tab. 7: Patientenmerkmale und Therapiegestaltung
(Prozentangaben gerundet)

Patientenmerkmal	N	Therapie nach Patientenwunsch ist sehr wichtig oder wichtig
Frauen	389	59 %
Männer	207	56 %
18bis 29 Jahre	46	61 %
30 bis 39 Jahre	77	64 %
40 bis 49 Jahre	109	61 %
50 bis 59 Jahre	102	56 %
60 bis 69 Jahre	167	58 %
70 bis 79 Jahre	93	51 %
80 bis 89 Jahre	30	80 %

Demzufolge haben über die Hälfte der Patienten schon vor Beginn der Therapie konkrete Vorstellungen hinsichtlich der Ausgestaltung der Behandlung und erwarten eine Therapiegestaltung, die nach ihren Wünschen ausgerichtet ist.

Diese Ergebnisse fordern von den Therapeuten eine stark ausgeprägte Patientenorientierung und ein explizites Eingehen auf die individuellen Patientenbedürfnisse.
Die Auswahl und die Gestaltung therapeutischer Maßnahmen, die diese individuellen Belange berücksichtigen, erfordern wiederum ein hohes Maß an Fachkompetenz.
Auch wird die Notwendigkeit eines Gesprächs zu Beginn der Therapie deutlich, um die Gestaltung und Zielsetzung der Therapieinhalte klar zu formulieren und ggf. unrealistischen Wünschen und Vorstellungen der Patienten schon im Vorfeld durch Informationen und Erklärungen zu begegnen.
Daraus lässt sich ableiten, dass neben einer großen Fachkompetenz psycho-soziale und kommunikative Fähigkeiten der Therapeuten von zentraler Bedeutung für das Gelingen einer Behandlung darstellen, um die individuellen Bedürfnisse zu erkennen und gleichzeitig die Methodik festzulegen.

7.1.2 Unterstützung in der Therapie

Bei der Frage, was Patienten in der Therapie hilft, um Fortschritte zu erzielen, sind mit jeweils über 70% Zustimmung folgende Kriterien sehr hilfreich: alltagstaugliche Übungen, verständliche Erklärungen und das Vertrauen, dass der Therapeut die für den Patienten richtigen Methoden auswählt.
Über 60% der Patienten erachten das Verständnis der individuellen Bedürfnisse und das Verstehen des Übungszwecks für sehr hilfreich. Deutlich jeweils über 50% der Befragten helfen die Problembesprechung, der Humor des Therapeuten, die Besprechung des Therapieverlaufs, die Berücksichtigung der Patientenbedürfnisse und eine flexibel an der Tagesform orientierte Therapieplanung. Des Weiteren ist es noch sehr hilfreich, dass der Therapeut bestimmt, was der Patient nach der Therapie erreicht haben soll sowie ein genauer Therapieplan. (vgl. Abb. 20 – 31)

<u>Ergebnisse der Frage</u>:

Was hilft Ihnen in Ihrer Therapie, damit Sie Fortschritte machen?

(Die Bedeutung der Werte: 1= hilft/helfen sehr; 2= hilft/helfen; 3= hilft/helfen zum Teil; 4= hilft/helfen kaum; 5= hilft/helfen nicht. Prozentangaben gerundet)

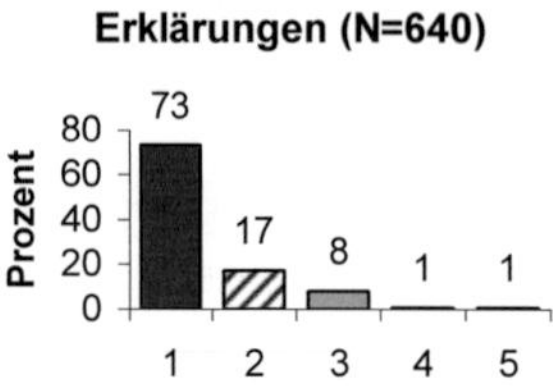

Abb. 20: Erklärungen

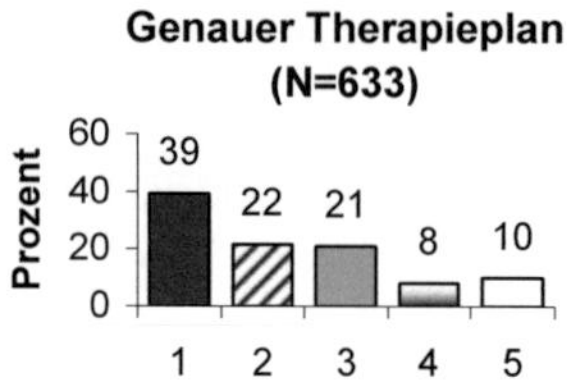

Abb. 21: Genauer Therapieplan

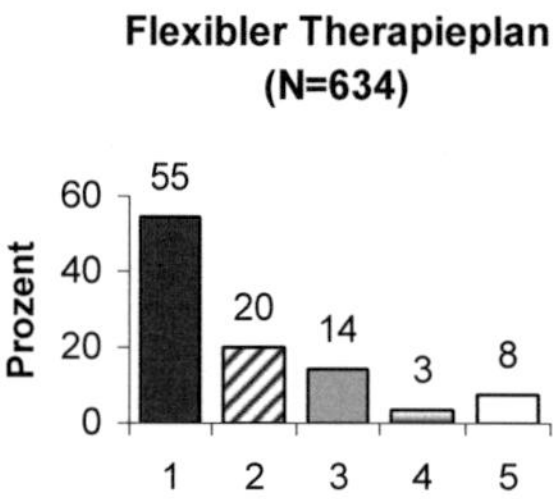

Abb. 22: Flexibler Therapieplan

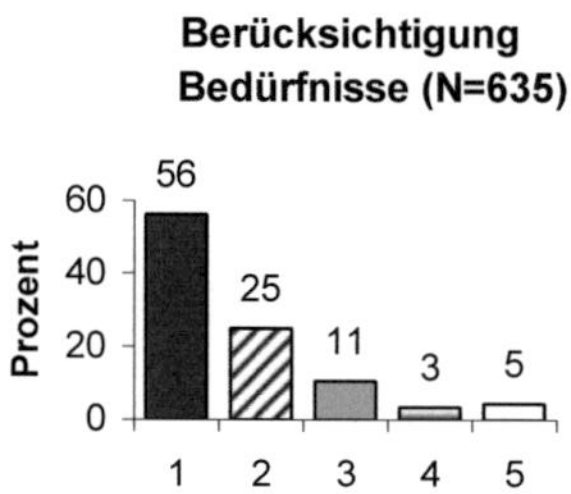

Abb. 23: Berücksichtigung Bedürfnisse

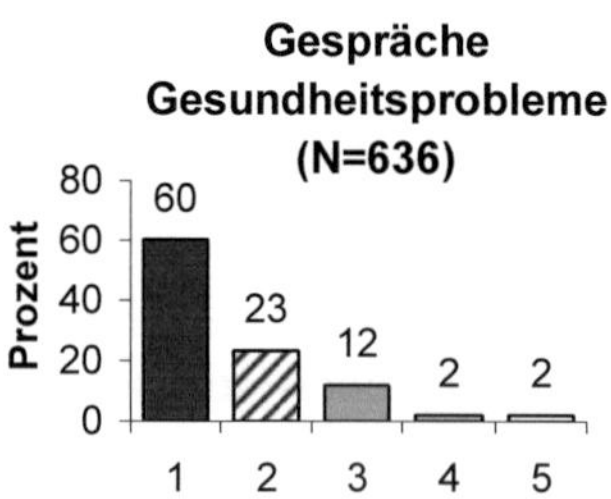

Abb. 24: Gespräche Gesundheitsprobleme

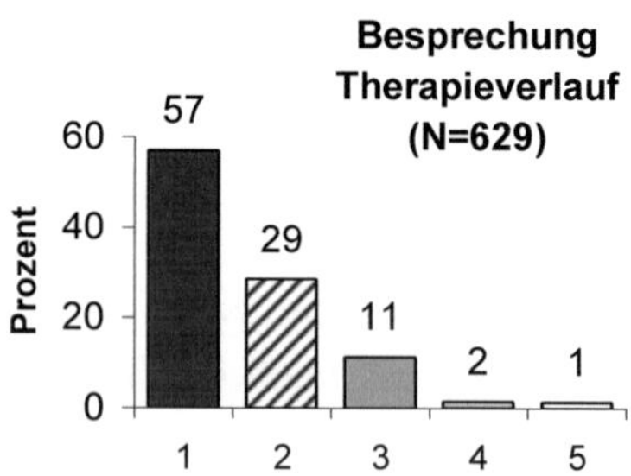

Abb. 25: Besprechung Therapieverlauf

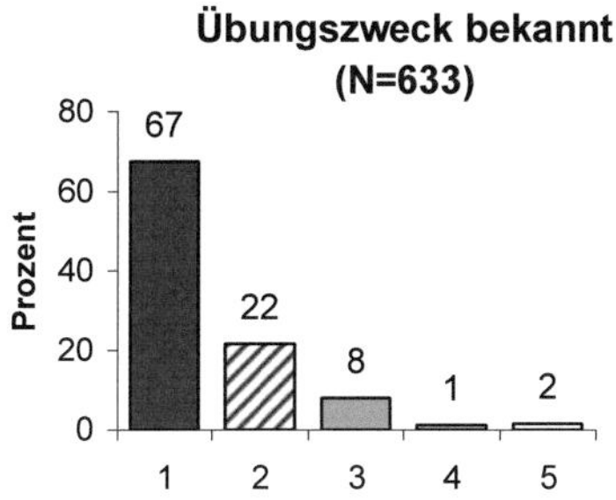

Abb. 26: Übungszweck bekannt

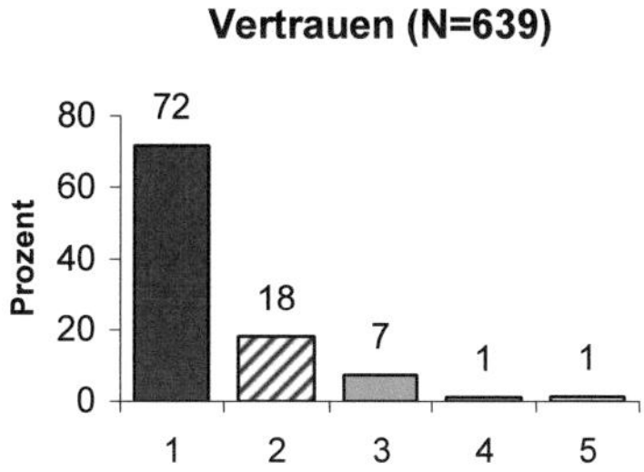

Abb. 27: Vertrauen

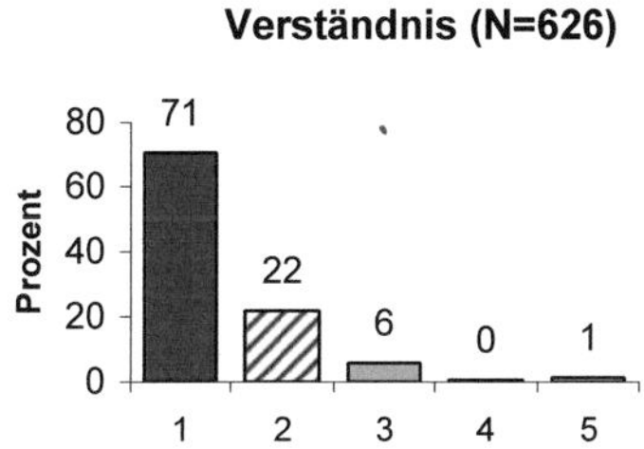

Abb. 28: Verständnis

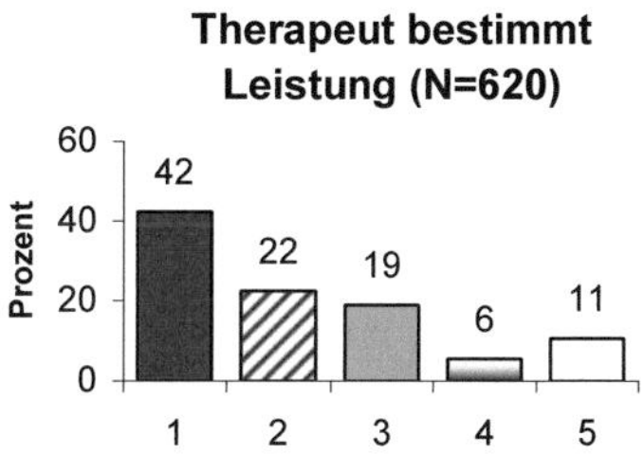

Abb. 29: Therapeut bestimmt Leistung

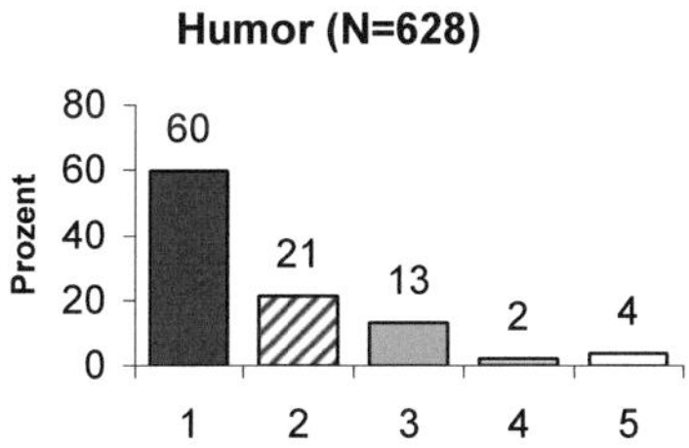

Abb. 30: Humor

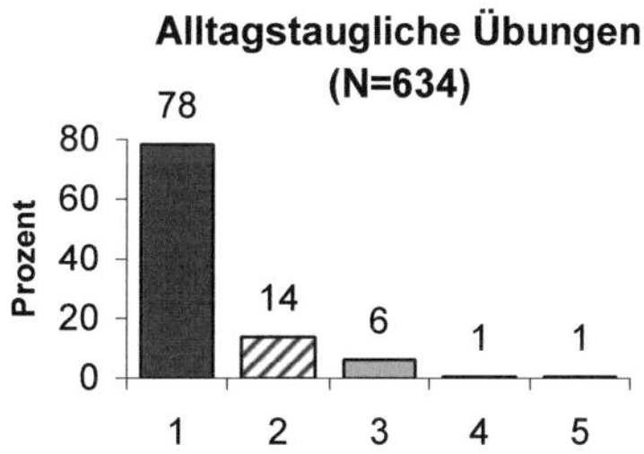

Abb. 31: Alltagstaugliche Übungen

Auch hier sind den Patienten alltagstaugliche Übungen, das Verständnis des Therapeuten für individuelle Bedürfnisse, das Vertrauen darauf, dass der Therapeut die für die Person richtigen Methoden auswählt sowie verständliche Erklärungen und Gespräche von zentraler Bedeutung, um in der Therapie Fortschritte zu erzielen. (vgl. Abb. 32)

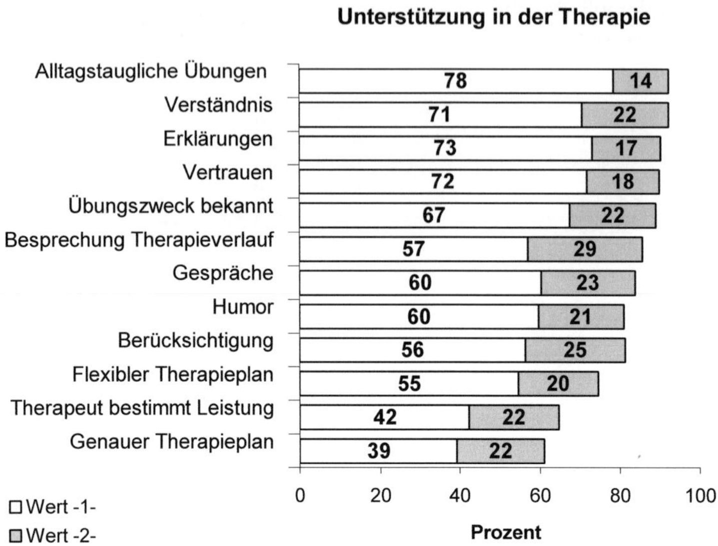

Abb. 32: Unterstützung in der Therapie
(Werte 1 und 2; Prozentangaben gerundet).

Die Ergebnisse hinsichtlich eines gewünschten flexiblen Therapieplans, der nach der Tagesform des Patienten gestaltet wird und eines Therapieplans, der genau eingehalten werden soll, sind uneindeutig. Hierbei befürworten 75% der Befragten einen flexiblen Therapieplan und gleichzeitig auch 61% eine genau einzuhaltende Therapieplanung.
Eine mögliche Interpretation dieser Antworten besteht in der Annahme, dass Patienten einen festgelegten Therapieplan für wichtig erachten, der ggf. an die Tagesform der Patienten angepasst und verändert werden kann.

Ein Aspekt soll an dieser Stelle nicht vergessen werden: der Humor der Therapeuten wird von über 80% der Patienten als die Therapie unterstützend angesehen. Demnach ist eine reine Sachlichkeit nicht erwünscht. Es darf auch Freude und Spaß die Therapie begleiten.

7.1.3 Kompetenz der Therapeuten

Die Frage, woran die Patienten die Kompetenz ihres Therapeuten erkennen, ergab überraschende Ergebnisse. Kommunikative und empathische Verhaltenaspekte sind für das Erkennen von Kompetenz bedeutsamer als die Wirksamkeit therapeutischer Maßnahmen und Übungen.

Die zentralen Kriterien für das Erkennen von Fachkompetenz sind das Erfassen der Patientenbedürfnisse und verständliche Erklärungen. Erst danach sind wirksame Übungen, fachliche Informationen und die Besserung der Beschwerden für das Erkennen von Kompetenz von Bedeutung. Desweiteren sind die Organisation der Therapie, Gespräche und die Freundlichkeit des Therapeuten wichtige Kompetenzkriterien.
(vgl. Abb. 33 - 40)

Ergebnisse der Frage:

<u>Woran erkennen Sie, dass Ihre Therapeutin/Ihr Therapeut kompetent ist?</u>

(Die Bedeutung der Werte: 1= stimme zu; 2= stimme weitgehend zu; 3= stimme zum Teil zu; 4= stimme kaum zu; 5= stimme nicht zu; Prozentangaben gerundet)

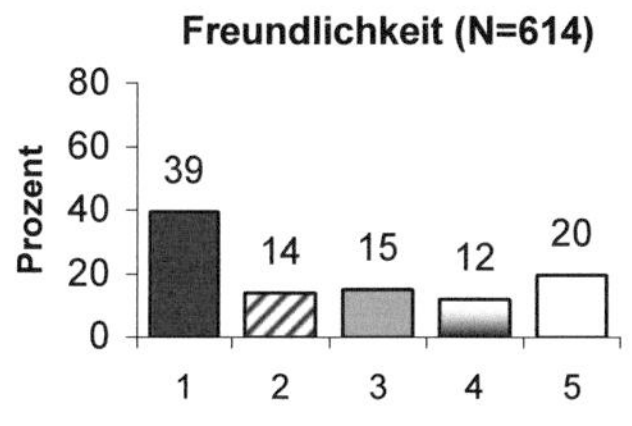

Abb. 33: Freundlichkeit

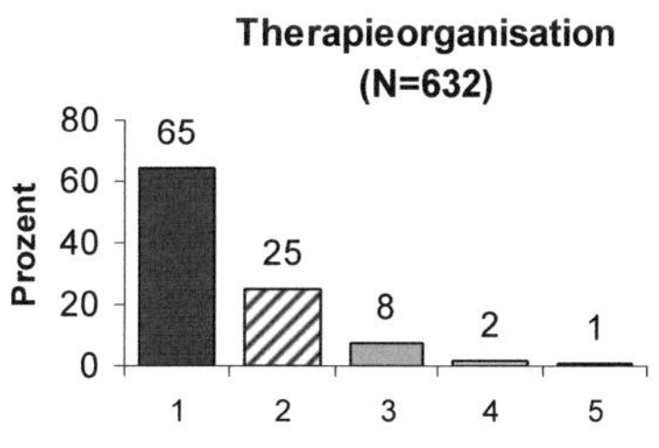

Abb. 34: Therapieorganisation

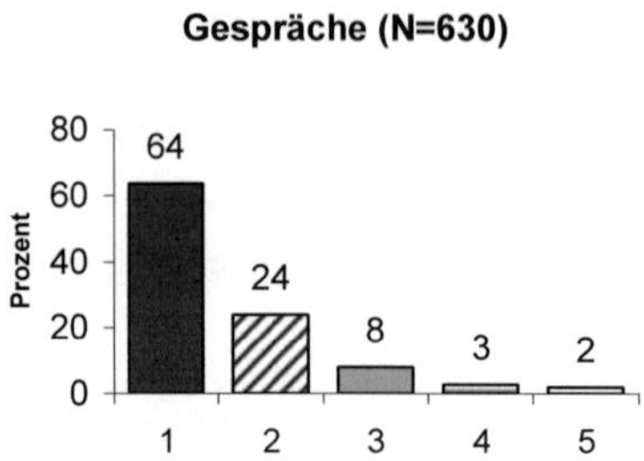

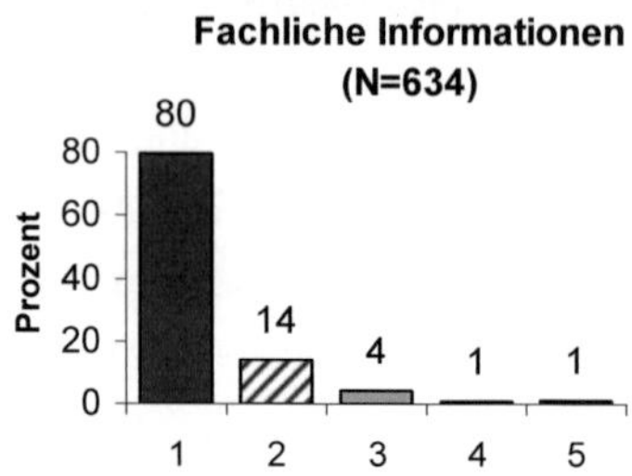

Abb. 35: Gespräche

Abb. 36: Fachliche Informationen

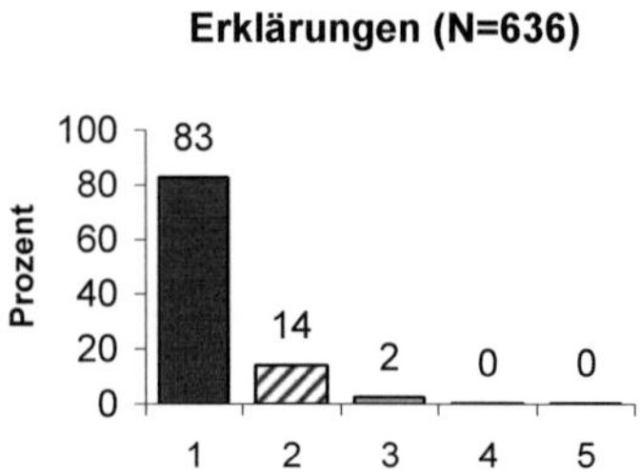

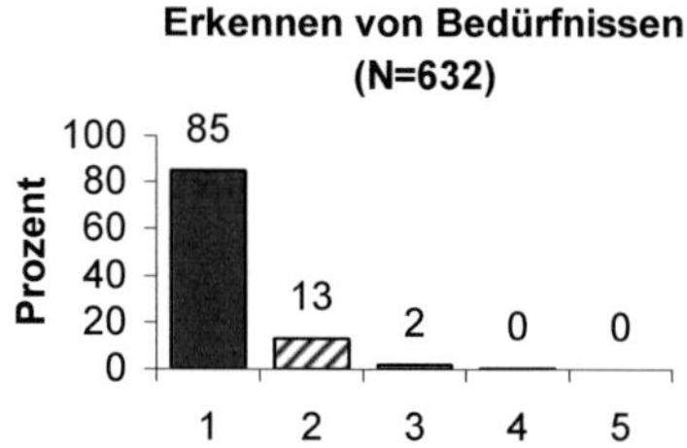

Abb. 37: Erklärungen

Abb. 38: Erkennen von Bedürfnissen

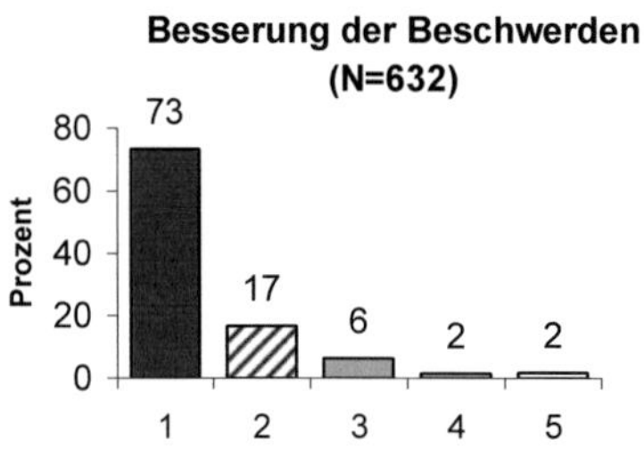

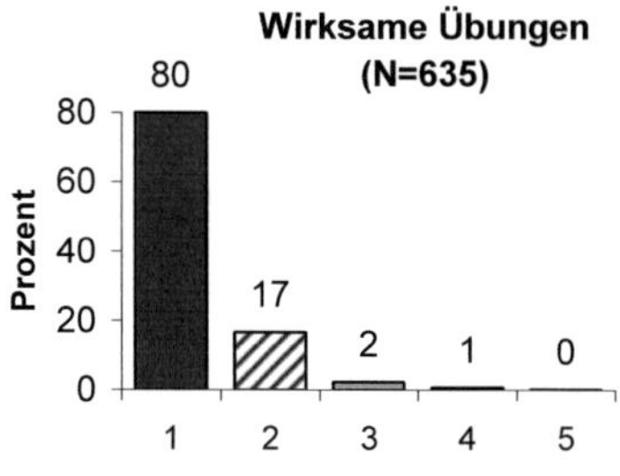

Abb. 39: Besserung der Beschwerden

Abb. 40: Wirksame Übungen

Demnach sind für die Patienten wiederum das Erkennen von individuellen Patientenbedürfnissen mit 98%, verständliche Erklärungen mit 97%, wirksame Übungen mit 97%, fachliche Informationen mit 94%, Besserung der Beschwerden mit 90%, die Therapieorganisation mit 90%, Gespräche mit 88%

und die Freundlichkeit mit 53% sehr wichtige und wichtige Indikatoren, um Kompetenz bei dem Therapeuten zu erkennen. (vgl. Abb. 41)

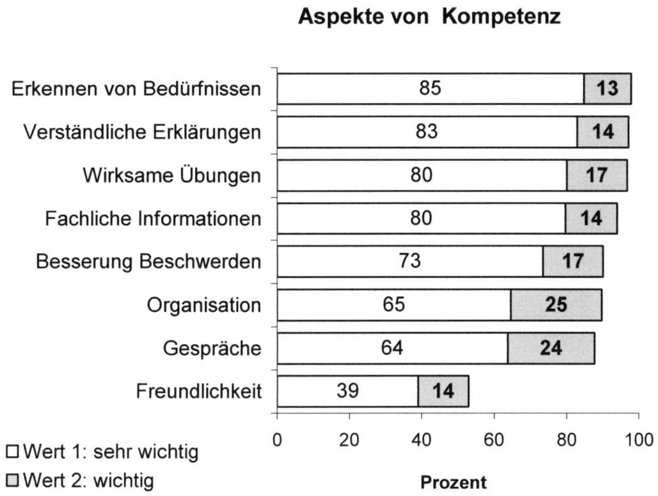

Abb. 41: Aspekte von Therapeutenkompetenz (Prozentangaben gerundet)

In dieser Frage werden demnach psycho-soziale und kommunikative Aspekte des Therapieprozesses und der Interaktion mit den Therapeuten als zentrale Indikatoren für die Erkennung von Fachkompetenz genannt.

Obwohl die so genannten ‚soft skills' keine Aussagen über fachkompetentes Wissen und Fähigkeiten liefern, wird das Auftreten des Therapeuten und die Art und Weise des Umgangs mit Patienten dennoch als Ausdruck von Kompetenz bewertet.

Den Patienten das Gefühl zu geben, sich in kompetenten Händen zu befinden, erfordert somit einen Zugang zum Patienten aufzubauen, dessen Bedürfnisse zu erkennen sowie die einzelnen Therapieschritte verständlich zu erklären. Dies stellt eine stabile Basis dar, auf dessen Grundlage individuell auf die Bedürfnisse des jeweiligen Patienten therapeutische Maßnahmen ausgerichtet werden können und ein möglichst hohes Maß an Patientenvertrauen und Motivation aufzubauen.

Für die Zuschreibung von Fachkompetenz sind außerdem von Bedeutung: Informationen über die Therapie und die Übungen, eine gute Organisation der Therapieabläufe und eine stetige Gesprächsbereitschaft, um auf aktuelle Belange einzugehen und kontinuierlich eine Beziehung zum Patienten aufrechtzuerhalten.

7.1.4 Motivation und Arbeitsatmosphäre

Mit der Frage nach einem motivierenden Therapeutenverhalten konnte die Wichtigkeit zentraler Verhaltensweisen der Therapeuten erfasst werden, die zur Arbeits- und Wohlfühlatmosphäre aus Patientensicht beitragen.
Voraussetzung dafür ist, dass die ‚Chemie zwischen Therapeuten und Patienten stimmt' und der Therapeut das für den jeweiligen Patienten angemessene Maß von Vertrautheit, Ansporn und Motivation sowie klar verständlichen Arbeits- und Übungsanweisungen vermittelt.
Dies bedeutet jeweils die Bewältigung eines Balanceakts, um den individuellen Anforderungen der Patienten gerecht zu werden. Dafür muss der Therapeut mehrere Interaktionsschritte bewältigen:

- den Kontakt zum Patienten aufbauen;
- den vom Patienten erwünschten Grad an persönlicher Vertrautheit treffen, der auch für den Therapeuten tragbar und gewollt ist;
- verständliche Anweisungen und Zielsetzungen formulieren,
- eine Arbeitsatmosphäre schaffen, in der diese Interaktionsschritte möglichst effizient zum Gelingen der therapeutischen Maßnahmen beitragen. (vgl. Kap. 3.3.5 u. 3.5.2)

Obwohl speziell die Erwartungen und Wünsche nach dem Grad der Vertrautheit sehr individuell verschieden sind, wurde die Frage mit aufgenommen, um tendenziell die Bedürfnisse der Patienten hinsichtlich einer gefühlsmäßig angenehmen Atmosphäre zu erfassen.

Hierbei ergab das Antwortverhalten der Patienten, dass Ruhe in der Therapie, klare Anweisungen, ein gutes Zuhörverhalten der Therapeuten und auch der Leistungsansporn wichtige Kriterien für ein gutes Arbeitsklima darstellen.

Dahingegen sind das Interesse der Therapeuten an privaten, für die Therapie nicht relevanten, Informationen aus dem Leben des Patienten nur wenig erwünscht. Auch werden private Informationen über den Therapeuten kaum erwartet. (vgl. Abb. 42 - 49)

Ergebnisse der Frage:

<u>Wie soll sich Ihre Therapeut/Ihr Therapeut verhalten, damit Sie sich in der Therapie wohl fühlen und gut mitarbeiten können?</u>

(Die Bedeutung der Werte: 1= stimme zu; 2= stimme weitgehend zu; 3= stimme zum Teil zu; 4= stimme kaum zu; 5= stimme nicht zu; Prozentangaben gerundet)

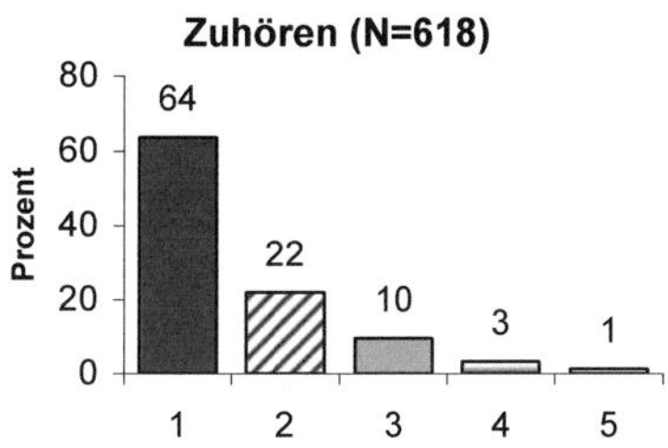

Abb. 42: Zuhörverhalten

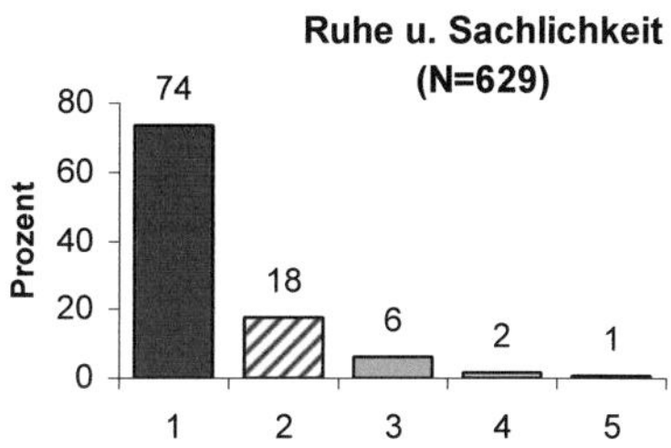

Abb. 43: Ruhe u. Sachlichkeit

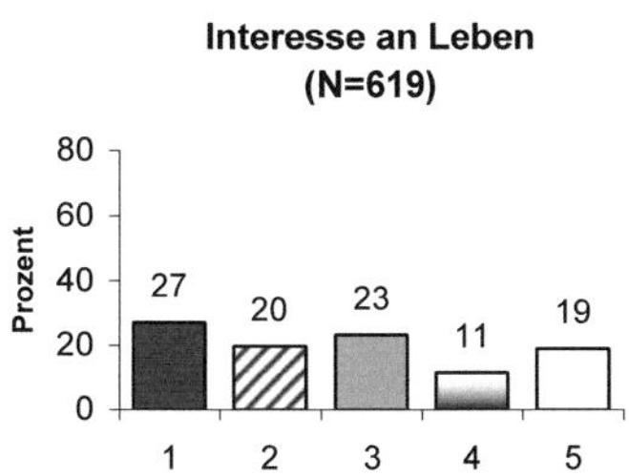

Abb. 44: Interesse an Leben

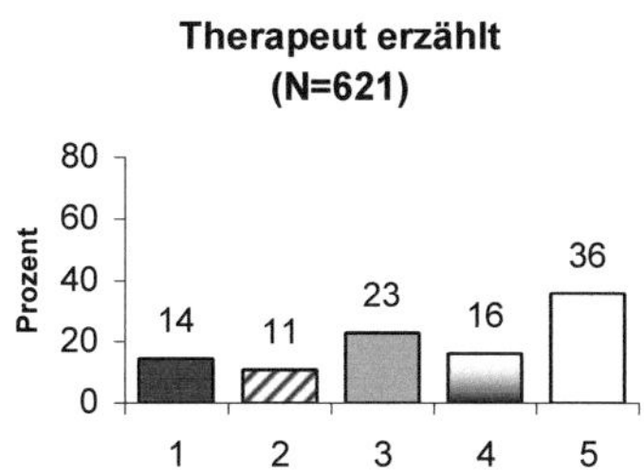

Abb. 45: Therapeut erzählt von sich

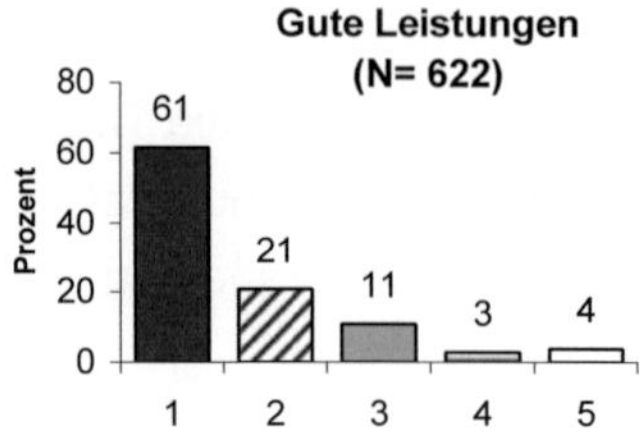

Abb. 46: Gute Leistungen

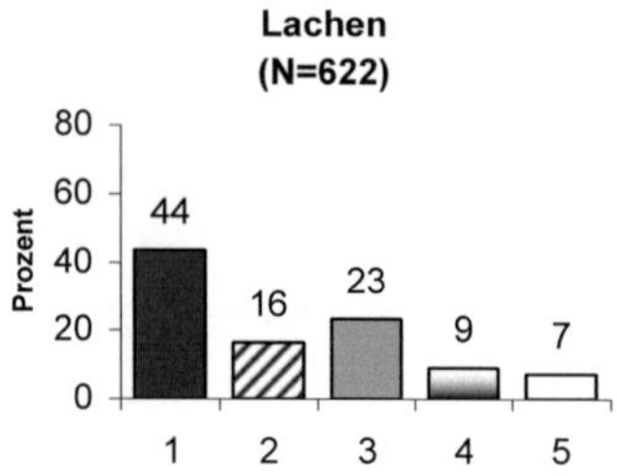

Abb. 47: Lachen

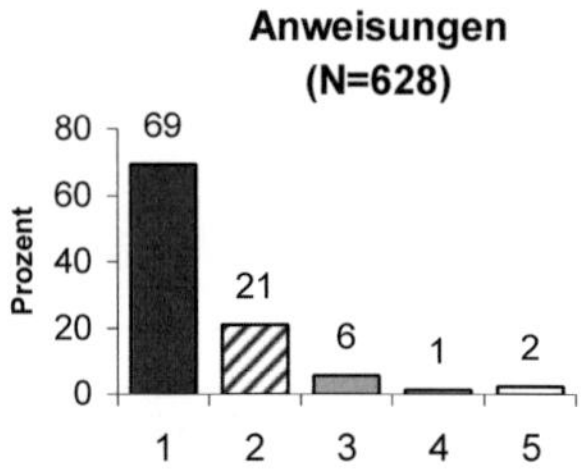

Abb. 48: Klare Anweisungen

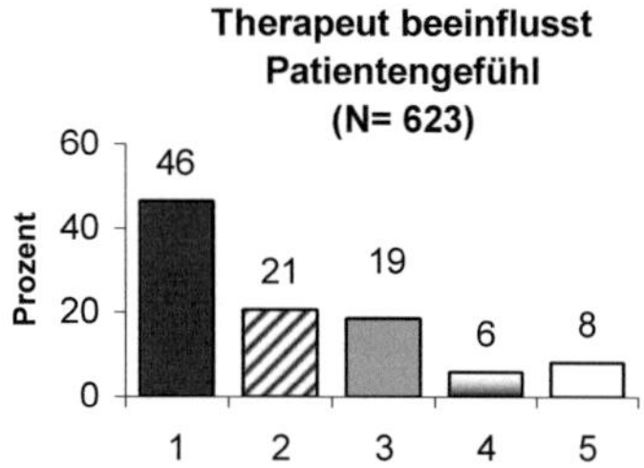

Abb. 49: Therapeut beeinflusst Gefühl

Die Bedürfnisse der Patienten, hinsichtlich eines guten Gefühls und Motivation zur Mitarbeit, sind eine ruhige Arbeitsatmosphäre mit 92%, klare Anweisungen mit 90%, ein gutes Zuhörverhalten des Therapeuten mit 86% sowie das Anleiten zu guten Leistungen mit 82% Zustimmung und weitgehender Zustimmung.

Das Verhalten des Therapeuten beeinflusst nach Ansicht von 67% der Patienten das Gesundheitsgefühl zumindest weitgehend.

Für 60% der Patienten ist das Lachen während der Therapie ein mindestens weitgehend wichtiges Kriterium für Wohlgefühl und Motivation.

Der Anteil der Patienten, die von den Therapeuten ein Interesse an den Lebensumständen erwarten, beträgt 47%. Nur ein Viertel der Befragten wünscht sich Informationen über das Privatleben des Therapeuten.

(vgl. Abb. 50, hierbei wurden die Werte ‚1' und ‚2' zusammengefasst)

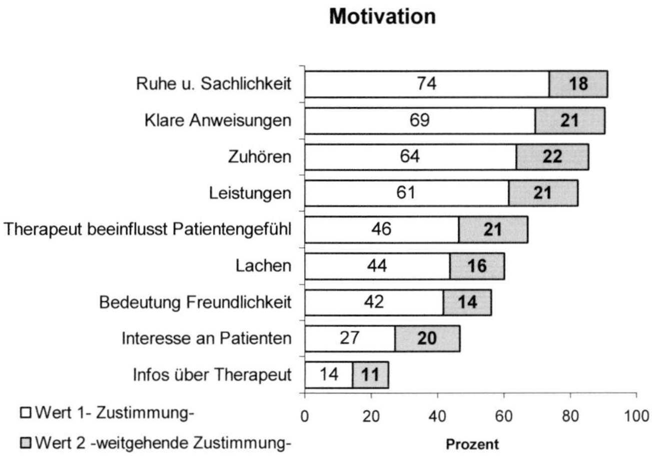

Abb. 50: Therapiemotivation (Werte 1 und 2, Prozentangaben gerundet)

Aus diesen Ergebnissen lassen sich konkrete Handlungsempfehlungen an die Therapeuten ableiten. Gerade die zentrale Bedeutung von Ruhe während der Therapieeinheiten beinhaltet, dass Störungen von Außen möglichst zu vermeiden sind, um ein gegenseitiges Einlassen auf die Therapie zu gewährleisten.

Des Weiteren sind klare Anweisungen den Patienten wichtig.

Dies bestätigt die Ergebnissen hinsichtlich der Besprechung von Therapiezielen und genauen Übungsanweisungen.

Ein gutes Zuhörverhalten ist ebenso wichtig, wie auch die Patienten zu Leistungen anzuspornen.

Eine grundlegende Aussage ist, dass die Therapeuten durch ihr Verhalten bei den Patienten das gesundheitliche Empfinden beeinflussen.

Dies veranschaulicht einmal mehr die zentrale Bedeutung des Therapeutenverhaltens, welches zumindest teilweise auf das wahrgenommene Gefühl des gesundheitlichen Zustandes von 86% der befragten Patienten einwirkt. (vgl. Abb. 49)

7.1.5 Erwartungen an das Therapeutenverhalten

Die Erwartungen, was der Therapeut für ein Gelingen der Therapie unbedingt beitragen muss, konzentrieren sich auch an dieser Stelle auf ein empathisches Verhalten, Informationen, Kompetenz, Motivation, Therapieorganisation und Freundlichkeit:

Ergebnisse der Frage:

<u>Was sollte Ihre Therapeut/Ihr Therapeut unbedingt tun, damit Ihre Therapie gelingt?</u>

Antworten: (Mehrfachnennungen waren möglich. Die Prozentangaben beziehen sich auf die Anzahl der ausgefüllten Fragebögen.)

1. Eingehen auf persönliche Belange, eine individuelle Behandlung und an die Bedürfnisse angepasste Übungen
2. Informationen, Erklärungen, Beratung
3. Kompetenz, wirksame Übungen, Diagnostik, Kontrolle
4. Motivation, Ermutigung, Lob,
5. Freundlichkeit, Geduld, Optimismus
6. Organisation und Planung

(vgl. Abb. 51)

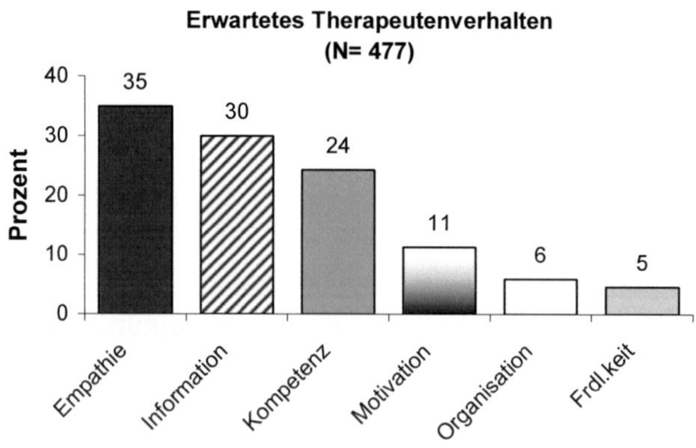

Abb. 51: Erwartetes Therapeutenverhalten (Prozentangaben gerundet)

Demnach sind die drei zentralen Säulen des erwarteten Therapeutenverhaltens eine empathische, auf die individuellen Bedürfnisse des Patienten eingehende Kommunikation und Therapiegestaltung, ein verständliches Informieren, Erklären und Beraten sowie ein fachkompetentes Wissen, das an wirksamen Übungen und an einer eingehenden Diagnostik für die Patienten erkennbar ist.
Die Patientenerwartungen bezüglich Motivation, Ermutigung, Unterstützung, Lob und verständnisvolles Zuhören werden in einem eigenständigen Kriterium zusammengefasst und aufgeführt. Da diese Beschreibungen von ca. einem Zehntel der Patienten zusätzlich zu einem erwarteten empathischen Verhalten angegeben werden, sind sie separat erfasst.
Auch in der Therapiebewertung stellt das Ermutigen ein wichtiges Kriterium dar. (vgl. Kapitel 7.2.1 u. 7.3.5)

Zudem gaben 8% der Patienten an, dass sie mit ihrem Therapeuten zufrieden sind.

Des Weiteren werden Freundlichkeit und Optimismus von 5%, Ruhe von 4%, Humor von 3% sowie Konsequenz und Gewissenhaftigkeit von 2% der Patienten als wichtige Verhaltenskriterien genannt.

7.1.6 Patientenbeitrag für den Therapieerfolg

Die Diskussion um eine aktive Patientenrolle macht es erforderlich, auch die Meinung der Akteure einzuholen, um für die verschiedenen Behandlungs- und Therapiekontexte konkrete Aussagen zu erhalten, welchen Beitrag Patienten aus ihrer Sicht für ein Gelingen der Behandlung leisten können und wollen.

Ergebnisse der Frage:

Was können Sie als Patientin/als Patient beitragen, damit Ihre Therapie gelingt?

Antworten: (Mehrfachnennungen waren möglich. Die Prozentangaben beziehen sich auf die Anzahl der ausgefüllten Fragebögen.)

1. Zu Hause üben
2. Während der Therapie aktiv mitarbeiten
3. Die Anweisungen des Therapeuten befolgen
4. Positives Denken
5. Gespräche über Therapie und persönliches Befinden
6. Vertrauen zum Therapeuten
7. Gesunde Lebensführung

Für ca. 40% der Patienten ist das eigene Üben und für ca. 30% die Mitarbeit die wichtigsten Beiträge zum Gelingen der Therapie.
Von einem Viertel der Patienten ist das Befolgen von Anweisungen und das Einhalten der Termine von Bedeutung.
Die Bereitschaft über das persönliche Empfinden in der Therapie zu sprechen sowie Rückmeldungen an den Therapeuten zu geben, wie die Therapie geholfen hat, wurden von 16% der Patienten als eigene Beiträge zum Gelingen der Therapie genannt.

Nur für einen kleinen Anteil der Patienten ist das Vertrauen zum Therapeuten als Eigenanteil am Therapieerfolg bedeutend. Dies ist insofern von Interesse, weil das Vertrauen darauf, dass der Therapeut die richtigen Methoden auswählt, für die Bewertung des Therapieerfolges von Bedeutung ist. (vgl. Kap. 7.3.2)

Auch eine gesunde Lebensweise ist den Patienten als Beitrag von geringer Bedeutung.
Nach diesen Angaben ist die eigene Aktivität der wichtigste Eigenanteil, der zum Gelingen der Therapie beiträgt.
Doch auch das Befolgen der Anweisungen der Therapeuten ist den Patienten wichtig. Dies deckt sich mit den Antworten zu den Erwartungen, dass hauptsächlich die Therapeuten Entscheidungen treffen sollten. (vgl. Kapitel 7.1.1)
Des Weiteren werden eine positive Grundeinstellung und eine Reflektion im Gespräch als Therapie fördernd angesehen. (vgl. Abb. 52)

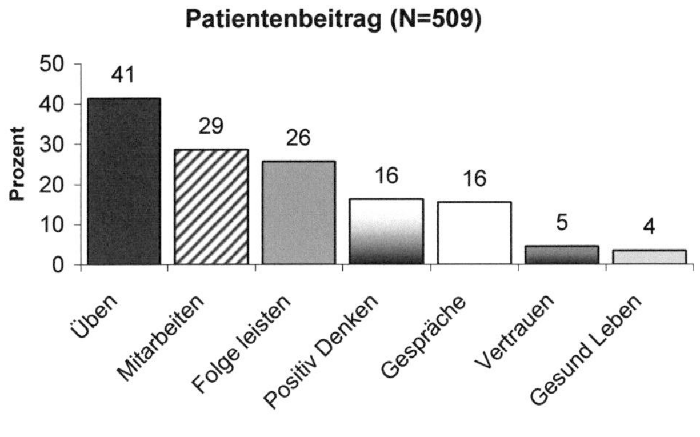

Abb. 52: Patientenbeitrag (Prozentangaben gerundet)

Zusammengefasst sind eine aktive Mitarbeit sowie das Befolgen von Anweisungen und Einhalten der Termine die zentralen Patientenbeiträge zu einem Therapieerfolg. Dies entspricht einem Selbstverständnis der Patienten in diesem Kontext, das sich in einem engagierten Befolgen der Therapeutenanweisungen ausdrückt. Die eigenen möglichen Anteile eines Therapieerfolgs, z. B. eine gesunde Lebensweise und Präventionsmaßnahmen wie Bewegung und Sport, bleiben unbeachtet.

An dieser Stelle besteht die Möglichkeit, wenn nicht sogar die Notwendigkeit, die Patienten dahingehend zu informieren und zu motivieren, eigene therapiefördernde und präventive Maßnahmen und Aktivitäten in ihren Alltag zu integrieren. Wenn den Patienten auch in diesem Kontext eine aktive Rolle bei der Behandlung und der Verbesserung des Gesundheitszustandes zugesprochen werden soll, benötigen sie im ersten Schritt fachkompetente Informationen, Beratung und Motivierung, diese selbständigen Anteile der Therapiearbeit auch wahrzunehmen.

Andernfalls bleiben sie in der passiven Patientenrolle haften, befolgen lediglich die Anweisungen und geben die Verantwortung für die Verbesserung ihres Gesundheitszustandes an den Therapeuten ab.

7.1.7 Therapieerfolg aus Patientensicht

Die Frage was eintreten muss, damit eine Therapie als gelungen erlebt wird, verdeutlicht die Erfolgskriterien und die Erwartungshaltung der Patienten.

Ergebnisse der Frage:

Ihre Therapie ist gelungen, wenn:

Antworten: (Mehrfachnennungen waren möglich. Die Prozentangaben beziehen sich auf die Anzahl der ausgefüllten Fragebögen)

1. Besserung des Gesundheitszustands und der Beweglichkeit
2. Schmerz- und Beschwerdefreiheit
3. Schmerz- und Beschwerdelinderung
4. Zufriedenheit
5. Umgang mit der Krankheit, Bewältigung
6. Zielerreichung
7. Heilung

Nahezu 40% der Antworten fallen jeweils auf eine Verbesserung des Gesundheitszustandes/der Beweglichkeit und auf eine Beschwerde-/ Schmerzfreiheit oder Linderung.

Somit wird eine Therapie dann als gelungen bewertet, wenn sich des gesundheitliche Befinden, bzw. die Beweglichkeit des Patienten zumindest verbessert hat.

Die Zufriedenheit, das Bewältigen der Einschränkungen und eine Zielerreichung sind weitereeher untergeordnete Ziele, die von 12 und 10% der Befragten mit der Therapie erfüllt werden sollen.

Ein Zehntel der Patienten erwartet eine vollständige Wiederherstellung des Gesundheitszustandes. (vgl. Abb. 53)

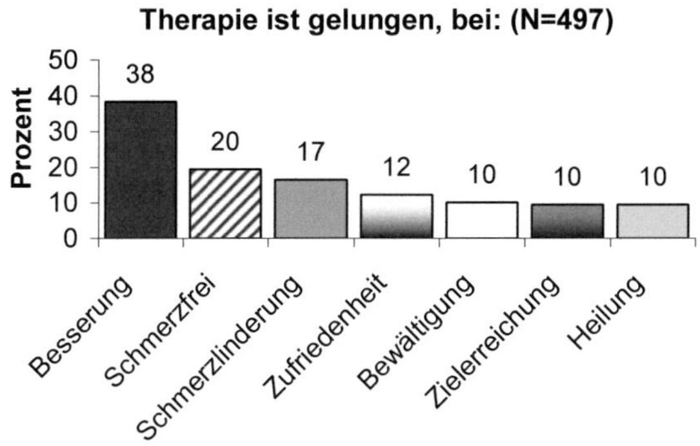

Abb. 53: Erwartungen an Therapieerfolg (Prozentangaben gerundet)

Diese Erfolgskriterien zentrieren sich um die Verbesserung des Gesundheitszustands. Somit ist das Therapieziel eindeutig an messbaren Parametern festgelegt. Dies ist insofern interessant, da für die Bewertung einer Therapie in erster Linie interaktionale und kommunikative Kriterien von Bedeutung sind. (vgl. Kap. 7.2.1; 7.3)
Das bedeutet letztendlich, dass ein evidenter Therapieerfolg erwartet wird. Die Bewertung der Therapie erfolgt jedoch aufgrund der kommunikativen und empathischen Fähigkeiten des Therapeuten.

Obwohl gerade die Zufriedenheit als wichtiger Outcomeparameter in den Untersuchungen im Zentrum der Aufmerksamkeit steht, spielt sie für die Patienten als Behandlungserfolgskriterium eine eher untergeordnete Rolle. Dies bestätigt die Ergebnisse der Untersuchung von Fitzpatrick u.a., (1998), die ebenfalls Dimensionen der Gesundheit, wie physische Aktivität, kognitive Funktionen und das Wohlempfinden als für die Patienten wichtigste Ergebnisparameter festgestellt haben.

7.1.8 Entscheidungsmöglichkeiten

Die Frage, ob bei einer erneuten Therapie die Patienten mehr Selbstentscheidungsmöglichkeiten wollen, wird weitgehend negativ beantwortet.

Nur 7% der Befragten wollen in einer weiteren Therapie auf jeden Fall mehr Möglichkeiten zur Entscheidung, weitere 8% stimmen noch zu.
64% der Patienten lehnen erweiterte Entscheidungsmöglichkeiten weitgehend ab.
Ein Fünftel der Patienten wünschen zumindest teilweise mehr Entscheidungen selbst treffen zu können.
Ein Votum auf der Mitte der Skala ist zudem der Platz für eine nicht eindeutige Positionierung, so dass bei diesem mittlerem Wert die ‚Tendenz zur Mitte' beachtet werden sollte. (vgl. Abb. 54)

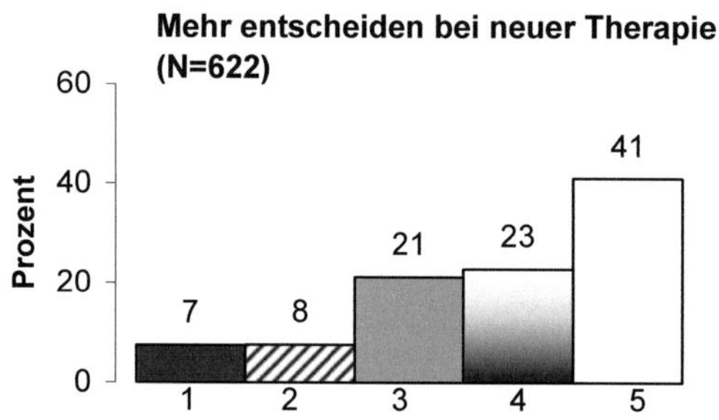

Abb.54: Entscheidungswunsch (1= ja, auf jeden Fall; 2= ja; 3= zum Teil; 4= eher nicht; 5= nein, auf keinen Fall; Prozentangaben gerundet)

Zusammenfassend bestätigt diese Antworttendenz die Patientenpräferenzen, dass die Therapeuten über Therapiemethodik und Auswahl der Übungen entscheiden sollen, nachdem die individuellen Bedürfnisse der Patienten erfasst wurden. Nach diesem Ergebnis votieren die Patienten gegen erweiterte Entscheidungsmöglichkeiten.
Die Therapeuten erhalten demnach folgenden Arbeitauftrag:
Erfasst die Bedürfnisse der Patienten, geht auf individuelle Wünsche und Bedürfnisse ein, wählt danach die wirksamste Methodik aus und gestaltet die Übungen dementsprechend.

Weitere Ergebnisse zu Zusammenhängen zur Entscheidungsfindung: (vgl. Kap. 7.7; 7.9; 7.10)

7.2 Therapiebewertung

7.2.1 Bewertung der Therapieinhalte

Für die Analyse von Defiziten ist die Beurteilung der Erfahrungen, die Patienten in ihrer Therapie machen, von zentralem Interesse. Für diesen Kontext wurden 15 Items abgefragt, wie die Patienten die Therapeutenkommunikation und die erhaltenen Informationen, die Kompetenz, den Therapieerfolg, wie gut sie sich von ihrem Therapeuten angenommen, verstanden und motiviert fühlen, bewertet.
Die besten Beurteilungen erhielten mit über 80% sehr guter Bewertung die Kompetenz der Therapeuten, die Freundlichkeit, das Zuhörverhalten, der Respekt und die Akzeptanz als Mensch.
Über 70% der Patienten erteilten dem Verständnis für ihre Bedürfnisse eine sehr gute Bewertung.
Die Angemessenheit des Therapieziels, verständliche Erklärungen, Ermutigung in der Therapie sowie die erhaltenen Informationen über Behandlungsmöglichkeiten wurden von mindestens 60% der Patienten mit sehr gut bewertet.
Das Einfühlungsvermögen der Therapeuten, Informationen über Selbsthilfe, die Berücksichtigung von Patientenwünschen und der Therapieerfolg erhielten von der Hälfte der Befragten eine sehr gute Beurteilung.
Die wenigsten sehr guten Bewertungen von 44% der Patienten erhielten die Informationen über die Auswirkungen der Erkrankung.

Die fünfzehn abgefragten Beurteilungen hinsichtlich des Therapeutenverhaltens sind in den folgenden Diagrammen dargestellt. (vgl. Abb. 55 – 69)

(Die Bedeutung der Werte: 1= sehr gut; 2= gut; 3=zum Teil gut; 4= kaum gut; 5= nicht gut; Prozentangaben gerundet)

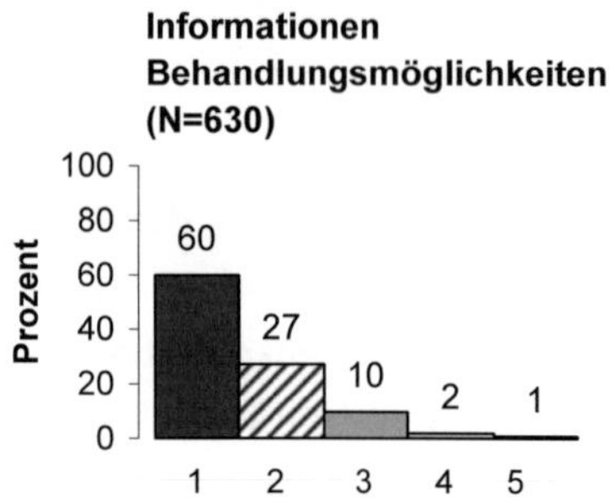

Abb. 55: Behandlungsmöglichkeiten

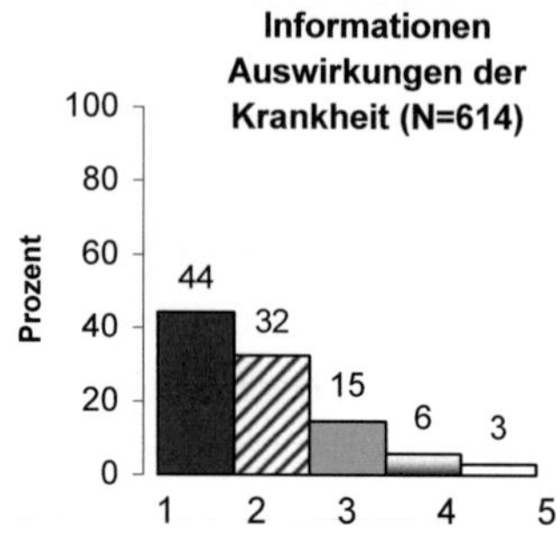

Abb. 56: Auswirkungen der Krankheit

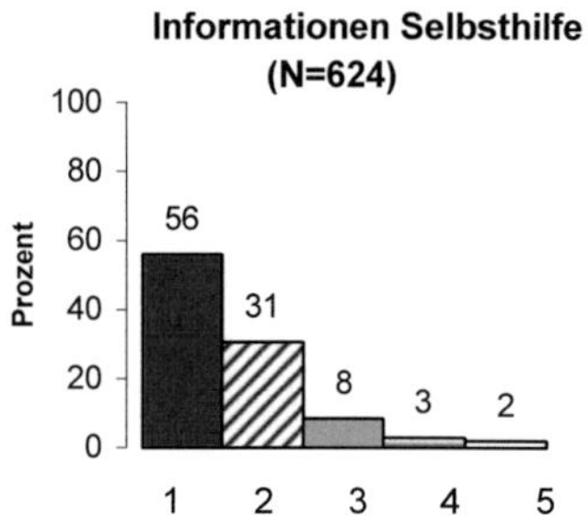

Abb. 57: Selbsthilfe

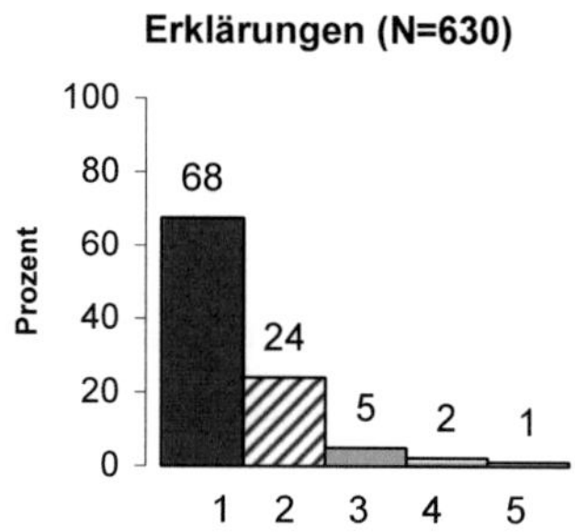

Abb. 58: Erklärungen

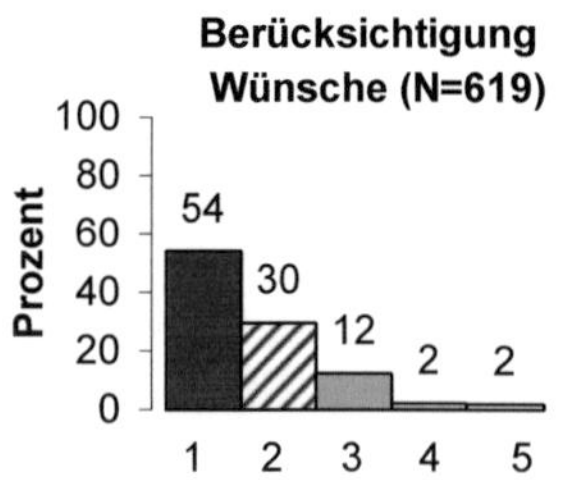

Abb. 59: Wünsche

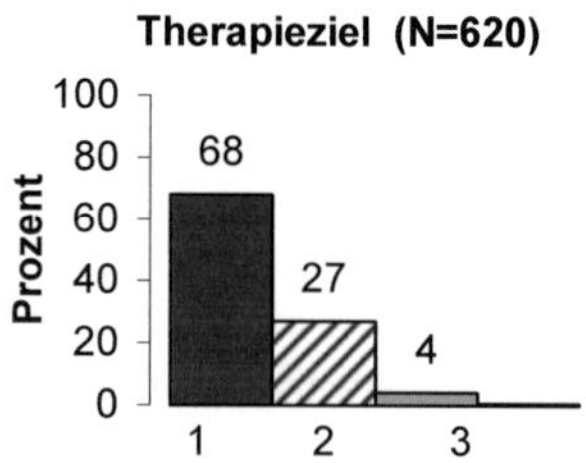

Abb. 60: Therapieziel

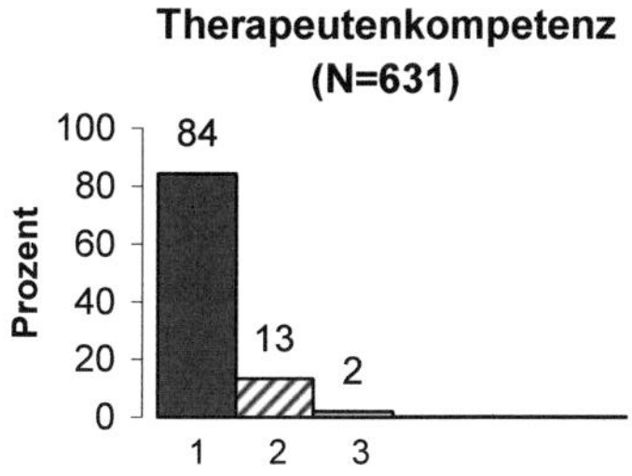

Abb. 61: Therapeutenkompetenz

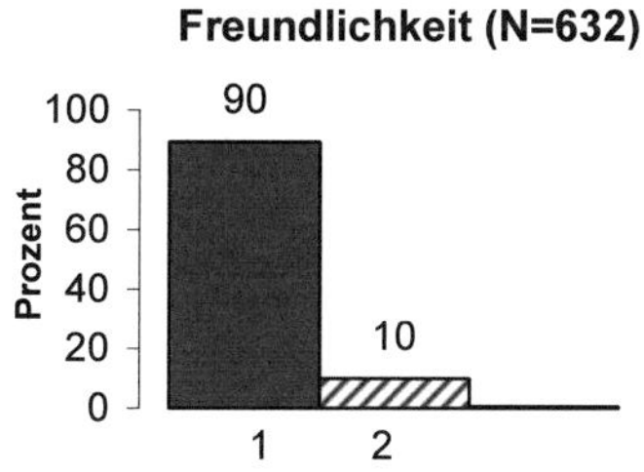

Abb. 62: Freundlichkeit

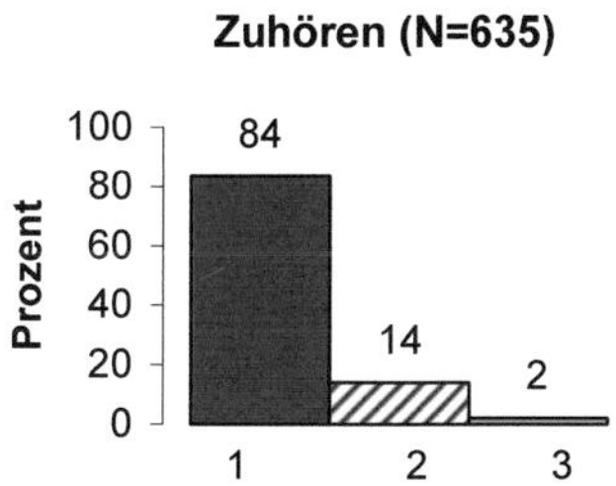

Abb. 63: Zuhörverhalten

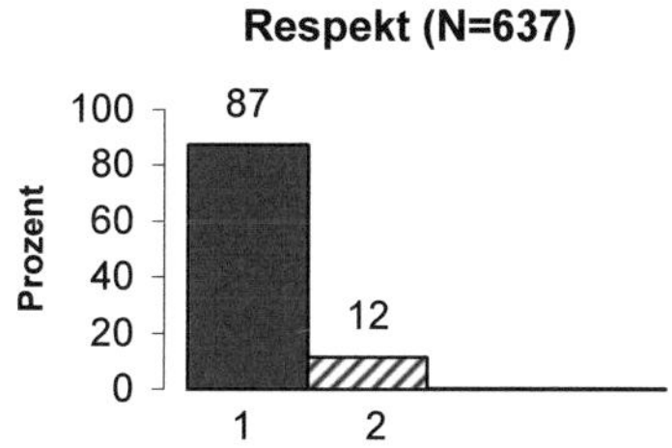

Abb. 64: Respekt

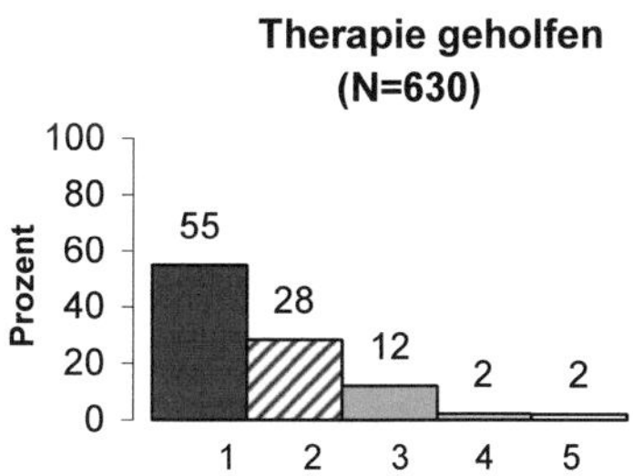

Abb. 65: Therapieerfolg

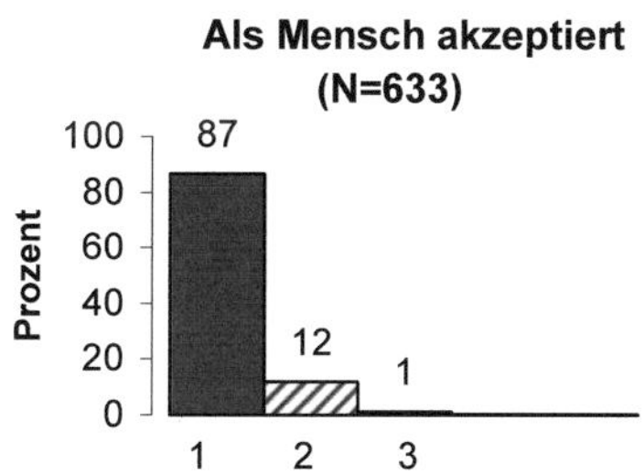

Abb. 66: Akzeptanz als Mensch

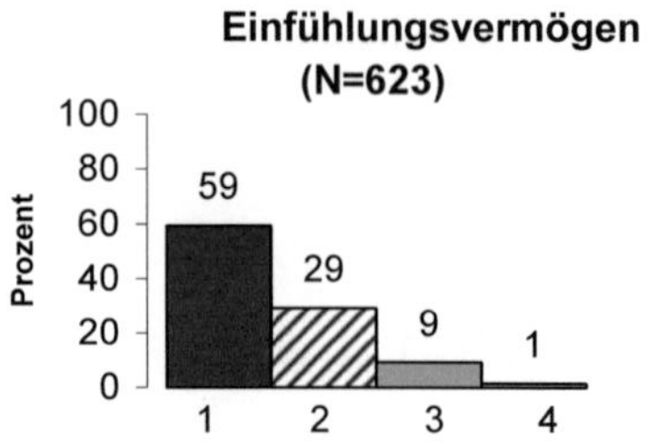

Abb. 67: Einfühlungsvermögen

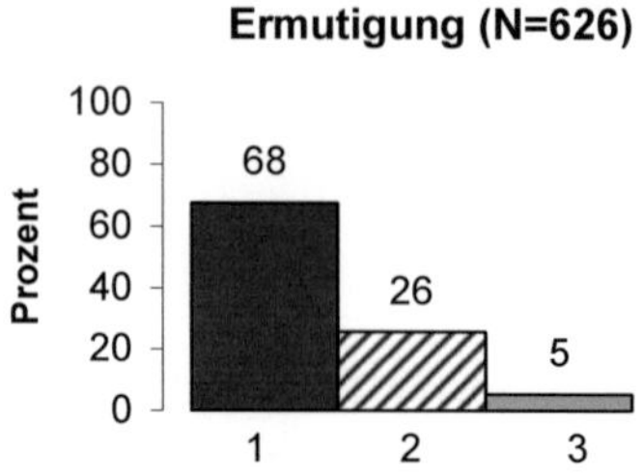

Abb. 68: Ermutigung

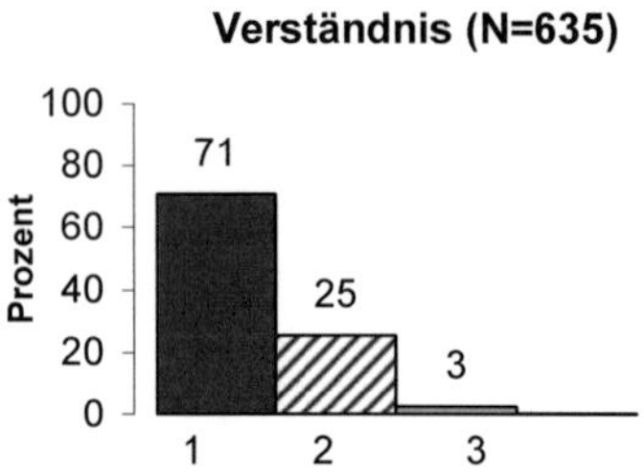

Abb. 69: Verständnis

Bei diesen Ergebnissen ist zu beachten, dass die Beurteilungen auf den ersten Blick in der Mehrzahl sehr gute und gute Werte aufweisen. Doch schon ab einer ‚nur' guten Beurteilung versteckt sich ein Verbesserungspotential.
Daraus ergibt sich gemäß diesen Werten noch deutliche Verbesserungsmöglichkeiten bei den Information, Erklärungen, bei den an einem den Patientenbedürfnissen ausgerichtetes Therapieziel, beim Einfühlungsvermögen, bei der Ermutigung und dem Verständnis des Therapeuten für die Lage des Patienten.
Eine besondere Beachtung gilt dem Ergebnis der Frage nach dem Therapieerfolg. Hier beurteilen nur 55% der Patienten, dass ihnen die Therapie sehr gut geholfen hat. Mit dem zweit-besten Wert beurteilen noch 28% ihre Therapie.

In dieser Befragung haben 127 Patienten alle Bewertungskriterien der Frage (8a-o) des Fragebogens mit einem sehr guten Wert beurteilt. Dies ist ein Anteil von nahezu 20%.
Anhand der Antworten ist es nicht möglich, die Patienten, die ihre Erfahrungen tatsächlich als sehr gut beurteilen, von denen zu trennen, die keine Kritik äußern mochten, obwohl es ggf. Beanstandungen gab.
Dieser mögliche Effekt eines Antwortverhaltens gemäß einer angenommenen ‚sozialen Erwünschtheit' ist jedoch nicht belegbar.
Dennoch soll an dieser Stelle zur Ansicht und zur Diskussionsanregung aufgezeigt werden, wie das Ergebnis der Therapiebewertung ausfällt, wenn die Fragebögen mit ausschließlich sehr guten Bewertungen ausgeschlossen werden.
Dies soll anhand eines Vergleichs geschehen: In den Diagrammen sind die Ergebnisse der Gesamtbefragung neben den Ergebnissen dargestellt, aus denen vorab alle Fragebögen ausgeschlossen wurden, in dem alle 15 Items mit dem Wert -1- bewertet worden sind. Verblieben sind alle Fragebögen, die mindestens eine Frage der Therapiebeurteilungen mit dem Wert -2- oder schlechter bewertet haben.

Bei dieser Berechnung fallen die Bewertungen einzelner Behandlungskriterien deutlich weniger positiv aus.
Am deutlichsten sichtbar wird es bei den Informationen über Auswirkungen der Erkrankung, deren Bewertung sich um 14% beim Wert -1- verschlechtert.

Die Berücksichtigung von Patientenwünschen und die Bewertung des Therapieerfolges sinken jeweils um mehr als 11%, Informationen über Behandlungsmöglichkeiten und über Selbsthilfe sowie die Beurteilung des Einfühlungsvermögens des Therapeuten um 10%.
Eine schlechtere Bewertung um 8% ist demnach bei dem Verständnis für Patientenbelange, Ermutigung, ein angemessenes Therapieziel sowie Erklärungen zu verzeichnen. (vgl. Abb. 70 - 84; Prozentangaben gerundet)

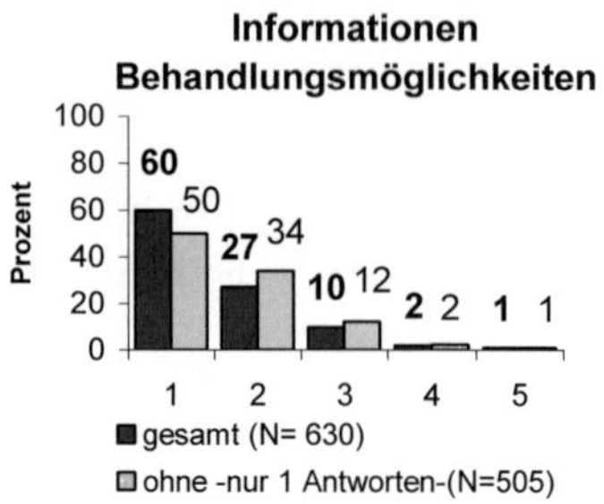

Abb. 70: Informationen
Behandlungsmöglichkeiten a

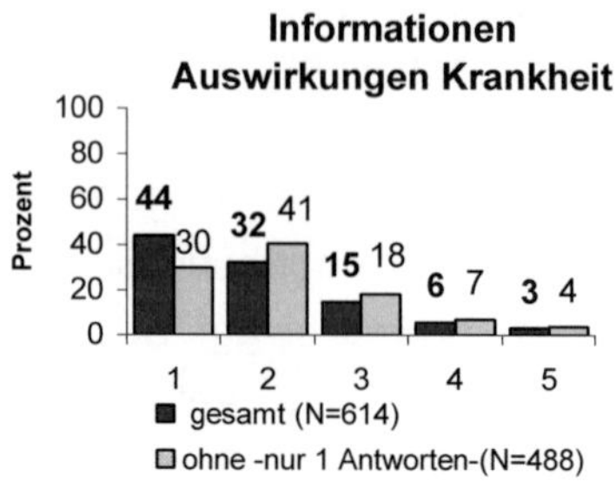

Abb. 71: Informationen
Auswirkung Krankheit a

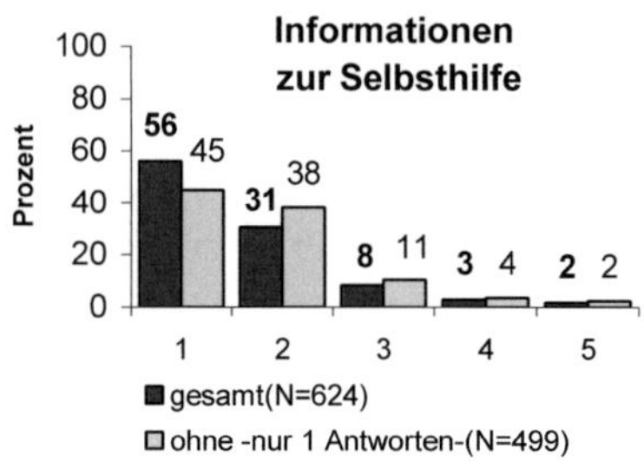

Abb. 72: Informationen
Selbsthilfe a

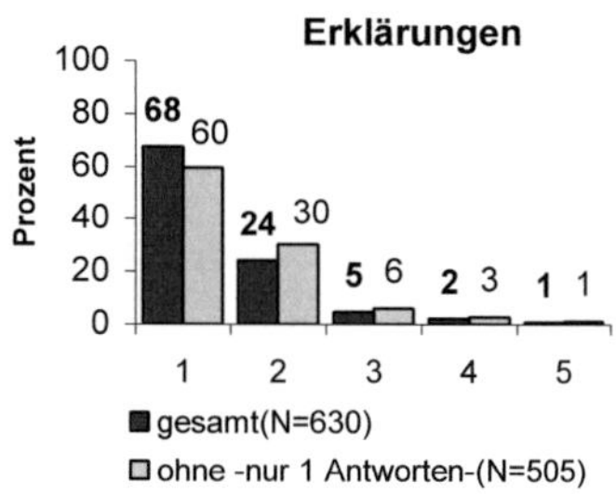

Abb. 73: Erklärungen a

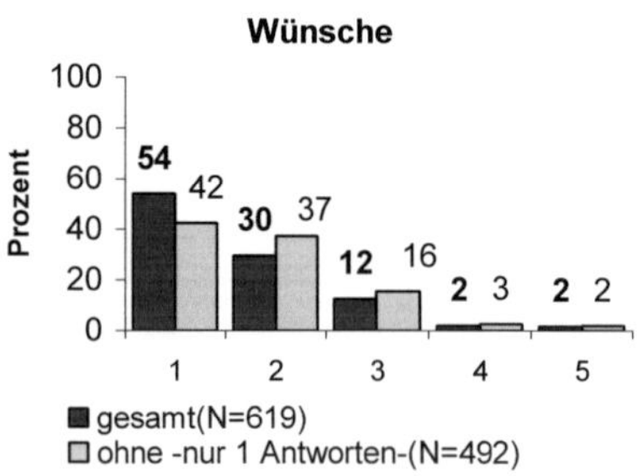

Abb. 74: Wünsche a

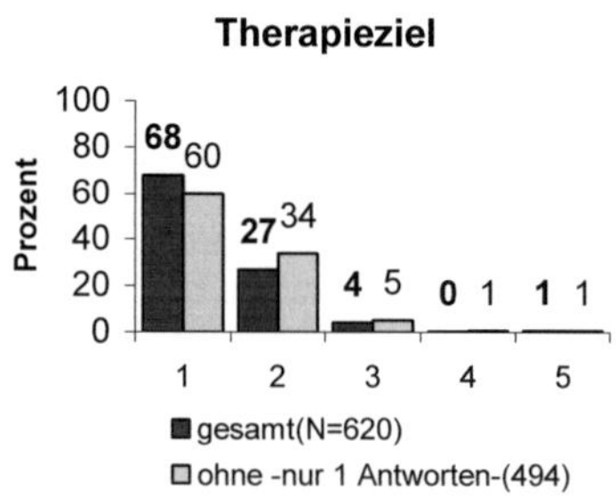

Abb. 75: Therapieziel a

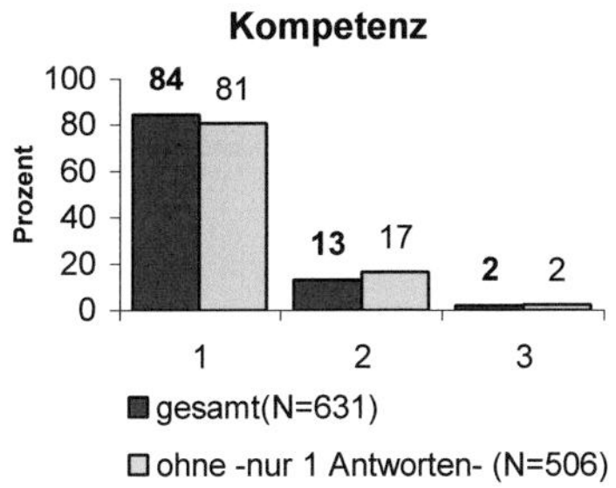

Abb. 76: Kompetenz a

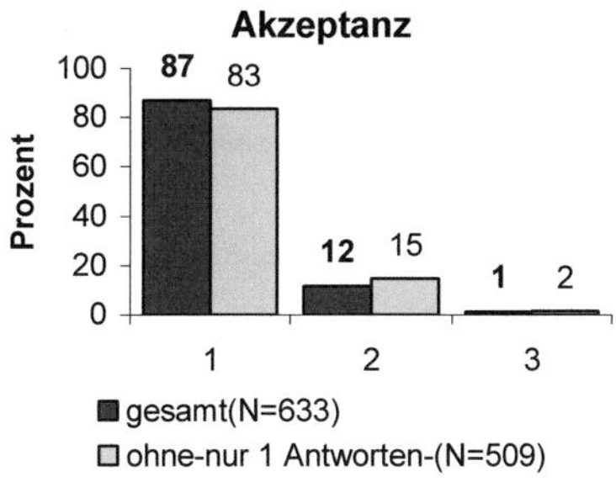

Abb. 77: Akzeptanz a

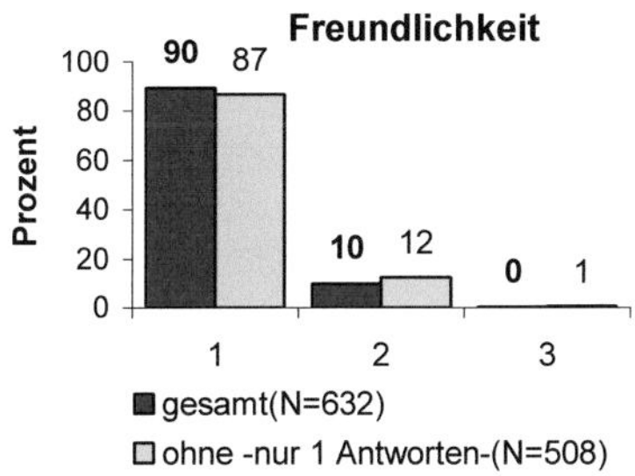

Abb. 78: Freundlichkeit a

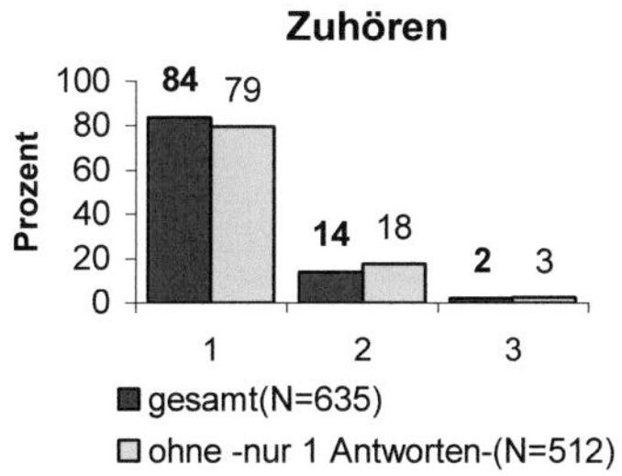

Abb. 79: Zuhörverhalten a

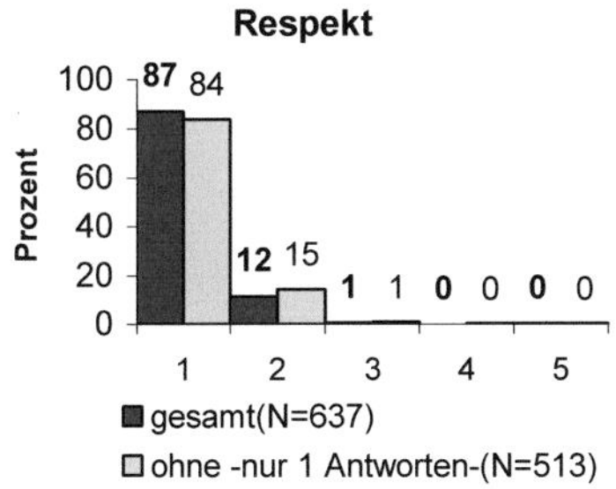

Abb. 80: Respekt a

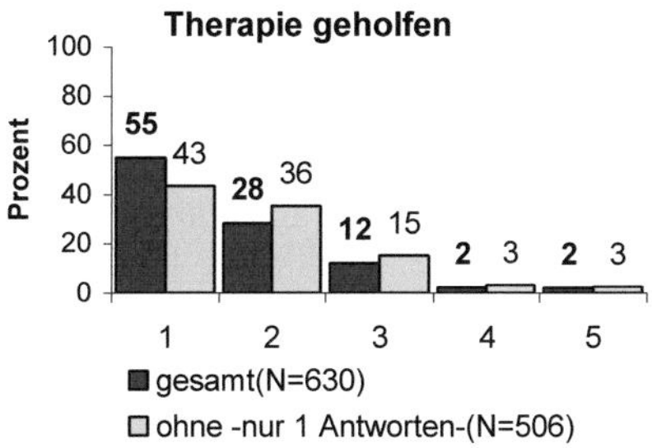

Abb. 81: Therapieerfolg a

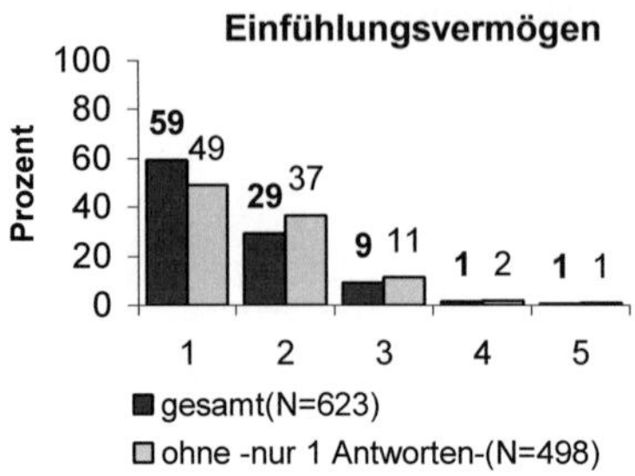

Abb. 82: Einfühlungsvermögen a

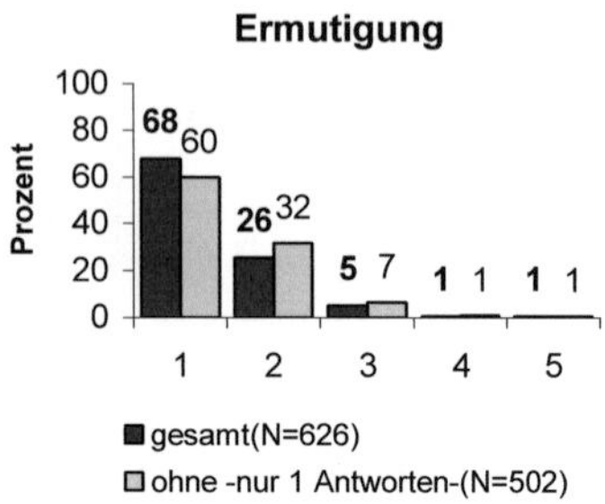

Abb. 83: Ermutigung a

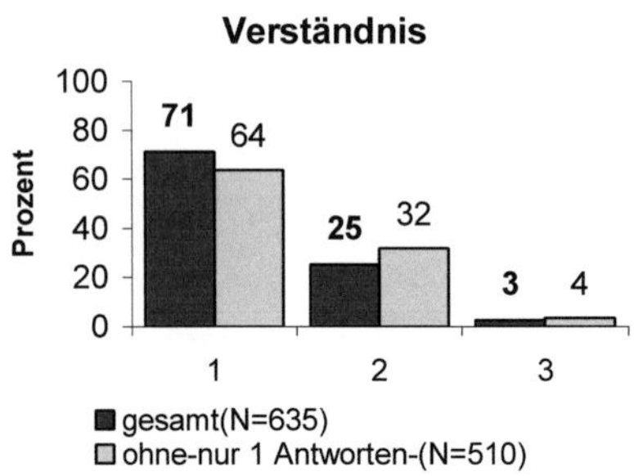

Abb. 84: Verständnis a

Festzuhalten ist bei dieser Berechnung, dass:

1. 20% aller Patienten ihre Therapie ohne Ausnahme insgesamt als sehr gut beurteilt haben.
2. bei Ausschluss dieser 20% die sehr gute Bewertung der einzelnen Therapiekriterien um mindestens 8% und maximal um 14% sinkt.

Die Annahme dieses schlechteren Ergebnisses kann zur Auffindung von Defiziten und Verbesserungspotentialen beitragen.

Bemerkenswert erscheint in diesem Zusammenhang, dass die Kriterien mit dem höchsten Werteabfall auch den höchsten Zusammenhang mit der Gesamtbeurteilung aufweisen, also für die Gesamtbewertung am wichtigsten sind. (vgl. Kapitel 7.3.5)

7.2.2 Gesamtbewertung

Nachdem der Focus auf die Bewertung der einzelnen Therapiekriterien gerichtet war, geht es nun darum, die Gesamtbewertung zu verifizieren. Dazu wurden die Werte der fünfzehn Kriterien zusammengefasst (Frage 8a-o) und die Antworten auf der Skala von eins bis fünf zusammengerechnet. Die kleinste Summe daraus beträgt ‚15', wenn alle Kriterien jeweils mit einer 1 bewertet wurden. Der höchste, und demnach schlechteste Wert beträgt ‚51'.
Der Mittelwert, berechnet aus allen Antworten ist ‚19'.
Für die Therapiebewertung wurde dieser Mittelwert herausgenommen und alle Werte darunter (15 - 18) zur Note ‚1', als sehr gute Bewertung zusammengefasst.
Alle Werte ab ‚20' wurden zu der Note ‚2', welche eine weniger gute Bewertung bezeichnet. (vgl. Abb. 85)

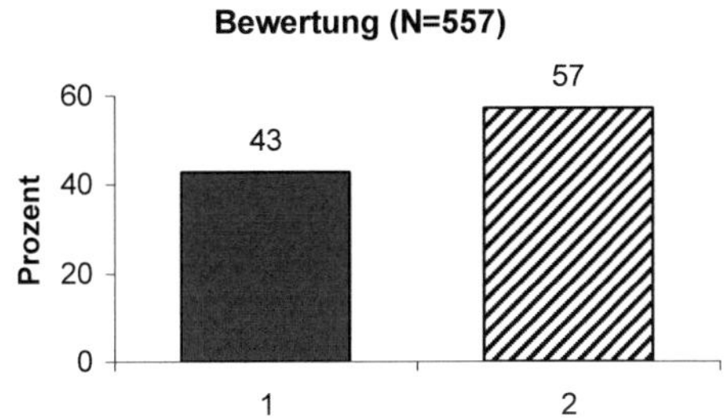

Abb.85: Therapiebewertung (Prozentangaben gerundet)

Das Ergebnis belegt, dass für mehr als die Hälfte der Patienten in der Therapiegestaltung und der Interaktion mit den Therapeuten Verbesserungspotential besteht.
Interessant ist in diesem Zusammenhang auch die unterschiedliche Bewertung von Frauen und Männern und vor allem zwischen den jüngeren und den älteren Patienten. An dieser Stelle wird eindeutig belegt, dass Patienten unter 50 Jahre der Interaktion mit ihren Therapeuten deutlich weniger gute Bewertungen geben, als die Patienten ab 60 Jahre. Die Patienten ab 70 Jahre hingegen bewerten ihre Therapieerfahrungen am besten. (vgl. Abb. 86)

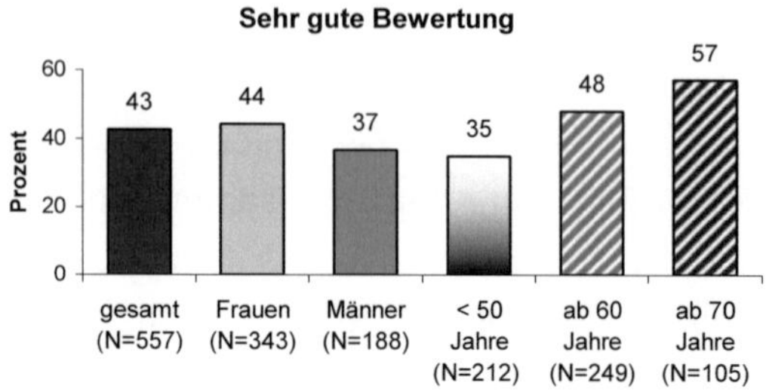

Abb. 86: Sehr gute Bewertung/Geschlecht und Alter (Prozentangaben gerundet)

Da die Patienten, die alle Therapiekriterien als sehr gut bewerten, nach diesen Ergebnissen als gut versorgt gelten können, rücken die Therapiekriterien mit Verbesserungspotential in den Mittelpunkt. Dies sind insbesondere diejenigen, die eine weniger gute Beurteilung erhalten haben und die für die Gesamtbewertung der Therapie am bedeutsamsten sind: die Informationen über die Auswirkungen der Erkrankung und über Möglichkeiten der Selbsthilfe, die Berücksichtigung von Patientenwünschen und das Einfühlungsvermögen. (vgl. Kapitel 7.2.1 u. 7.3.5)

Bleiben nochmals die ‚nur 1 Antworten' unberücksichtigt, ergibt die Berechnung, dass nicht einmal ein Drittel der verbliebenen Patienten ihre Bewertungen im Durchschnitt im sehr guten Bewertungsbereich abgegeben haben. (vgl. Abb. 87)
Auch dies ist ein Indiz für die Wichtigkeit einer dezidierten Analyse der Therapiebeurteilung einzelner Kriterien, die aus Patientensicht noch optimierbar sind.

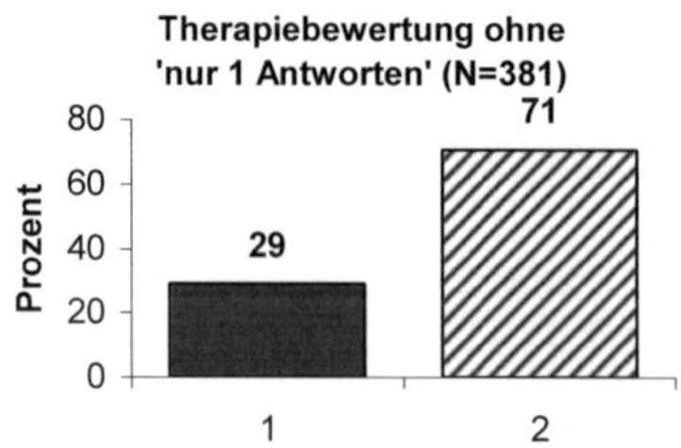

Abb. 87: Therapiebewertung ohne ‚nur 1 Antworten' (Prozentangaben gerundet)

7.3 Bivariate Zusammenhänge

Nachdem in den vorangegangenen Kapiteln die Anzahl und die Verteilung der Patientenantworten dargestellt worden sind, soll im Folgenden der Focus auf die Details Aufschluss darüber geben:

- welche Zusammenhänge zwischen Patientenmerkmalen und Bedürfnissen mit der Therapiebewertung bestehen,
- welche Therapiekriterien für die Gesamtbewertung von zentraler Bedeutung sind,
- welche Zusammenhänge mit dem Verständnis des Therapeuten, mit der Kompetenz, mit dem Therapieerfolg und mit Entscheidungen bestehen.

Hervorgehoben sind insbesondere die Korrelationswerte ab (0,4), die einen mittleren Zusammenhang belegen sowie insbesondere diejenigen, die einen hohen Zusammenhang bei einem Wert ab (0,7) aufzeigen.

Die Untersuchung von Zusammenhängen mit den vorab geäußerten Bedürfnissen der Patienten und der Therapiebewertung ergibt erst nach einer Differenzierung sozio-demografischer Merkmale interessante Ergebnisse.
So können in den jeweiligen Altersgruppen und nach der getrennten geschlechtsspezifischen Berechnung partiell mittlere und hohe Zusammenhänge mit der Therapiebewertung, dem Verständnis, der Kompetenz und dem Therapieerfolg nachgewiesen werden.

Für alle Korrelationen gilt:

** Die Korrelation ist auf dem Niveau von 0,01 (2-seitig) signifikant.
* Die Korrelation ist auf dem Niveau von 0,05 (2-seitig) signifikant.
(a) Kann nicht berechnet werden, da mindestens eine Variable konstant ist.

7.3.1 Therapiebewertung und Entscheidungen

Die Fragen nach dem Ausmaß der Mitbestimmung bei der Therapiezielvereinbarung und der Methodenauswahl (Frage 1a-d) ergibt erst stärkere

Zusammenhänge mit der Therapiebewertung ab einem Alter über 70 Jahren, insbesondere bei Männern. Eine gemeinsame Therapieplanung ergibt erst für die Altersgruppe der über 80 Jährigen einen mittleren Zusammenhang, wobei die Therapeuten die Methodik festlegen. (vgl. Tab. 8)

Tab. 8: BivariateZusammenhänge: Therapiebewertung und Entscheidungen

	Bewertung gesamt	Bewertung 70-79 Jahre	Bewertung 80-89 Jahre	Bewertung Männer 70-89 Jahre
Therapeut bestimmt	,260(**) 550	,423(**) 77	,254 27	,510(** ,40
Gemeinsame Therapieplanung	,285(**) 551	,289(*) 76	,541(**) 27	,326(*) 40
Therapeut wählt Methoden	,325(**) 552	,334(**) 77	,669(**) 28	,446(**) 41
Therapie nach Patientenwünschen	,129(**) 550	,070 75	,443(*) 28	0,33 39

Insgesamt lassen sich diese Ergebnisse dahingehend interpretieren, dass das Ausmaß der Mitbestimmung nur eine eher geringe Auswirkung auf die Bewertung der Therapie hat. Dabei zeichnet sich ein verstärkter Wunsch der über 70 jährigen Patienten nach einer Entscheidung der Therapeuten bei der Methodenwahl ab.

7.3.2 Therapiebewertung und Unterstützung

Bei den Fragen was auf Patienten unterstützend wirkt, um Fortschritte zu erzielen (Frage 2a-m), weist das Vertrauen zum Therapeuten die stärksten Zusammenhänge mit der Gesamtbewertung auf.

Danach wirken sich die Verständlichkeit von Erklärungen über den Therapieverlauf auf die Bewertung aus. Die Kriterien wie Vertrauen, Erklärungen und Gespräche haben bei den Patienten über 60 Jahre den stärksten Zusammenhang mit der Therapiebewertung.

Bei den Patienten unter 50 Jahre können nur schwache oder mittlere Zusammenhänge bis (0,4) belegt werden.
Besonders bemerkenswert sind die geringe Auswirkung der therapiespezifischen Kriterien, wie z.B. alltagstaugliche Übungen und das Wissen über die Übungswirkung auf die Therapiebewertung. (vgl. Tab. 9)

Tab.9: Bivariate Zusammenhänge:Therapiebewertung und Unterstützung

	Bewertung gesamt	Bewertung 60-69 Jahre	Bewertung 70-89 Jahre	Bewertung 80-89 Jahre	Bewertung Männer 70-89 Jahre	Bewertung Frauen 60-89 Jahre	Bewertung Frauen 70-89 Jahre
Erklärungen	,295(**) 556	,167(*) 143	,504(**) 105	,595(**) 28	,600(**) 41	,153 134	,388(**) 54
Berücksichtigung Patientenbedürfnisse	,205(**) 553	,204(*) 143	,308(**) 104	,539(**) 27	,177 40	,182(*) 133	,396(**) 54
Gespräche über gesundheitliche Probleme	,306(**) 551	,426(**) 142	,323(**) 103	,497(**) 26	,259 41	,431(**) 131	,333(*) 52
Besprechung Therapieverlauf	,319(**) 551	,351(**) 141	,337(**) 104	,583(**) 27	,245 41	,358(**) 132	,381(**) 53
Übungswirkung ist bekannt	,230(**) 550	,306(**) 141	,388(**) 104	,576(**) 27	,362(*) 41	,257(**) 131	,365(**) 53
Vertrauen	,413(**) 553	,529(**) 143	,641(**) 104	,794(**) 27	,654(**) 41	,629(**) 133	,613(**) 53
Therapeut versteht Bedürfnisse	,314(**) 552	,378(**) 142	,408(**) 104	,513(**) 27	,284 41	,380(**) 132	,496(**) 53
Humor	,291(**) 550	,471(**) 141	,140 104	,200 27	,110 41	,389(**) 132	,109 53
Alltagstaugliche Übungen	,227(**) 550	,323(**) 143	,274(**) 101	,396(*) 27	,173 39	,307(**) 132	,465(**) 51

7.3.3 Therapiebewertung und Therapeutenkompetenz

Auch bei der Frage, woran Patienten Kompetenz erkennen, (Frage 6a-h), können Zusammenhänge mit der Therapiebewertung in mittlerer Stärke nur bei Patienten ab 60 Jahre belegt werden. Hierbei erfolgt eine Differenzierung der Wichtigkeit einzelner Kriterien bei Frauen und Männern.

Demnach haben für Frauen über 70 Jahre das Erkennen von Bedürfnissen, fachliche Informationen und Erklärungen eine größere Bedeutsamkeit für die Therapiebewertung als die Verbesserung der Beschwerden und wirksame Übungen. Für die Männer dieser Altersgruppe beeinflussen die Therapieorganisation und die Fachinformationen die Bewertung der Therapie.
Als bedeutsamste Kriterien für die Therapiebewertung haben sich in diesem Kontext kommunikative und psycho-soziale Aspekte der Therapeutenkompetenz neben der Verbesserung der Beschwerden und wirksame Übungen bei den älteren Patienten erwiesen. Hierbei ist der negative Zusammenhangswert von wirksamen Übungen und der Bewertung bei den Patienten über 80 Jahre zu beachten. Für diese Patienten stehen die menschlichen Aspekte deutlich an vorderster Position. (vgl. Tab. 10)

Tab.10: Bivariate Zusammenhänge: Therapiebewertung und Kompetenz

	Bewertung gesamt	Bewertung 60-69 Jahre	Bewertung 70-79 Jahre	Bewertung 80-89 Jahre	Bewertung Frauen 60-69 Jahre	Bewertung Frauen 70-89 Jahre	Bewertung Männer 70-89 Jahre
Freundlichkeit	,334(**) 534	**,451**(**) 139	,206 73	**,645**(**) 25	**,427**(**) 77	,323(*) 49	,292 39
Organisation	,352(**) 550	,374(**) 142	**,419**(**) 77	**,511**(**) 26	,255(*) 80	,325(*) 53	**,652**(**) 40
Gespräche	,337(**) 549	**,442**(**) 142	,215 77	**,717**(**) 26	,381(**) 79	,333(*) 53	**,401**(*) 40
Fachliche Informationen	,314(**) 549	**,409**(**) 142	**,596**(**) 77	**,694**(**) 26	,369(**) 80	**,516**(**) 53	**,704**(**) 40
Erklärungen	,320(**) 551	,322(**) 143	**,516**(**) 76	**,766**(**) 26	,370(**) 80	**,520**(**) 52	**,627**(**) 40
Therapeut erkennt Bedürfnisse	,315(**) 550	,256(**) 142	**,480**(**) 76	**,475**(*) 26	,332(**) 79	**,560**(**) 52	**,422**(**) 40
Besserung Beschwerden	,324(**) 547	**,549**(**) 141	**,462**(**) 76	**,380** 27	**,630**(**) 80	**,479**(**) 52	,318(*) 41
Wirksame Übungen	,359(**) 549	**,519**(**) 142	**,523**(**) 77	***-,119*** 27	**,600(**)** 79	**,515**(**) 53	,293 41

7.3.4 Therapiebewertung und Motivation

Um die Atmosphäre und die Motivation in der Therapie zu fördern, (Frage 7a-i), können wiederum für die Patienten ab 70 Jahre die Faktoren Ruhe und

Sachlichkeit als die Therapiebewertung am stärksten beeinflussende Faktoren erfasst werden.

Besonders ausgeprägt ist die Wirkung des Therapeutenverhaltens auf das Befinden dieser Patientengruppe.

In diesem Zusammenhang von Therapieatmosphäre und Patientenmotivation sind es hauptsächlich die Faktoren Zeit und ein das Empfinden der Patienten beeinflussendes Therapeutenverhalten, welche zumindest den Patienten ab 60 Jahre für die Bewertung der Therapie von mäßiger, und für die über 80 Jährigen von großer Bedeutung sind. (vgl. Tab. 11)

Tab.11: Bivariate Zusammenhänge: Therapiebewertung und Motivation

	Bewertung gesamt	Bewertung 60-69 Jahre	Bewertung 70-89 Jahre	Bewertung 80-89 Jahre	Bewertung Frauen 70-89 Jahre	Bewertung Männer 70-89 Jahre
Zeit u. Zuhören	,268(**) 544	,350(**) 140	,341(**) 101	**,712**(**) 26	,280(*) 51	,353(*) 41
Ruhe u. Sachlichkeit	,254(**) 549	,300(**) 140	**,484**(**) 104	**,691**(**) 28	**,524**(**) 53	**,417**(**) 41
Interesse an Lebensumständen	,181(**) 544	,163 141	,301(**) 100	**,454**(*) 26	,308(*) 51	,297 40
Anleitung zu Leistungen	,197(**) 548	,354(**) 141	,330(**) 102	**,556**(**) 27	,243 52	**,417**(**) 40
Lachen	,286(**) 547	**,408**(**) 142	,265(**) 103	,276 28	,165 53	**,327**(*) 40
Klare Anweisungen	,264(**) 549	,382(**) 143	,359(**) 103	**,805**(**) 28	,331(*) 53	,356(*) 40
Therapeut beeinflusst Empfinden	,335(**) 545	**,466**(**) 142	**,586**(**) 103	**,850**(**) 28	**,678**(**) 53	**,466**(**) 40

7.3.5 Gesamtbewertung und Therapiekriterien

Die Kriterien, (Frage 8a-o), die den stärksten Zusammenhang mit der Gesamtbewertung aufweisen, sind das Gefühl vom Therapeuten verstanden zu werden und die Informationen über die Behandlungsmöglichkeiten, die Auswirkungen der Erkrankung und die Selbsthilfemöglichkeiten.

Desweiteren weisen noch verständliche Erklärungen, ein angemessenes Therapieziel und das Einfühlungsvermögen des Therapeuten einen hohen Zusammenhang mit der Gesamtbewertung der Therapie auf.

Die Stärke der Bedeutsamkeit einzelner Therapiekriterien für die Gesamtbewertung ist auch hier altersspezifisch unterschiedlich.
Werden die Patienten in Altersgruppen unterteilt, verschiebt sich die Wichtigkeit einzelner Therapiekriterien für die Gesamtbewertung der Therapie.
Für die Patienten bis 30 Jahre sind neben Informationen zu Behandlungsmöglichkeiten und Auswirkungen der Erkrankung, verständliche Erklärungen sowie ein angemessenes Therapieziel, die Therapeutenkompetenz, das Einfühlungsvermögen und das Gefühl verstanden zu werden für die Therapiebewertung die wichtigsten Kriterien.
Die höchsten Zusammenhänge mit der Bewertung weisen bei den Patienten zwischen 30 und 39 Jahren die Kompetenz, das Gefühl verstanden zu werden, Freundlichket, ein angemessenes Therapieziel und Informationen zu Behandlungsmöglichkeiten auf.

Bei den 40 - 49 Jährigen sind die Informationen zu Auswirkungen der Krankheit und zur Selbsthilfe noch vor dem Gefühl verstanden zu werden für die Therapiebewertung am bedeutsamsten.

Bei den 50 - 59 jährigen Patienten ist der Zusammenhang zwischen den Informationen und der Bewertung am höchsten. Danch folgen verständliche Erklärungen und sich verstanden fühlen.

Bei den 60 Jährigen ist es ebenfalls das Gefühl verstanden zu werden, gefolgt von den Erklärungen, Informationen und einem angemessenen Therapieziel, welche auf die Bewertung am stärksten einwirken.

Bei den 70 jährigen Patienten wirkt die Angemessenheit des Therapieziels, das Zuhörverhalten, das Verstandenwerden, Erklärungen und Informationen zur Selbsthilfe und die Kompetenz am stärksten auf die Therapiebewertung ein.
Den über 80 - jährigen Patienten ist der Therapieerfolg, Erklärungen, Informationen, sich verstanden fühlen, das Einfühlungsvermögen und die Akzeptanz als Mensch von größter Bedeutung für die Bewertung. (vgl. Tab. 12)

Tab.12: Bivariate Zusammenhänge: Gesamtbewertung und Therapiekriterien

	Bewertung gesamt	Bewertung 18 -29 Jahre	Bewertung 30 -39 Jahre	Bewertung 40 - 49 Jahre	Bewertung 50 - 59 Jahre	Bewertung 60 - 69 Jahre	Bewertung 70 - 79 Jahre	Bewertung 80 - 89 Jahre
Informationen Behandlungsmöglichkeiten	,741(*) 557	,787(**) 44	,707(**) 67	,724(**) 101	,781(**) 93	,744(**) 144	,643(**) 77	,851(**) 28
Informationen Auswirkungen der Krankheit	,733(**) 557	,768(**) 44	,636(**) 67	,800(**) 101	,725(**) 93	,742(**) 144	,626(**) 77	,859(**) 28
Informationen zur Selbsthilfe	,734(**) 557	,643(**) 44	,644(**) 67	,799(**) 101	,738(**) 93	,751(**) 144	,745(**) 77	,762(**) 28
Erklärungen	,717(**) 557	,707(**) 44	,605(**) 67	,696(**) 101	,747(**) 93	,758(**) 144	,748(**) 77	,814(**) 28
Berücksichtigung von Wünschen	,571(**) 557	,563(**) 44	,655(**) 67	,490(**) 101	,596(**) 93	,590(**) 144	,554(**) 77	,541(**) 28
Angemessenes Therapieziel	,710(**) 557	,702(**) 44	,740(**) 67	,619(**) 101	,704(**) 93	,710(**) 144	,813(**) 77	,691(**) 28
Kompetenz	,543(**) 557	,702(**) 44	,773(**) 67	,684(**) 101	,530(**) 93	,418(**) 44	,752(**) 77	,642(**) 28
Freundlichkeit	,477(**) 557	,331(*) 44	,744(**) 67	,417(**) 101	,244(*) 93	,422(**) 144	,670(**) 77	,401(*) 28
Zuhörverhalten	,560(**) 557	,410(**) 44	,616(**) 67	,493(**) 101	,630(**) 93	,514(**) 144	,779(**) 77	,453(*) 28
Respekt	,474(**) 557	,271 44	,519(**) 67	,418(**) 101	,478(**) 93	,488(**) 144	,685(**) 77	.(a) 28
Therapieerfolg	,553(**) 557	,497(**) 44	,646(**) 67	,379(**) 101	,600(**) 93	,632(**) 144	,456(**) 77	,837(**) 28
Als Mensch akzeptiert	,589(**) 557	,530(**) 44	,698(**) 67	,496(**) 101	,457(**) 93	,625(**) 144	,685(**) 77	,752(**) 28
Einfühlungsvermögen	,688(**) 557	,690(**) 44	,685(**) 67	,688(**) 101	,599(**) 93	,743(**) 144	,581(**) 77	,787(**) 28
Ermutigung	,612(**) 557	,596(**) 44	,580(**) 67	,591(**) 101	,621(**) 93	,617(**) 144	,693(**) 77	,583(**) 28
Verständnis	,757(**) 557	,657(**) 44	,745(**) 67	,759(**) 101	,701(**) 93	,805(**) 144	,777(**) 77	,834(**) 28

Platzierung der Therapiekriterien

Gemäß der Höhe der Korrelationswerte als Indiz für die Stärke eines Zusammenhangs zweier Variablen, ist das Gefühl der Patienten von ihrem Therapeuten verstanden zu werden das Kriterium, welches am stärksten die Gesamtbewertung beeinflusst.
Die Informationen sind mit fast ebensolchen hohen Werten vor verständlichen Erklärungen, ein an den Bedürfnissen orientiertes Therapieziel sowie das Einfühlungsvermögen des Therapeuten von großer Bedeutung bei der Therapiebewertung.

Interessant ist die eher geringe Bedeutung des Therapieerfolgs und der Kompetenz für die Gesamtbewertung. Ebenso verhält es sich bei der Freundlichkeit und einem respektvolles Verhalten der Therapeuten. Hierbei stellt sich allerdings die Frage, ob diese Kriterien nicht schon per se von den Patienten vorausgesetzt werden und aus diesem Grund für die Bewertung eine untergeordnete Rolle spielen. (vgl. Tab. 13)

Tab.13: Platzierung der Therapiekriterien bei der Gesamtbewertung

Platzierung	Therapiekriterium
1	Patient fühlt sich verstanden
2	Informationen über Behandlungsmöglichkeiten
3	Informationen zur Selbsthilfe
4	Informationen über Auswirkungen der Erkrankung
5	Verständliche Erklärung
6	An den Bedürfnissen angepasstes Therapieziel
7	Einfühlungsvermögen des Therapeuten
8	Ermutigung durch den Therapeuten
9	Als Mensch akzeptiert sein
10	Berücksichtigung von Wünschen
11	Zuhörverhalten des Therapeuten
12	Therapieerfolg
13	Therapeutenkompetenz
14	Freundlichkeit des Therapeuten
15	Respekt

Platzierung der Therapiekriterien nach Altersgruppen

Die Bedeutung einzelner Therapiekriterien für die Gesamtbewertung unterscheidet sich in den verschiedenen Altersgruppen deutlich voneinander. Auch unter Berücksichtigung der unterschiedlichen Anzahl von Patienten in den jeweiligen Altersgruppen, ergibt sich in einigen Punkten ein sehr differenziertes Gesamtbild.
Während die Therapeutenkompetenz und die Freundlichkeit in der Gesamtstichprobe und den anderen Altersgruppen eine eher geringe Bedeutung für die Therapiebewertung haben, sind sie für die Gruppe der unter 30 - jährigen Patienten am wichtigsten.
Die Informationen über Krankheitsauswirkungen und zur Selbsthilfe sowie verständliche Erklärungen sind in der Gruppe der unter 30 - jährigen Patienten demnach von untergeordneter Bedeutung.

Nur bei der Gruppe der 70 - jährigen Patienten wurde die Kompetenz immerhin als viert wichtiges Kriterium genannt.
Dieser Altersgruppe ist ein angemessenes Therapieziel, die Informationen zur Selbsthilfe, Erklärungen, das Zuhörverhalten der Therapeuten und sich verstanden fühlen von Bedeutung.

Die Gruppe der über 80 - jährigen Patienten sind die Informationen, Erklärungen und der Therapieerfolg für die Bewertung die wichtigsten Kriterien.

Die am deutlichsten erkennbare Diskrepanz liegt zwischen dem wichtigsten Therapiekriterium der unter 30 - jährigen Patienten mit dem der anderen Altersgruppen: die Kompetenz.
Das in der Gesamtbewertung stärkste Kriterium, das Gefühl vom Therapeuten verstanden zu werden, liegt bei der Altersgruppe wie auch bei den 50 - jährigen Patienten im Mittelfeld.

Auch wenn die Bedeutung der einzelnen Kriterien für die Gesamtbewertung der Therapie altersspezifisch variieren, so haben sich doch zentrale Determinanten klar herauskristallisiert: Von zentraler Bedeutung für eine gute Bewertung der Therapie ist das Gefühl vom Therapeuten verstanden zu werden, die Informationen und Erklärungen, ein angemessenes Therapieziel, das Einfühlungsvermögen und die Ermutigung. (vgl. Tab. 14)

Tab.14: Platzierung der Therapiekriterien nach Altersgruppen

	Bewertung gesamt	Bewertung 18-29 Jahre	Bewertung 30-39 Jahre	Bewertung 40-49 Jahre	Bewertung 50-59 Jahre	Bewertung 60-69 Jahre	Bewertung 70-79 Jahre	Bewertung 80-89 Jahre
Informationen Behandlungsmöglichkeiten	2.	1.	5.	4.	1.	4.	10.	2.
Informationen Auswirkungen Krankheit	4.	2.	11.	1.	4.	6.	11.	1.
Informationen Selbsthilfe	3.	8.	10.	2.	3.	3.	6.	7.
Verständliche Erklärungen	5.	3.	13.	5.	2.	2.	5.	5.
Berücksichtigung Wünsche	10.	10.	8.	12.	11.	11.	13.	12.
Angemessenes Therapieziel	6.	4./1	4.	8.	5.	7.	1.	9.
Kompetenz	13.	4./2	1.	7.	12.	15.	4.	10.
Freundlichkeit	14.	14.	3.	14.	15.	14.	9.	14.
Zuhörverhalten	11.	13.	12.	10.	7.	12.	2.	13.
Respekt	15.	15.	15.	13.	13.	13.	8./1	-
Therapieerfolg	12.	12.	9.	15.	9.	8.	14.	3.
Als Mensch akzeptiert	9.	11.	6.	11.	14.	9.	8./2	8.
Einfühlungsvermögen	7.	6.	7.	6.	10.	5.	12.	6.
Ermutigung	8.	9.	14.	9.	8.	10.	7.	11.
Verständnis	1.	7.	2.	3.	6.	1.	3.	4.

7.4 Bivariate Zusammenhänge: Verständnis

Die Bedeutung des Items ‚sich vom Therapeuten verstanden fühlen' wirft die Frage nach Einflussfaktoren für dieses Therapiekriteriums auf. Hierbei können geringe Zusammenhänge zwischen ‚Vertrauen, dass der Therapeut die richtigen Methoden auswählt' (Frage 2i) und ‚wirksamen Übungen' (Frage 6h) belegt werden.
Bei den Patienten über 50 Jahre verstärken sich diese Zusammenhänge.

Des Weiteren können geringe Zusammenhänge mit den Items ‚der Therapeut bestimmt den Therapieverlauf' (Frage 1a), ‚Gespräche' (Frage 2e), und ‚Erklärungen während der Therapie' (Frage 2a), der ‚Bedürfniserkennung durch den Therapeuten' (Frage 6f) sowie mit der ;Therapieorganisation' (Frage 6b) und der ‚Besserung der Beschwerden' (Frage 6g) erfasst werden. (vgl. Tabellen im Anhang)

Die stärksten Zusammenhänge mit dem Gefühl verstanden zu werden, erreichen die Bewertungsitems, wie sich der Therapeut in die Lage des Patienten einfühlen kann sowie die Ermutigung (Fragen 8m u. 8n).

Bei den Patienten über 60 Jahre verstärken sich die Zusammenhänge im Vergleich zu den jüngeren Patienten besonders bei den Items Vertrauen, dass der Therapeut die richtigen Methoden auswählt, den Therapieerklärungen und der Ermutigung.

Festzuhalten bleibt, dass nach diesen Ergebnissen Therapie begleitende Erklärungen, Gespräche und ein individuelles Eingehen auf die Person des Patienten zum Gefühl des Verstandenwerdens beitragen.

Im Besonderen sind dies das Einfühlungsvermögen und die Ermutigung durch den Therapeuten, die in diesem Kontext maßgeblich das Gefühl der Patienten verstanden zu werden, beeinflussen. (vgl. Tab. 15)

Tab. 15: Bivariate Zusammenhänge: ‚Sich verstanden fühlen'

	Verstanden fühlen gesamt	Verstanden fühlen Frauen	Verstanden fühlen Männer	Verstanden fühlen 18- 39 Jahre	Verstanden fühlen 18-49 Jahre	Verstanden fühlen ab 50 Jahre	Verstanden fühlen ab 60 Jahre
Vertrauen dass Therapeut richtige Methoden wählt	,350(**) 628	,365(**) 386	,304(**) 213	,123 122	,216(**) 230	**,443**(**) 395	**,519**(**) 290
Wirksame Übungen	,310(**) 625	,331(**) 382	,183(**) 213	,299(**) 120	,205(**) 228	,365(**) 394	**,472**(**) 290
Informationen Behandlungsmöglich-keiten	**,474**(**) 627	**,501**(**) 383	,364(**) 213	,351(**) 122	**,401**(**) 230	**,510**(**) 394	**,555**(**) 290
Informationen Auswirkungen Krankheit	**,404**(**) 611	,376(**) 376	,387(**) 205	,234(**) 122	,382(**) 227	**,414**(**) 381	**,437**(**) 278
Informationen Selbsthilfe	**,473**(**) 621	**,454**(**) 382	**,460**(**) 210	,357(**) 122	**,440**(**) 230	**,490**(**) 388	**,565**(**) 285
Erklärungen	**,484**(**) 627	**,445**(**) 386	**,507**(**) 213	,260(**) 122	,380(**) 231	**,541**(**) 393	**,657**(**) 289
Angemessenes Therapieziel	**,495**(**) 619	**,444**(**) 378	**,465**(**) 211	,379(**) 119	**,447**(**) 227	**,520**(**) 389	**,574**(**) 287
Freundlichkeit	,361(**) 629	,353(**) 387	,322(**) 212	**,436**(**) 121	,369(**) 229	,354(**) 397	,391(**) 291
Zuhörverhalten	**,493**(**) 631	**,442**(**) 387	**,466**(**) 213	**,513**(**) 121	**,497**(**) 229	**,490**(**) 399	**,474**(**) 293
Als Mensch akzeptiert	**,414**(**) 630	,350(**) 387	**,465**(**) 212	**,499**(**) 121	**,458**(**) 230	,385(**) 397	**,437**(**) 291
Einfühlungsvermögen	**,584**(**) 621	**,566**(**) 381	**,549**(**) 209	**,545**(**) 119	**,567**(**) 227	**,586**(**) 391	**,603**(**) 285
Ermutigung	**,535**(**) 626	**,516**(**) 383	**,478**(**) 212	**,490**(**) 120	**,472**(**) 229	**,566**(**) 394	**,612**(**) 288

7.5 Bivariate Zusammenhänge: Kompetenz

Die stärksten Zusammenhänge mit der Bewertung der Kompetenz des Therapeuten weisen die Items ‚sich als Mensch akzeptiert fühlen' und ‚sich verstanden fühlen' mit einem Zusammenhangswert von (0,4) auf.
Den stärksten Zusammenhang hat ‚das Gefühl als Mensch akzeptiert zu werden' bei der Gruppe der über 70 - jährigen Patienten.
Für diese Altergsruppe können auch noch mittlere Zusammenhänge mit den Informationen, Respekt, Erklärungen sowie einem angemessenen Therapieziel mit der Therapeutenkompetenz belegt werden.
Darauf folgen der Therapieerfolg, Verständnis und das Einfühlungsvermögen der Therapeuten.

Bei den unter 30 - jährigen Patienten werden mit Kompetenz die Akzeptanz als Mensch, das Verständnis, Erklärungen und Informationen am stärksten in Verbindung gebracht sowie ein gutes Zuhörverhalten, ein angemessenes Therapieziel und die Berücksichtigung eigener Wünsche.

Es werden davon abweichende Werte erreicht, nimmt man die Gruppe der 30 - jährigen Patienten hinzu.
Werden nun alle Patienten unter 40 Jahren als Gruppe zusammengefasst, ist die Freundlichkeit das wichtigste Kriterium für die Bewertung der Therapeutenkompetenz. Auch bei den Männern ist die Freundlichkeit für die Bewertung der Kompetenz das zweit wichtigste Kriterium.
Dies ist insofern bemerkenswert, weil Freundlichkeit in den anderen Kategorien nur ein schwaches Bewertungskriterium darstellt.

Des Weiteren sind die Akzeptanz, das Verständnis und ein angemessenes Therapieziel für die Kompetenz wichtige Kriterien. Danach weisen die Informationen, Einfühlungsvermögen und das Zuhörverhalten mittlere Zusammenhangswerte auf, welches ebenfalls nur in der Altersgruppe bis 40 Jahre als wichtiges Bewertungskriterium in Erscheinung getreten ist.
Bei Männern werden auf mittlerem Niveau sich verstanden fühlen, die Akzeptanz als Mensch und Freundlichkeit als stärkstes Indiz für Kompetenz gewertet. Bei den Frauen ergeben sich keine Zusammenhänge über einen Wert von (0,4).

Zusammenfassend weisen das Gefühl verstanden zu werden und ein die Persönlichkeit des einzelnen Patienten akzeptierendes Therapeutenverhalten darauf hin, dass insbesondere ältere Patienten die Kompetenz anhand sozialer und empathischer Verhaltensweisen als Indiz wahrnehmen und bewerten.

Für die jüngeren Patienten bis 40 Jahre sind für die Bewertung von Kompetenz auch die erhaltenden Informationen, die Berücksichtigung eigener Wünsche, verständliche Erklärungen sowie die Freundlichkeit und ein angemessenes Therapieziel von Bedeutung. (vgl. Tab. 16)

Tab.16: Bivariate Zusammenhänge: Kompetenz und Therapiekriterien

	Kompetenz gesamt	Kompetenz 18-29 Jahre	Kompetenz 18-39 Jahre	Kompetenz 70-89 Jahre	Kompetenz Männer
Informationen Behandlungsmöglichkeiten	,307(**) 623	**,523**(**) 45	**,466**(**) 120	**,496**(**) 125	,394(**) 210
Informationen Auswirkungen der Krankheit	,261(**) 605	**,493**(**) 45	**,436**(**) 120	,347(**) 120	,342(**) 202
Verständliche Erklärungen	,314(**) 623	**,575**(**) 45	**,461**(**) 120	**,492**(**) 122	**,457**(**) 210
Wünsche berücksichtigt	,187(**) 611	**,418**(**) 45	**,422**(**) 117	,209(*) 121	,216(**) 206
Angemessenes Therapieziel	,371(**) 613	**,444**(**) 45	**,510**(**) 117	**,488**(**) 124	,392(**) 207
Freundlichkeit	,352(**) 627	,385(**) 45	**,598**(**) 120	,388(**) 127	**,553**(**) 210
Zuhörverhalten	,321(**) 628	**,459**(**) 45	**,429**(**) 120	,360(**) 127	**,449**(**) 210
Respekt	,317(**) 630	,142 45	,358(**) 120	**,527**(**) 128	**,421**(**) 211
Therapieerfolg	,314(**) 624	,248 45	,319(**) 120	**,457**(**) 125	,366(**) 209
Als Mensch akzeptiert	**,404**(**) 626	**,641**(**) 44	**,540**(**) 119	**,790**(**) 127	**,505**(**) 209
Einfühlungsvermögen	,333(**) 616	,360(*) 45	**,419**(**) 117	**,401**(**) 123	**,474**(**) 206
Verständnis	**,403**(**) 627	**,586**(**) 45	**,568**(**) 120	**,442**(**) 126	**,560**(**) 210

7.6 Bivariate Zusammenhänge: Therapieerfolg

Die Frage was die Bewertung des Therapieerfolges aus Patientensicht (Frage 8k: ‚Hat die Therapie geholfen') neben der Verbesserung der Beschwerden beeinflusst, ergibt unterschiedliche Ergebnisse in den einzelnen Altersgruppen. Weiterhin können geringe Zusammenhänge zwischen des Therapieerfolges aus Patientensicht und den Kriterien für Kompetenz (Fragen 6a-h) und alltagstauglichen Übungen (Frage 2m) verifiziert werden.
Mittlere Zusammenhangswerte von jeweils (0,5) ergeben sich bei den 60 - jährigen Patienten zwischen dem Therapieerfolg und dem Gefühl verstanden zu werden, dem Einfühlungsvermögen des Therapeuten und den Informationen zu Behandlungsmöglichkeiten.
Ein den Bedürfnissen angepasstes Therapieziel und als Mensch akzeptiert zu werden sind die Kriterien bei den männlichen Patienten, die einen Zusammenhangswert von etwas über (0,4) erreichen. Bei den Frauen erreicht kein Kriterium diesen Wert.

Zusammenfassend kann anhand der Daten vermerkt werden, dass eine empathische Kommunikation sowie ein Annehmen der individuellen Persönlichkeit der Patienten, (wenn sie auch keine deutlich hohen Zusammenhänge aufweisen), immerhin die einzigen Therapiekriterien sind, die schwache und mittlere Zusammenhänge mit dem Therapieerfolg aus Patientensicht bestätigen. Daher kann von einer zumindest unterstützenden und positiv begleitenden Wirkung ausgegangen werden.
Menschlichkeit und Fürsorge sind demnach von den Patienten wichtige und erwünschte begleitende Therapiefaktoren, die sich auf die Einschätzung, wie sehr die Therapie geholfen hat, auswirken.
Dies wird durch das Bewertungsverhalten der Patienten bestätigt.
Werden die Bewertungen der einzelnen Therapiekriterien selektiert, so ergeben sich interessante Ergebnisse hinsichtlich der Auswirkungen auf die Bewertung des Therapieerfolges. Dies sind im Besonderen wiederum das Einfühlungsvermögen der Therapeuten sowie sich verstanden und als Mensch akzeptiert zu fühlen, die mit zunehmenden Patientenalter für die Bewertung des Therapieerfolges von Bedeutung sind. (vgl. Tab. 17)

Tab. 17: Bivariate Zusammenhänge mit Therapieerfolg

	Therapieerfolg gesamt	Therapieerfolg 18-29 Jahre	Therapieerfolg 30-39 Jahre	Therapieerfolg 50-59 Jahre	Therapieerfolg 60-69 Jahre	Therapieerfolg 70-89 Jahre
Informationen Behandlungsmöglichkeiten	,349(**)6 21	,320(*) 45	**,445**(**) 77	,342(**) 102	**,503**(**) 164	,319(**) 123
Informationen Auswirkungen Krankheit	,297(**) 606	**,432**(**) 45	,359(**) 77	,294(**) 101	**,415**(**) 156	,207(*) 120
Informationen Selbsthilfe	,288(**) 615	,268 45	,240(*) 77	,297(**) 101	**,447**(**) 161	,199(*) 121
Verständliche Erklärungen	,284(**) 620	,124 45	,215 77	,317(**) 102	**,449**(**) 166	,278(**) 119
Wünsche berücksichtigt	,233(**) 610	,114 45	**,437**(**) 74	,232(*) 102	,269(**) 160	,135 120
Angemessenes Therapieziel	,380(**) 611	**,414**(**) 45	,338(**) 74	**,523**(**) 101	**,466**(**) 160	,357(**) 121
Kompetenz	,314(**) 624	,248 45	,366(**) 75	,238(*) 103	,342(**) 165	**,457**(**) 125
Als Mensch akzeptiert	,343(**) 624	,244 44	**,465**(**) 77	,319(**) 104	,366(**) 164	**,405**(**) 124
Einfühlungsvermögen	**,406**(**) 615	,348(*) 45	**,428**(**) 74	,348(**) 104	**,530**(**) 160	**,452**(**) 122
Verständnis	,339(**) 626	,264 45	,364(**) 77	,315(**) 104	**,515**(**) 165	,308(**) 124

Zusammenhang von sehr gutem Therapieerfolg und Therapiekriterien

Für die folgenden Berechnungen werden die Bewertungen der einzelnen Therapiekriterien aufgeteilt:

1. in die Gruppe der Patienten, die ihre Erfahrungen eines Kriteriums mit sehr gut bewertet haben, und
2. in die Gruppe, die dieses Therapiekriterium schlechter als sehr gut beurteilt haben.

Im nächsten Schritt wird das Beurteilungsverhalten dieser beiden Gruppen dahingehend untersucht, in welcher Höhe sie jeweils das Therapiekriterium ‚Therapieerfolg' (Frage 8k: Hat Ihnen die Therapie bei Ihren Beschwerden geholfen?) mit sehr gut bewertet haben.

Hierbei ergeben sich sehr differente Ergebnisse. Bei allen schlechter als sehr gut beurteilten Therapiekriterien wird auch der Therapieerfolg von deutlich mehr Patienten schlechter beurteilt.

Das Item ‚sich als Mensch akzeptiert fühlen' (Frage 8l) weist die größte Diskrepanz auf: Gaben die Patienten diesem Kriterium eine sehr gute Beurteilung, so gaben sie auch dem Therapieerfolg zu 62% eine sehr gute Bewertung. Wird das Gefühl akzeptiert zu werden hingegen eher schlechter beurteilt, so werten nur 10% von diesen Patienten den Erfolg als sehr gut.

Obwohl die Korrelationszusammenhänge der Therapiekriterien mit dem Therapieerfolg eher gering oder mäßig sind, weist das Bewertungsverhalten der Patienten hier deutliche Zusammenhänge auf.

Die Patienten, die jeweils ein Kriterium schlechter als sehr gut bewertet haben, bewerteten auch den Therapieerfolg durchgängig deutlich schlechter. Auch hierbei zeigt sich ein Zusammenhang von Kommunikation und empathischen Verhaltensweisen der Therapeuten und dem Therapieerfolg aus Patientensicht. (vgl. Abb. 88)

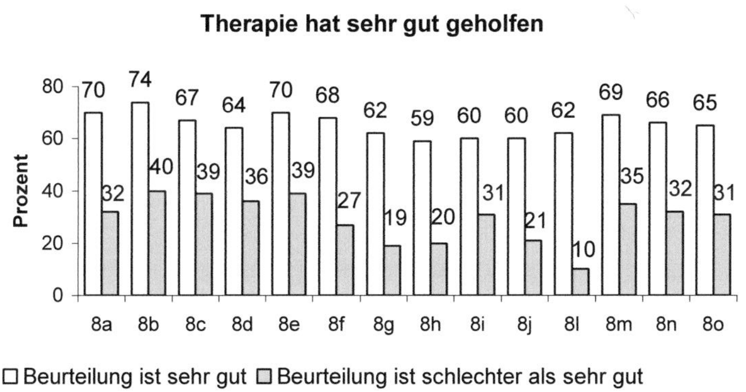

(8a: Informationen Behandlungsmöglichkeiten; 8b: Informationen Auswirkungen der Erkrankung; 8c: Informationen Selbsthilfe, 8d: Erklärungen, 8e: Berücksichtigung Wünsche; 8f: Angepasstes Therapieziel, 8g: Therapeutenkompetenz, 8h: Freundlichkeit, 8i: Zuhörverhalten, 8j: Respekt, 8l: Akzeptanz als Mensch, 8m: Einfühlungsvermögen, 8n: Ermutigung, 8o: Sich vom Therapeuten verstanden fühlen)

Abb. 88: Sehr guter Therapieerfolg und Therapiekriterien

7.7 Bivariate Zusammenhänge: Entscheidungen

Von den Patientenbedürfnissen hinsichtlich des Therapiegeschehens und der Interaktion mit den Therapeuten kann kein signifikanter Zusammenhang zu den Wünschen und Erwartungen der Patienten mit der Entscheidungsfindung abgeleitet werden.
Für diesen Kontext wird somit die Aussage getroffen, dass die Frage nach mehr Entscheidungsmöglichkeiten nicht von bestimmten Bedürfnissen und Präferenzen abgeleitet werden kann.
Vielmehr scheint die Frage der Entscheidungsfindung von persönlichen Merkmalen determiniert zu werden, die ggf. nur geringfügig mit den Erwartungen in einem bestimmten Kontext korrespondieren.
Lediglich der schwache Zusammenhang von (0,2) mit der Frage, inwieweit die Therapie nach Patientenwünschen gestaltet werden sollte (Frage 1d), lässt die Vermutung zu, dass diese Erwartungshaltung auch den Wunsch nach einem gesteigerten Mitentscheidungswunsch implizieren kann.
Ebenfalls können keine aussagekräftigen Zusammenhänge zwischen dem Wunsch nach partizipativer Entscheidungsfindung und der Bewertung einzelner Therapiekriterien belegt werden.
Demzufolge wirken andere, hier nicht untersuchte Parameter auf die Ausprägung des Mitbestimmungswunsches ein.

Therapieerfolg

Die Bewertung des Therapieerfolgs wird vom Wunsch nach mehr Entscheidungsmöglichkeiten nur wenig beeinflusst. Von den Patienten, die in der Therapie mehr entscheiden wollen, gaben 52% dem Therapieerfolg eine sehr gute Beurteilung und 59% der Patienten, die erweiterte Entscheidungsmöglichkeiten ablehnen, gaben ebenfalls an, dass ihnen die Therapie sehr gut geholfen hat.

Kompetenz

Eine sehr gute Beurteilung der Therapeutenkompetenz wird auch nur geringfügig von der Frage nach mehr Entscheidungsmöglichkeiten beeinflusst: 77%

zu 88% der Befürworter zu den ablehnenden Patienten beurteilen die Therapeutenkompetenz als sehr gut.

Gesamtwertung

Eine sehr gute Gesamtbewertung wird am geringsten von der Entscheidungsfrage beeinflusst: Von den Patienten, die sich in Hinblick auf eine zukünftige Therapie für mehr Entscheidungsmöglichkeiten ausgesprochen haben, gaben 47% der Gesamtwertung eine sehr gute Beurteilung, während 50% der ablehnenden Patienten dies taten.

Zusammenfassend kann festgestellt werden, dass es einerseits eine deutliche Ablehnung nach mehr Selbstentscheidung von den Patienten zum Ausdruck gebracht wurde. Andererseits dürfen die Befürworter von mehr Entscheidungsmöglichkeiten nicht unbeachtet bleiben. Dies gilt gleichermaßen für 21% der Patienten, die zum Teil mehr Entscheidungen treffen wollen.
Gemäß dieser Ergebnisse ist die Einbeziehung der Frage nach der Entscheidung in die Besprechung der Therapiezielsetzung und -inhalte zu empfehlen, um den Patienten mehr Eigenverantwortung zu übertragen. Dies wäre ein wichtiger Schritt nicht zuletzt im Hinblick auf eine partnerschaftliche Ausrichtung der Therapeut/Patient Beziehung und auf ein therapiekonformes Mitwirken der Patienten am Therapiegeschehen.
Dies setzt eine Wissenskompetenz der Patienten hinsichtlich der Entscheidungsinhalte voraus, welche durch vorab gegebene Informationen (z.B. in schriftlicher Form mittels Informationsmaterials, Patientenschulungen oder in Gesprächen) manifestiert werden kann.

7.8 Ergebnisse der multiplen Regressionen

7.8.1 Therapieerfolg

Die Frage, wie groß das Maß des Zusammenhangs zwischen der Verbesserung der Beschwerden als Kompetenzmerkmal und der Bewertung des Therapieerfolges ist, ergab ein überraschendes Ergebnis.

Die Antwort lautet: Es gibt so gut wie keinen Zusammenhang, gemäß des geringen Korrelationskoeffizienten von (0,2) und dem Determinationskoeffizienten von (0,07). (vgl. Tab. 18)

Tab. 18: Regression Therapieerfolg / Besserung der Beschwerden

Abhängige Variable: ‚Hat Therapie geholfen' R= ,266; R^2= ,071; korrigiertes R^2= ,069.			
	Beta	T	Signifikanz
Besserung der Beschwerden	,266	6,844	,000

Bei dieser geringen Varianzaufklärung von nur 6,9% müssen andere Therapiekriterien ausschlaggebend für die Beurteilung des Therapieerfolges sein.

Auch die Einwirkung des Kompetenzkriteriums ‚wirksame Therapieübungen' auf die Beurteilung wie die Therapie geholfen hat, ergibt ebenfalls nur geringe Aufklärungswerte. (vgl. Tab. 19)

Tab. 19: Regression Therapieerfolg/Wirksame Übungen

Abhängige Variable: Item 'Hat Therapie geholfen' R= ,239; R^2= ,059; korrigiertes R^2= ,055			
	Beta	T	Signifikanz
wirksame Übungen	,239	6,104	,000

Demnach wirken sich die Patientenpräferenzen hinsichtlich der beweisbaren Therapieeffekte (Besserung der Beschwerden, Schmerzlinderung) nur geringfügig auf die Beurteilung des Therapieerfolges aus.

Als einziges Therapiekriterium ergibt das Einfühlungsvermögen der Therapeuten einen mittleren Zusammenhangswert von (0,4) mit dem Therapieerfolg und eine Varianzaufklärung von 16,4%. (vgl. Tab. 20)

Tab.20: Regression Therapieerfolg/Einfühlungsvermögen

Abhängige Variable: Item 'Hat Therapie geholfen' R= ,406; R^2= ,165; korrigiertes R^2= ,164.			
	Beta	T	Signifikanz
Einfühlungsvermögen	,406	11,010	,000

Im Vergleich dazu weisen die ‚Besserung der Beschwerden' nur 6,9% und ‚wirksame Übungen' nur 5,5% Varianz für die Bewertung des Therapieerfolges auf.

Werden die Items ‚Besserung der Beschwerden' und die sozialen Therapiekriterien ‚Akzeptanz als Mensch' sowie das ‚Einfühlungsvermögen' zusammengefasst, so ergibt sich der höchste Zusammenhangswert von (R= 0,49) und eine Varianzaufklärung von 24,1%. (vgl. Tab. 21)

Tab. 21: Regression: Therapieerfolg, Besserung der Beschwerden, Einfühlungsvermögen, Als Mensch akzeptiert

Abhängige Variable: Item 'Hat Therapie geholfen' R= ,494. R^2= ,244. korrigiertes R^2= ,241.			
	Beta	T	Signifikanz
Besserung der Beschwerden	,173	4,784	,000
Einfühlungsvermögen	,271	7,017	,000
Als Mensch akzeptiert	,251	6,608	,000

Demzufolge hängt der von den Patienten bewertete Therapieerfolg, gemessen daran, wie sehr die Therapie aus Patientensicht geholfen hat, von der Verbesserung der Beschwerden gemeinsam mit der wahrgenommenen Empathiefähigkeit der Therapeuten ab.

Erst die Zusammenfassung der bewerteten Therapiekriterien des Einfühlungsvermögens des Therapeuten sowie die Akzeptanz als Mensch, ergibt somit statistisch eine Größe, die den Zusammenhang mit der subjektiven Einschätzung der Wirksamkeit der Therapie zumindest sehr probabel erscheinen lässt.

Die Werte lassen die Aussage zu, dass der stärkste Zusammenhang zwischen dem wahrgenommenen Erfolg einer Therapie mit der Verbesserung der Beschwerden nur in Kombination mit dem psycho-sozialen und kommunikativen Verhalten der Therapeuten besteht.
Im Besonderen ist dabei zu beachten, dass das Eine nicht ohne das Andere gleichermaßen diese Wirkung erzielt:
Eine Besserung der Beschwerden ohne die empathischen Therapieaspekte weist keinen nennenswerten Zusammenhang mit der Bewertung der Therapiewirksamkeit auf.
Ebenso reichen soziale Verhaltensmodalitäten dafür nicht aus.

Diese Ergebnisse bestätigen den Stand der Forschung, dass die sozialen Komponenten in einer Therapie wichtige Determinanten in Kombination mit der Verbesserung des Gesundheitszustands für den Therapieerfolg darstellen.

7.8.2 Therapiebewertung

Der größte Zusammenhang besteht zwischen der Therapiebewertung und dem ‚Vertrauen, dass der Therapeut die richtigen Methoden wählt' bei den Items der Patientenbedürfnisse ($R= 0,43$; $R^2= 0,17$).
Alle weiteren Zusammenhänge weisen geringere Werte auf.

Für die Therapiebewertung mäßige Indikatoren hinsichtlich Präferenzen sind demnach: Wirksame Übungen, Freundlichkeit, Therapeut wählt die Methoden, Gespräche über gesundheitliche Probleme, Therapeut beeinflusst das Befinden des Patienten, Therapieorganisation, Erklärungen, fachliche Informationen, Besprechung des Therapieverlaufs, Besserung der Beschwerden und der Therapeut erkennt Patientenbedürfnisse.
Auch an dieser Stelle lassen die Werte die Aussage zu, dass eine gewisse Kausalität von vorab geäußerten Bedürfnissen und der Therapiebewertung besteht.

Festzuhalten ist jedoch, dass sich das psycho-soziale und kommunikative Therapeutenverhalten als der wichtigste Indikator für die Therapiebewertung erweist.
Den größten Einfluss auf die Bewertung hat wiederum das Item ‚Sich vom Therapeuten verstanden fühlen' ($R = 0{,}75$ und $R^2 = 0{,}57$).
Die durchgängige Bedeutung die das Gefühl vom Therapeuten verstanden zu werden lässt dieses Therapiekriterium in das Zentrum der Aufmerksamkeit rücken.

Die Zusammenhänge der verbliebenen Therapiekriterien mit der Gesamtbewertung sollen im Folgenden nur in der Übersicht dargestellt werden. Sie entsprechen den Werten der Korrelationsberechnungen.

Die Therapiekriterien: Informationen, die Erklärungen und dem an die Bedürfnisse angepassten Therapieziel erreichen auch in der Regressionsberechnung Werte über ($R = 0{,}7$ und $R^2 = 0{,}5$).

Die Kriterien: Einfühlungsvermögen und Ermutigung erreichen noch Werte von jeweils ($R = 0{,}6$ und $R^2 = 0{,}4$).

Die Kriterien: Berücksichtigung der Wünsche, Kompetenz und das Zuhörverhalten erreichen Werte über ($R = 0{,}5$ und $R^2 = 0{,}3$).

Die Kriterien: Freundlichkeit und Respekt haben noch einen Zusammenhang mit der Bewertung von jeweils über ($R = 0{,}4$ und $R^2 = 0{,}2$).

Neben dem ebenfalls konstanten Zusammenhang mit den sozialen und kommunikativen Therapieaspekten, sind es die ganz individuellen Empfindungen und Reaktionen auf ein empathisches Auftreten seitens der Therapeuten, die die Therapiebewertung der Patienten am stärksten determinieren.

7.8.3 Kompetenz

Die Frage, wonach Patienten die Kompetenz bei den Therapeuten beurteilen, ergibt bei den Item: ‚Besserung der Beschwerden' nur die niedrigen Werte ($R = {,}108$ und $R^2 = {,}012$).

Auch kann mit dem Item ‚Wirksame Übungen' ebenfalls nur ein geringer Zusammenhang mit Kompetenz belegt werden (R= ,178; R^2= ,032).

Die Bewertung des Therapieerfolges weist ebenfalls nur einen geringen Zusammenhangswert mit der Therapeutenkompetenz auf
(R=,314 und R^2= ,099).

Die Zusammenhangswerte der verbliebenen Bewertungskriterien bleiben ebenfalls unter dem maximalen Wert von (0,4).
Die höchste Kausalität wird erreicht, wenn:

‚Sich als Mensch akzeptiert fühlen' und
‚Einfühlungsvermögen des Therapeuten' und
‚Besserung der Beschwerden'

gemeinsam mit der Bewertung der Kompetenz in die Berechnung aufgenommen werden.
Dies ergibt den höchsten mittleren Zusammenhang von:
(R= ,459 und R^2= ,211).

Demnach kann für 21% der Patienten die Aussage getroffen werden, dass sie die Kompetenz der Therapeuten daran erkennen, dass sie sich als Mensch akzeptiert und verstanden fühlen und sich Ihre Beschwerden verbessert haben.

Für die Mehrheit der Patienten sind keine Prädikatoren für die Bewertung der Therapeutenkompetenz einwandfrei nachweisbar.
Die hier vorliegenden Ergebnisse lassen jedoch folgende Aussage zu:

Die Kompetenz der Therapeuten wird von den Patienten vorwiegend daran erkannt, wie diese Kompetenz kommuniziert wird und sich in einem patientenorientierten Verhalten manifestiert.

7.9 Geschlechtsspezifische Differenzierungen

In einigen Antwortkategorien ergeben sich zum Teil Ergebnisse, die geschlechtsspezifisch verschieden sind.
Eine Heterogenität lässt sich hauptsächlich im Bereich der Altersverteilung, der Erkrankungen und der differenten Bedeutung einzelner Therapiekriterien erkennen.

Vergleich der Altersverteilung von Frauen und Männern

Die Unterschiede in der Altersverteilung liegen hauptsächlich in der Altersgruppe der 40 - 49 jährigen Patienten.
Hier sind auffallend mehr Frauen vertreten als Männer (21% gegenüber 12%), wohingegen im Alter von 60 - 79 Jahre der Anteil der Männer prozentual höher liegt (48% zu 38%).

Daraus lässt sich ein unterschiedliches Krankheitsverhalten der Frauen gegenüber den Männern ableiten. Die Anzahl der Patientinnen steigt schon im Alter ab 40 Jahren kontinuierlich an und nimmt erst ab 70 Jahren wieder ab. Die Anzahl der männlichen Patienten hingegen ist im Vergleich erst ab 60 Jahren im Vergleich zu den Frauen erhöht. Dies bleibt auch bis zur Altersgruppe der 70 Jährigen erhalten. (vgl. Abb.89)

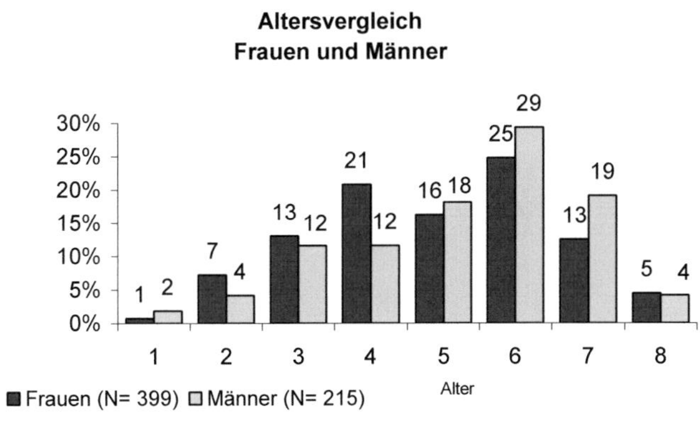

Abb. 89: Altersvergleich Frauen/Männer (Prozentangaben gerundet)
(1=18-19 Jahre/ 2= 20-29 Jahre/ 3= 30-39 Jahre/ 4= 40-49 Jahre/ 5= 50-59 Jahre/ 6= 60-69 Jahre/ 7= 70-79 Jahre/ 8= 80-89 Jahre)

Erwartungshaltungen von Frauen und Männern

Obwohl die Gewichtung der Bedürfnisse in einzelnen Variablen geringe Differenzen aufweist, sind diese jedoch nicht signifikant bedeutsam für das Gesamtbild. Es ist lediglich eine leicht erhöhte Bereitschaft der Patientinnen im Vergleich zu den Patienten festzustellen, sehr gute Wertungen und vollste Zustimmungen zu erteilen.

Erkrankungen nach geschlechtsspezifischen Merkmalen

Die Kategorisierung der verschiedenen Erkrankungen belegt prägnante Differenzen zwischen Frauen und Männer. Während bei den Patientinnen Erkrankungen des Rückens am häufigsten vorkommen, ist die Behandlungsursache bei den Patienten ein Schlaganfall, gefolgt von Rückenerkrankungen und Erkrankungen im Schulter/Arm - Bereich. Diese sind bei den Patientinnen die zweit höchste Ursache für die Therapie, gefolgt an dritter Stelle von Arthrosen. (vgl. Tab. 22)

Tab. 22: Erkrankung/Geschlecht

	Frauen (N=400) %	Männer (N=216) %	Platzierung Frauen	Platzierung Männer
Rücken	31	24	1	2
Schlaganfall	11	27	5	1
Schulter/Arme	20	14	2	3
Beine/Füße	11	13	4	4
Arthrosen	12	8	3	5
Stimmstörung	6	2	6	7a
Muskeln/Gelenke	4	3	7a	6a
Hals/Rachen	4	3	7b	6b
Krebs	4	2	8	7b
Osteoporose	2	0	9	

Im Diagramm stellt sich die Verteilung folgendermaßen dar: (vgl. Abb. 90)

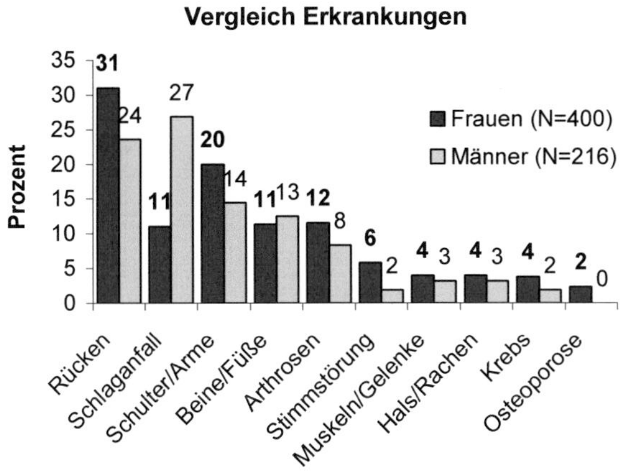

<u>Abb. 90</u>: Vergleich Erkrankungen und Geschlecht (Prozentangaben gerundet)

<u>Zusammenhang von Therapiekriterien und Gesamtbewertung</u>

Die Reihenfolge der Bedeutung der einzelnen Therapiekriterien für die Gesamtbewertung der Therapie weist geschlechtsspezifische Unterschiede auf. Bei den Patientinnen sind das Gefühl verstanden zu werden und die Informationen von größter Bedeutung für die Therapiebewertung.

Bei den Patienten wirken verständliche Erklärungen, Informationen über die Auswirkungen der Erkrankung und an dritter Stelle das Verständnis der Therapeuten am stärksten auf die Gesamtbewertung ein.

Für die Patienten ist die Kompetenz, das Zuhörverhalten des Therapeuten sowie als Mensch akzeptiert zu werden wichtiger für die Gesamtbewertung als für die Patientinnen. Für sie sind neben den Informationen und Erklärungen auch das Einfühlungsvermögen des Therapeuten sowie die Ermutigung für die Bewertung bedeutsame Kriterien. (vgl. Tab. 23)

Tab.23: Therapiekriterien/Geschlecht

	Bewertung Frauen	Bewertung Männer	Rang Frauen	Rang Männer
Informationen Behandlungsmöglichkeiten	**,744**(**) 343	**,716**(**) 188	2	4
Informationen Auswirkungen der Krankheit	**,710**(**) 343	**,744**(**) 188	4	2
Informationen zur Selbsthilfe	**,741**(**) 343	**,701**(**) 188	3	6
Verständliche Erklärungen	**,694**(**) 343	**,748**(**) 188	5	1
Wünsche berücksichtigt	**,569**(**) 343	**,569**(**) 188	9	11
Angemessenes Therapieziel	**,683**(**) 343	**,712**(**) 188	6	5
Kompetenz	**,510**(**) 343	**,628**(**) 188	13	7
Freundlichkeit	**,471**(**) 343	**,442**(**) 188	15	13
Zuhörverhalten	**,504**(**) 343	**,584**(**) 188	14	10
Respekt	**,511**(**) 343	**,397**(**) 188	12	14
Therapieerfolg	**,522**(**) 343	**,599**(**) 188	11	9
Als Mensch akzeptiert	**,549**(**) 343	**,621**(**) 188	10	8
In Lage einfühlen	**,680(**)** 343	**,701**** 188	7	6a
Ermutigung	**,619**(**) 343	**,565**(**) 188	8	12
Verständnis	**,753**(**) 343	**,741**(**) 188	1	3

Entscheidungskompetenz

Das Votum für die Ablehnung erweiterter Entscheidungsmöglichkeiten und -verantwortung fällt bei den Patientinnen etwas deutlicher aus: Sie lehnen zu 45% mehr Entscheidungsmöglichkeiten eindeutig ab. Bei den Patienten beläuft sich die Ablehnung noch auf ein Drittel der Befragten. (vgl. Abb. 91)

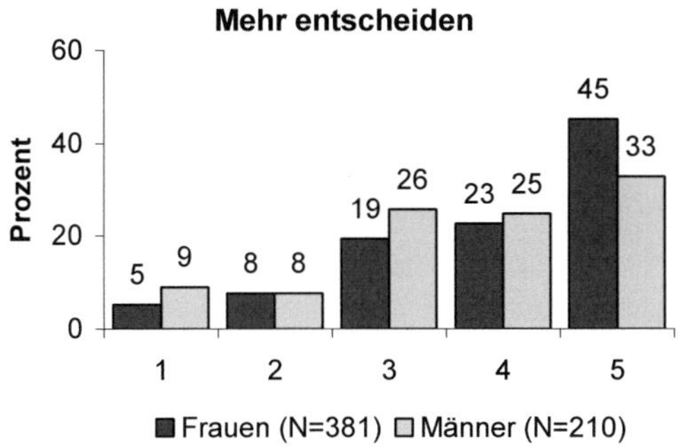

Abb. 91: Entscheidungsmöglichkeiten Frauen und Männer
(1= ja, auf jeden Fall; 2= ja; 3= zum Teil; 4= eher nicht; 5= nein, auf keinen Fall; Prozentangaben gerundet)

Zu beachten sind jedoch auch die Patienten mit dem eindeutigem oder dem teilweisen Wunsch nach mehr Entscheidungsmöglichkeiten im Therapieprozess. Werden diese den ablehnenden Patienten gegenübergestelllt, macht das ein Verhältnis bei den Frauen von 32% Entscheidungsbefürwortern zu 68% mehr Entscheidungen ablehnenden Patientinnen. Bei den Männern fällt das Ergebnis 43% zu 58% weit weniger eindeutig aus.

Die Ablehnung von erweiterten Entscheidungsmöglichkeiten steigt mit dem Alter bei beiden Geschlechtern. Gleichzeitig steigt jedoch auch bei Frauen und Männern der Anteil derjenigen, die mehr Entscheidungen treffen möchten auf 25% der 60 jährigen Männer und 28% der 70 jährigen Frauen, (die Werte 1 und 2 wurden hierbei zusammengefasst).

Diese Ergebnisse sprechen dafür, den Patienten jeder Altersgruppe zumindest die Option zur Mitentscheidung anzubieten, um danach den Präferenzen entsprechend den Entscheidungsprozess zu gestalten.

7.10 Vergleich der Berufsgruppen

Die Befragungsergebnisse der drei Berufsgruppen erfolgt an dieser Stelle als eine vergleichende Übersicht.

Hierfür werden die demografischen Merkmale, die Therapiedauer, die Erkrankungen, die Therapiebewertung sowie die Bewertung der einzelnen Therapiekriterien von den Patienten der drei Berufsgruppen nebeneinander grafisch oder tabellarisch dargestellt.

(Die Berufe werden abgekürzt wie folgt gekennzeichnet: Physiotherapie: Physio; Ergotherapie: Ergo; Logopädie: Logo. Die Prozentzahlen sind jeweils gerundet.)

Vergleich der Geschlechterverteilung

Der Anteil der Patientinnen ist in allen drei Berufsgruppen deutlich höher als der von den männlichen Patienten. In der Physiotherapie und der Logopädie macht der Anteil sogar annähernd 2/3 zu 1/3 aus. Die Geschlechterverteilung in der Ergotherapie ist dazu mit einem Frauenanteil von 56% gegenüber dem Anteil der Männer von 44% weit weniger erhöht. (vgl. Abb. 92)

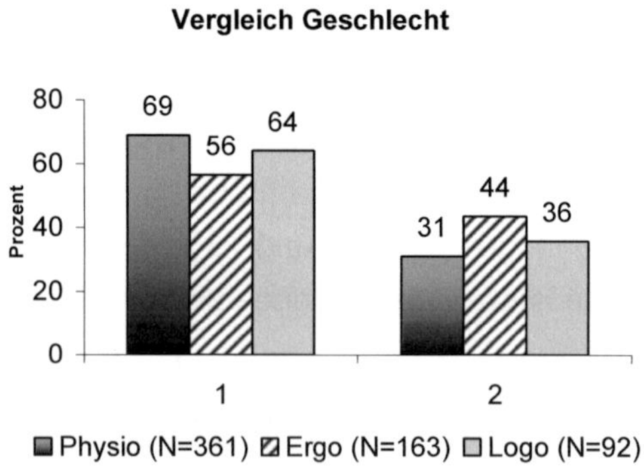

Abb. 92: Vergleich: Berufe/ Geschlecht
(1= Frauen / 2= Männer; Prozentangaben gerundet)

Vergleich der Altersgruppen

Die Patientenanzahl steigt in allen drei Berufsgruppen bis zu der Altersgruppe der 60 - jährigen Patienten stetig an. Dabei ist eine leichte Erhöhung der Altersgruppe der 40 - jährigen Patienten auffällig, die den Anteil der 50 jährigen Patienten übersteigt. Der Spitzenanteil liegt in allen drei Berufen bei den 60 - Jährigen. Werden die Patienten ab 50 Jahre zusammengefasst, stellen sie in allen drei Berufen den größten Patientenanteil: Physiotherapie= 64%; Ergotherapie= 68%; Logopädie= 56%. (vgl. Abb. 93)

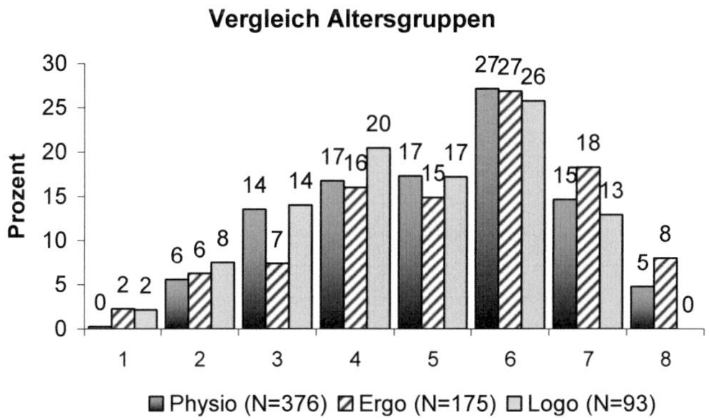

Abb.93: Vergleich: Berufe/Alter (Prozentangaben gerundet)
(1= 18-19 Jahre/ 2= 20-29 Jahre/ 3= 30-39 Jahre/ 4= 40-49 Jahre/ 5= 50-59 Jahre/ 6= 60-69 Jahre/ 7= 70-79 Jahre/ 8= 80-89 Jahre).

Vergleich der Erkrankungen

Die getrennte Darstellung der Erkrankungen verdeutlicht die Differenzierung und Abgrenzung der Physiotherapie zur Ergotherapie.

Während in der Physiotherapie die Erkrankungen des Rückens (46%) vor den Erkrankungen an Schulter und Armen (26%) und der Beine (19%) die häufigsten Therapien erforderlich machen, sind in der Ergotherapie die Folgen eines Schlaganfalls (42%), Arthrosen (16%) und Störungen der Funktion von Schulter/Arme (9%) die hauptsächlichsten Therapieursachen.

In der Logopädie sind Stimmstörungen (29%), die Folgen eines Schlaganfalls (26%) und Erkrankungen im Hals/Rachen-Bereich (25%) nach diesen Ergebnissen die drei häufigsten Therapieursachen bei erwachsenen Patienten. (vgl. Tab. 24)

Tab.24: Vergleich Berufe/Erkrankungen (Mehrfachnennungen waren möglich)

	Physio	Ergo	Logo	Rang Physio	Rang Ergo	Rang Logo
	% (gerundet)					
Schlaganfall	3	42	26	6	1	2
Schulter/Arme	26	9	0	2	4	
Rücken	46	5	0	1	5	
Beine/Füße	19	2	0	3		
Muskeln	6	2	0	5		
Arthrosen	9	16	1	4	2	
Psyche	1	2	0		3	
Aphasie/Demenz	0	3	0		6	
Redefluss	0	1	5			5
Stimmstörung	0	0	29			1
Hals/Rachen	0	0	25			3
Krebs	3	2	7	7		4
Osteoporose	3	1	0	8		
andere	4	5	2			

Vergleich der Therapiedauer

Der Anteil der Langzeitpatienten ist in der Ergotherapie mit ca. zwei Dritteln der Patienten im Vergleich zu der Physiotherapie und der Logopädie höher. Dies ist durch die Art der Erkrankungen zu erklären. Die Ergotherapeuten behandeln zum großen Anteil Patienten mit chronischen Erkrankungen: Schlaganfallpatienten, Patienten mit Arthrosen und Patienten mit psychischen Erkrankungen.

Auch bei den Physiotherapeuten und Logopäden machen die Langzeitpatienten nahezu die Hälfte aller Behandlungen aus. (vgl. Abb. 94)

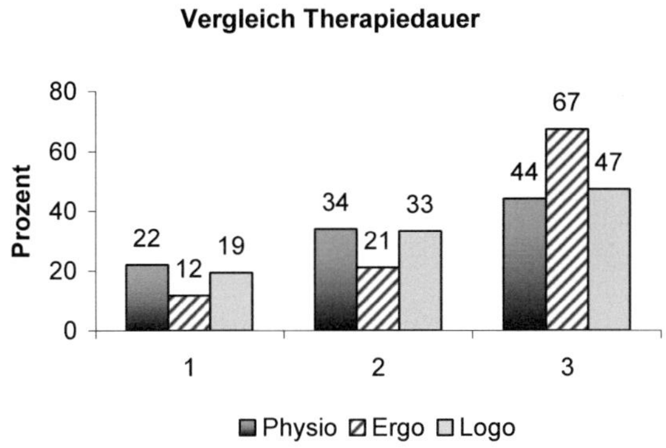

Abb. 94: Vergleich: Berufe/ Therapiedauer (Prozentangaben gerundet) (1= 1-6/ 2= 7- 20/ 3= über 20 Therapiestunden)

Vergleich der Therapiebewertung

Die Auflistung der Bewertung einiger kommunikativer und empathischer Verhaltenskompetenzen der Therapeuten in den drei Berufen veranschaulicht die Differenzen und verdeutlicht die Verbesserungspotentiale in den drei Berufen.

Die Therapiekriterien mit deutlichem Verbesserungspotential in allen drei Berufen sind das Informationsverhalten, die Berücksichtigung von Patientenwünschen, die Bewertung der Therapieerfolges, das Einfühlungsvermögen, die Ermutigung sowie das Verständnis der Therapeuten für die Lage der Patienten.

Den Informationen über Behandlungsmöglichkeiten geben die Patienten den Therapeuten der Physiotherapie zu 64%, denen der Ergotherapie zu 55% und denen der Logopädie zu 54% eine sehr gute Beurteilung.

Die Informationen zu den Auswirkungen der Erkrankung werden in der Physiotherapie zu 48%, in der Ergotherapie zu 38% und in der Logopädie zu 42% und als sehr gut bewertet.

Für die erhaltenen Informationen über Selbsthilfemöglichkeiten geben die Patienten den Therapeuten der Logopädie mit 59% die beste Beurteilung, vor denen der Physiotherapie mit 53% und der Ergotherapie mit 51%.

Die Berücksichtigung von Patientenwünschen wurde von den Physiotherapiepatienten mit 63%, von denen der Ergotherapie mit 52% und denen der Logopädie mit 46% als sehr gut empfunden.

Die Frage wie die Therapie geholfen hat, beantworten 54% der Physiotherapiepatienten, 46% der Ergotherapiepatienten und 57% der Logopädiepatienten mit sehr gut.

Das Einfühlungsvermögen der Physiotherapeuten wurde von 52% der Patienten als sehr gut bewertet, das der Ergotherapeuten von 59% und der Logopäden von 61%. Die Ermutigung bewerten 67% der Physiotherapiepatienten und jeweils 68% der Ergotherapie- und Logopädiepatienten sehr gut.

Das Gefühl sehr gut verstanden zu werden hatten 66% der Physiotherapiepatienten, 71% der Ergotherapiepatienten und 72% der Logopädiepatienten. (Prozentangaben jeweils gerundet)

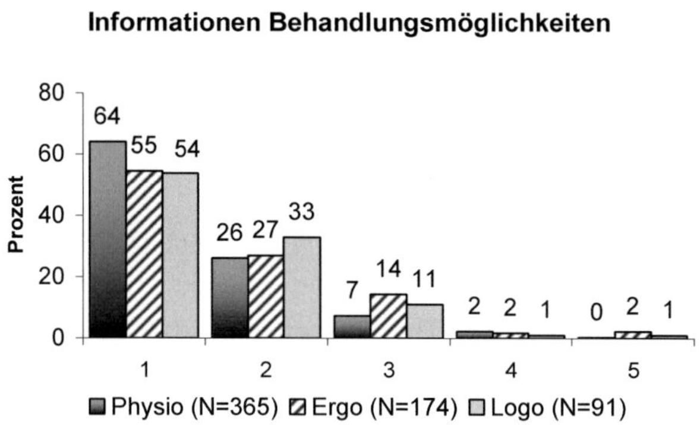

Abb.95: Vergleich Berufe/Informationen Behandlungsmöglichkeiten

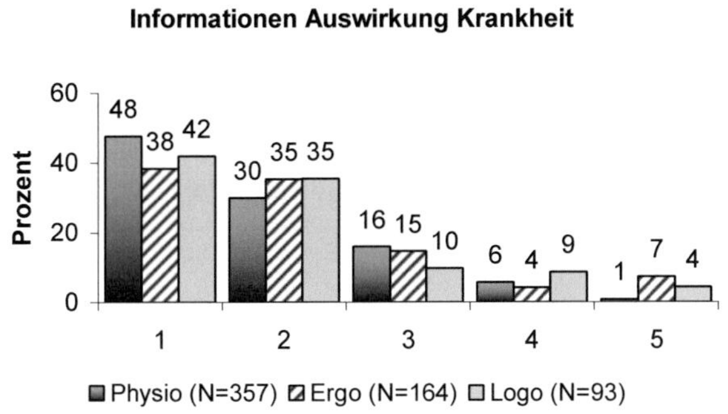

Abb.96: Vergleich Berufe/Informationen Auswirkungen der Krankheit

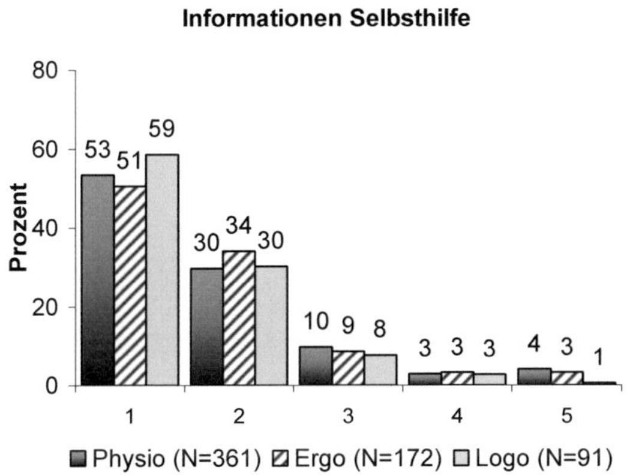

Abb. 97: Vergleich Berufe/Informationen Selbsthilfe

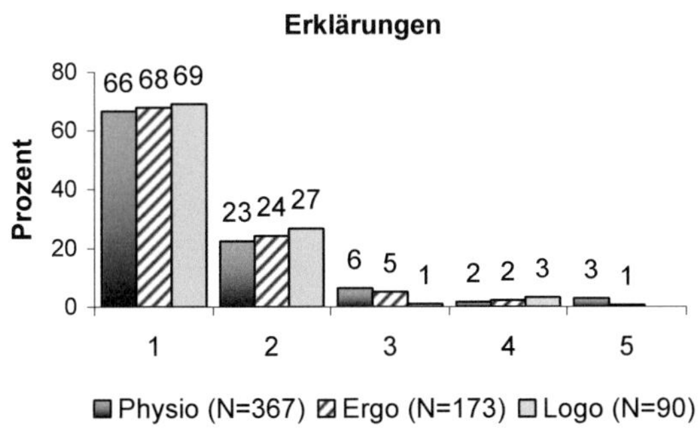

Abb. 98: Vergleich Berufe/Erklärungen

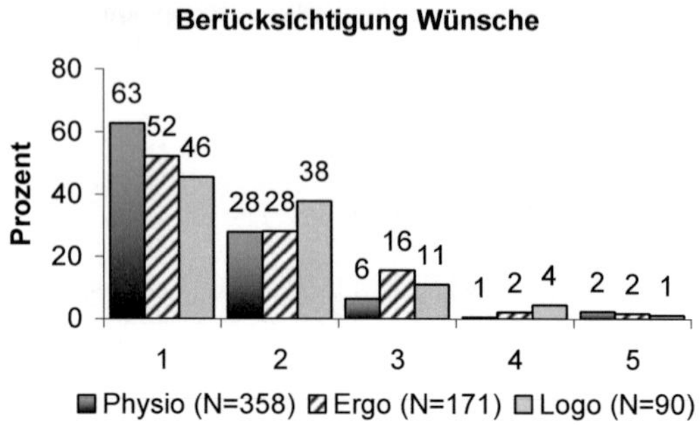

Abb. 99: Vergleich Berufe/Berücksichtigung Wünsche

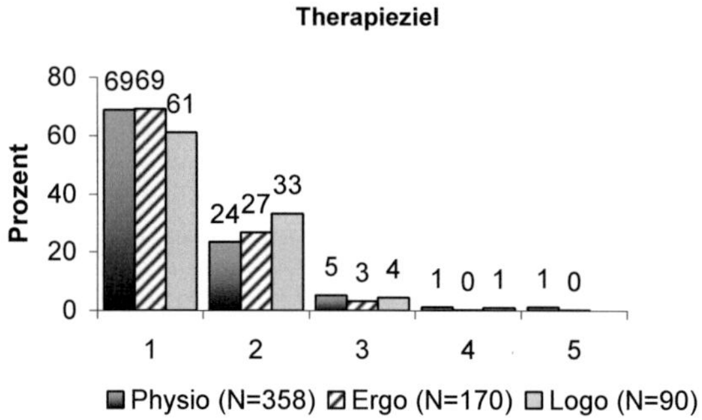

Abb. 100: Vergleich Berufe/Therapieziel

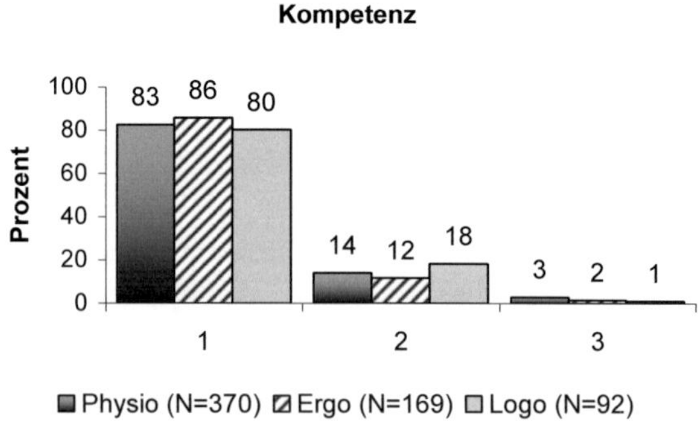

Abb. 101: Vergleich Berufe/Kompetenz

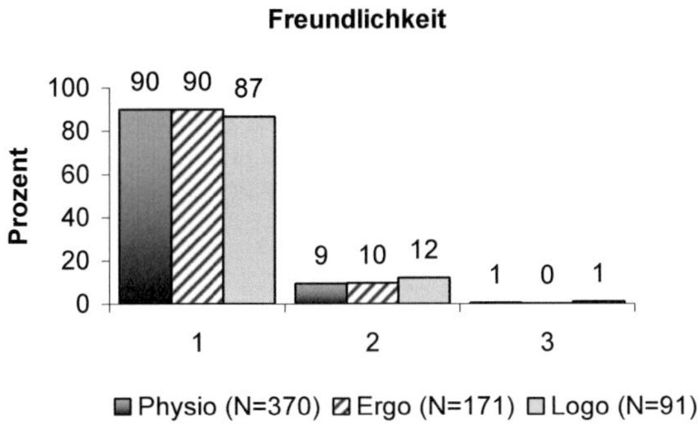

Abb. 102: Vergleich Berufe/Freundlichkeit

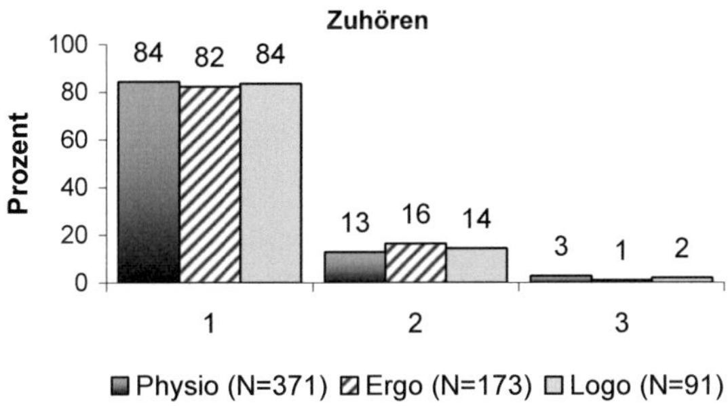

Abb.103: Vergleich Berufe/Zuhören

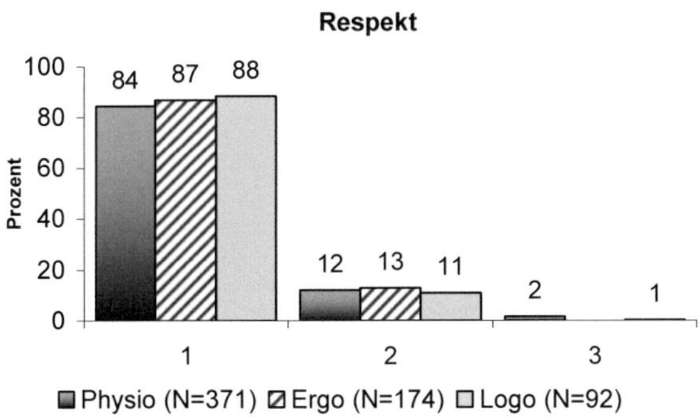

Abb. 104: Vergleich Berufe/Respekt

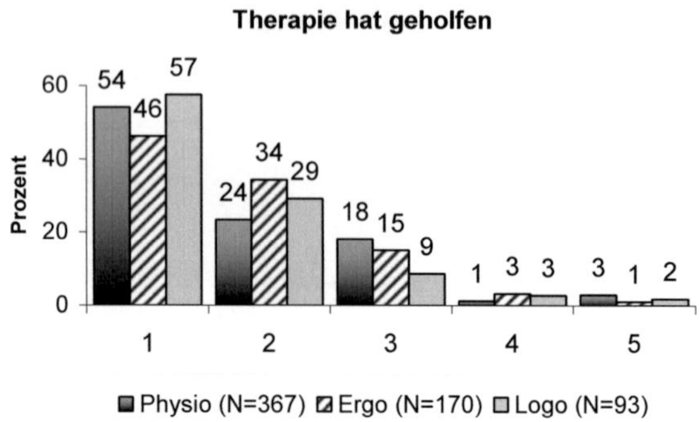

Abb. 105: Vergleich Berufe/Therapie hat geholfen

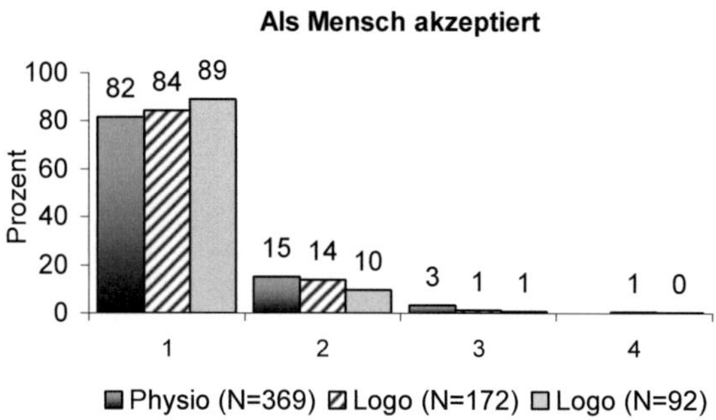

Abb. 106: Vergleich Berufe/Als Mensch akzeptiert

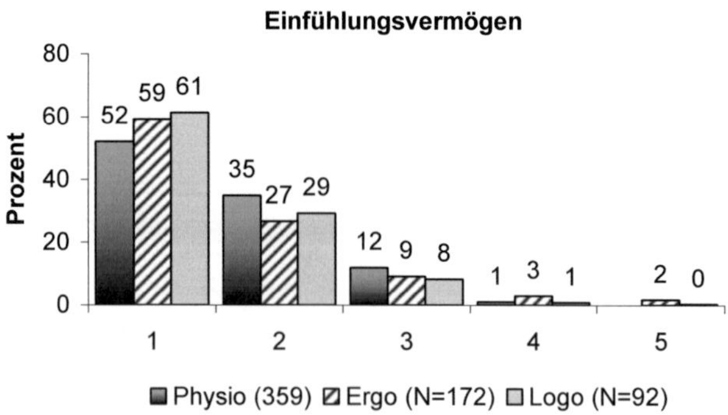

Abb. 107: Vergleich Berufe/Einfühlungsvermögen

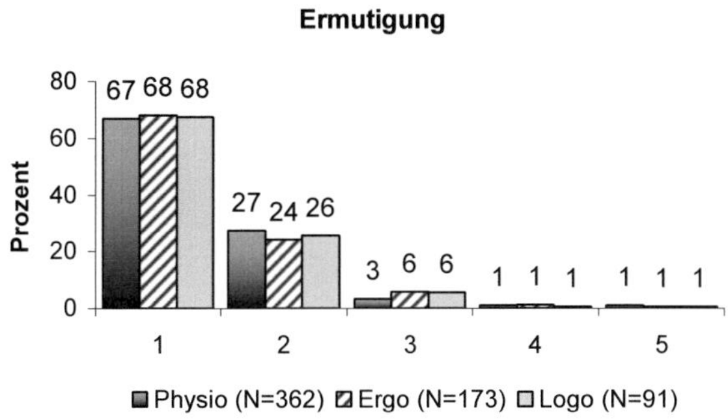

Abb. 108: Vergleich Berufe/Ermutigung

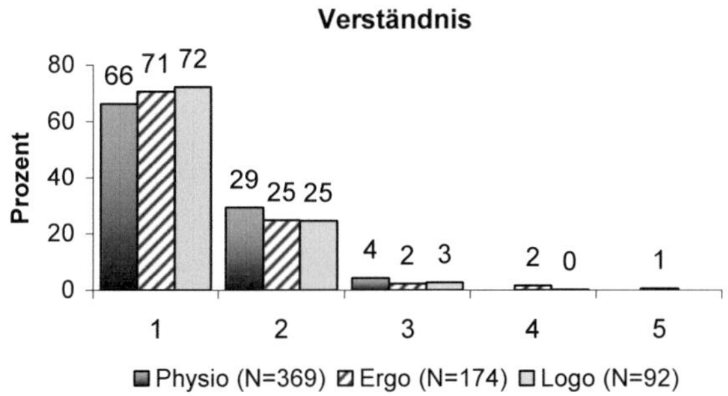

Abb. 109: Vergleich Berufe/Verständnis

Vergleich Gesamtbewertung

Die Ergebnisse der Einzelbewertungen wurden aus der Gesamtbewertung zu der Note ‚1' für eine sehr gute Beurteilung der Therapieerfahrungen (die Summe aller Bewertungen unter dem Mittelwert von -19-) und einer Note ‚2' für eine weniger gute Bewertung (die Summe der Bewertungen über dem Mittelwert -19-) berechnet. (vgl. Kap. 7.2)

Die Antworten von den Patienten der Physiotherapie ergeben fast zu gleichen Teilen eine sehr gute und eine weniger gute Bewertung (51% zu 49%).

Die Beurteilung der Ergotherapiepatienten fällt zum weniger guten Urteil aus (43% zu 57%).

Das Votum der Patienten der Logopädie beträgt (38% zu 62%).

Die Differenzierung in eine gute und eine weniger gute Bewertung eine Möglichkeit dar, in einer weniger als sehr guten Bewertung Verbesserungspotentiale aufzudecken. (vgl. Abb. 110)

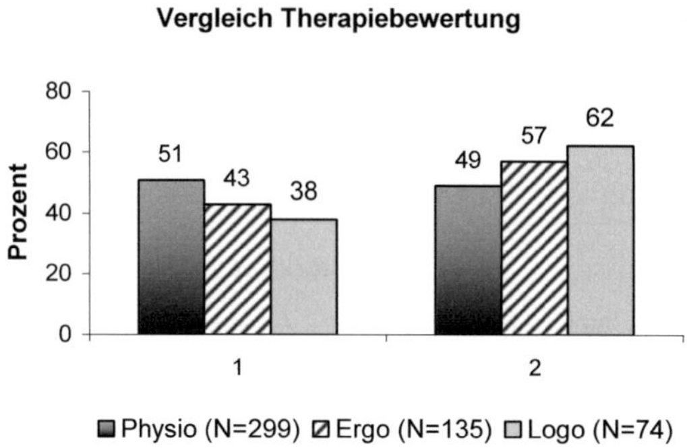

Abb. 110: Vergleich Berufe/Therapiebewertung (Prozentangaben gerundet)

Vergleich Entscheidungsfindung

Die Frage, ob die Patienten bei einer erneuten Therapie mehr Mitentscheidungsmöglichkeiten wünschen, ergab auch bei der Sequentierung der Berufsgruppen ein deutlich ablehnendes Ergebnis. Jeweils 43% der Physiotherapie-, 40% der Ergotherapiepatienten und 34% der Logopädiepatienten lehnen mehr Entscheidungsmöglichkeiten absolut ab. (vgl. Abb. 111)

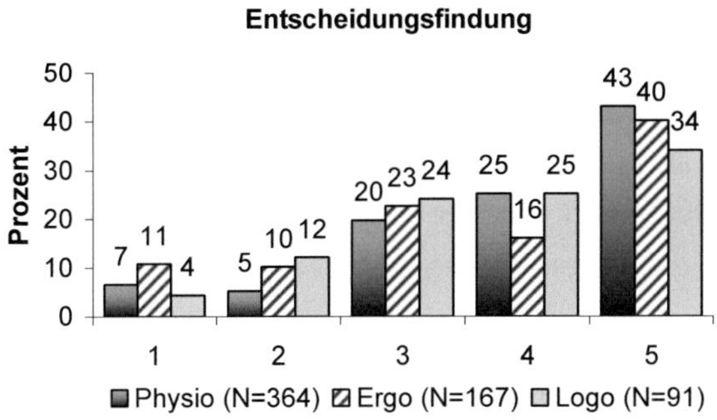

Abb. 111: Vergleich Berufe/Entscheidungsfindung (Prozentangaben gerundet)

Die deutlichste Ablehnung im Vergleich zu einer vollen Zustimmung äußern die Patienten der Physiotherapie mit (68% zu 12%) bei dem Wunsch nach mehr Entscheidungsmöglichkeiten.
Das Verhältnis von Ablehnung/Zustimmung beträgt in der Ergotherapie (56% zu 21%) und in der Logopädie (59% zu 17%). .(Die Werte 1 und 2 sowie 4 und 5 wurden jeweils zusammengefasst).

Die Tendenz der Mitte wählen gut 20% Patienten aller drei Berufe.
Werden die Antworten, die auf den Wert -3- gefallen sind, herausgenommen und die beiden befürwortenden und die beiden ablehnenden Antwortmöglichkeiten jeweils zusammengefasst, ergibt sich ein deutliches Bild der Positionierung. (vgl. Abb. 112)

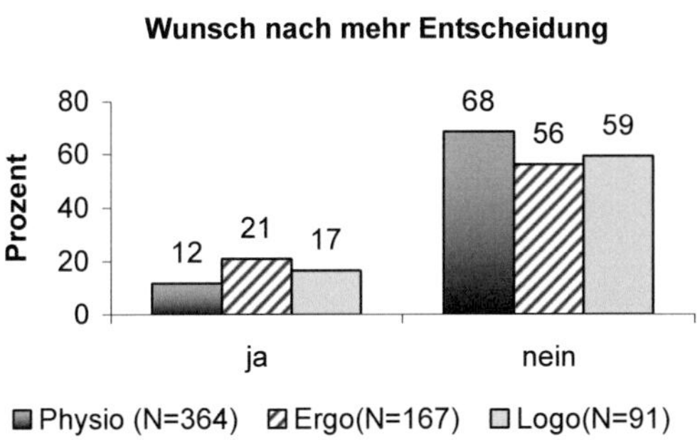

Abb. 112: Vergleich Berufe/Entscheidungsmöglichkeiten (Prozentangaben gerundet)

Das Potential der unartikulierten Wünsche nach mehr Mitentscheidungsmöglichkeiten ist ein Faktor, der nicht unbeachtet bleiben sollte. Vielmehr eröffnet sich ein Bedarf, die individuellen Patientenwünsche zu erfragen.
Für die Therapeuten bedeutet dies, dass das Thema einer partizipativen Entscheidungsfindung in den verschiedenen Bereichen der Therapieplanung und -durchführung in allen drei Berufen zu berücksichtigen ist.

Auch im Hinblick auf das klare Votum, dass die Therapeuten über den Einsatz der Methodik entscheiden sollten, ergeben sich hinsichtlich der Therapiezielplanung, der Auswahl adäquater Übungen und der Informations- und Erklärungswünsche, dass hier auf die individuellen Bedürfnisse des Patienten noch mehr eingegangen werden sollte.
Auf diesem Weg kann eine konstruktive und vertrauensvolle Therapeut/Patient- Beziehung aufgebaut und während des gesamten Therapieprozesses aufrecht erhalten werden.
Dies macht einmal umso mehr ein empathisches Verhalten und Einfühlungsvermögen der Therapeuten erforderlich.
Schon die Tatsache, dass die Patientenbedürfnisse erfragt und in die Therapieplanung mit einbezogen werden, ist ein erster Schritt die Patienten in Entscheidungsprozesse zu involvieren, auch wenn sie sich dafür entscheiden sollten, die maßgeblichen Entscheidungen in der Therapie ihrem Therapeuten zu überlassen. Dies gilt für alle drei Berufe gleichermaßen.

8 Diskussion der Ergebnisse

Den Schlussfolgerungen der vorab deskripierten Literatur folgend, liefert diese Untersuchung valide Erkenntnisse über Bedürfnisse von Patienten und deren Bewertung von Therapiekriterien hinsichtlich der Interaktion und Kommunikation von Therapeuten der Physiotherapie, Ergotherapie und Logopädie.
Die Ergebnisse können zur Prozess- und Ergebnisoptimierung sowie zur Ausbildung psycho-sozialer und kommunikativer Kompetenzen von Ärzten, Therapeuten und anderer professionell im Gesundheitswesen Handelnden genutzt werden.

Patientenbedürfnisse

Die hier vorliegenden Ergebnisse belegen die zentrale Bedeutung und Wichtigkeit, dass während des Therapieprozesses die individuellen Patientenbedürfnisse von den Therapeuten erkannt und die Therapiegestaltung sowie die Auswahl der Übungen darauf ausgerichtet werden.
Wie in den vorangegangenen Kapiteln beschrieben, sind ein konsequent empathisches Verhalten seitens der Therapeuten und eine den individuellen Patientenbedürfnissen angepasste Therapie- und Übungsauswahl konstante Patientenpräferenzen.
Dabei ist es den Patienten wichtig, dass der Therapeut über die Methodik bestimmt und auch die Übungen gemäß den individuellen Bedürfnissen entsprechend auswählt.

Die Faktoren für eine gute Unterstützung der Patienten in der Therapie, (die Auswahl alltagstauglicher Übungen, das Verständnis für die Situation und das Befinden des Patienten, Erklärungen bezüglich des Therapieverlaufs und das Vertrauen in die Arbeit des Therapeuten), belegen die hohen Anforderungen an eine konsequent patientenorientierte Gestaltung der Interaktion und des Therapieprozesses, um eine vertrauensvolle Therapeut/Patient - Beziehung aufzubauen.

Des Weiteren sind aus Patientensicht das Erkennen von Bedürfnissen sowie Erklärungen, wirksame Übungen und fachliche Informationen Indizien für Fachkompetenz.

Ruhe, klare Anweisungen und ein gutes Zuhörverhalten des Therapeuten fördern die Motivation und das Wohlgefühls während des Therapieprozesses.

So lässt sich für den hier untersuchten Kontext der Gesundheitsberufe eindeutig belegen, dass in diesen Therapieformen die persönlichen Belange der Patienten im Zentrum des Geschehens stehen.
Dementsprechend wird der Patientenwunsch nach einer individuell den Bedürfnissen angepassten Therapieform verständlich.

Die ‚Key Driver' der Bedürfnisse von Patienten der Physiotherapie, Ergotherapie und Logopädie:

- Empathisches Eingehen auf persönliche Bedürfnisse
- Gemeinsame Therapieplanung
- Bestimmung der Therapiemethoden vom Therapeuten
- Verständliche Erklärungen
- Verständnis des Therapeuten für den Patienten
- Vertrauen zum Therapeuten
- Ruhe
- Klare Anweisungen

Therapiebewertung

Die Bewertung einzelner Therapiekriterien, welche die Interaktion und das Verhalten der Therapeuten betreffen, lässt sich in folgende Kategorien einteilen:

Eine sehr gute Bewertung von über 80% der befragten Patienten erhalten: Freundlichkeit, Respekt, Akzeptanz als Mensch, Therapeutenkompetenz und das Zuhörverhalten der Therapeuten.

Eine sehr gute Bewertung von 60% - 71% der befragten Patienten erhalten:

das Verständnis der Therapeuten, einem an den Bedürfnissen angepassten Therapieziel, die Ermutigung, verständliche Erklärungen und Informationen zu Behandlungsmöglichkeiten.

Eine sehr gute Bewertung von mindestens 50% der befragten Patienten erhalten:
das Einfühlungsvermögen der Therapeuten, die Informationen zur Selbsthilfe, der Therapieerfolg, die Berücksichtigung von Wünschen.

Eine sehr gute Bewertung von 44% der befragten Patienten erhalten:
die Informationen über Auswirkungen der Erkrankung.

Hier zeichnen sich deutliche Verbesserungspotentiale bei den Therapiekriterien ab, die eine sehr gute Beurteilung von weniger als 75% der Patienten erhalten haben. Dies sind insbesondere Informationen zur Erkrankung, Erklärungen sowie die bedürfnisorientierten empathischen Verhaltensweisen der Therapeuten.

Freundlichkeit, Respekt und ein gutes Zuhörverhalten, die als ethisch wünschenswert sowie als eine Voraussetzung zwischenmenschlicher Kommunikation bezeichnet werden können, haben von der überwiegenden Mehrheit der Patienten sehr gute Beurteilungen erhalten.

Zusammenfassend sind patientenorientierte Verhaltensweisen seitens der Therapeuten noch verbesserungsfähig und von den Patienten gefordert. Des Weiteren deutet die von den Patienten bewertete Therapieerfolg auf ein deutliches Optimierungspotential hin.

Auf diese noch verbesserungsbedürftigen patientenorientierten Therapiekriterien ist ein besonderes Augenmerk zu legen, da genau diese Aspekte der Kommunikation zwischen Therapeuten und Patienten sich auf das Vertrauen zum Therapeuten, auf die Therapiemotivation und den Behandlungserfolg auswirken. (vgl. Meichenbaum u. Turk 1994; Di Matteo u. Di Nicola 1982; Ruprecht 2000)

Das Therapiekriterium, welches sich nach diesen hier vorliegenden Analysen am stärksten auf die Gesamtbewertung der Therapie auswirkt, ist das Gefühl vom Therapeuten verstanden zu werden.

Dieses Verständnis subsummiert sich aus den empathischen Fähigkeiten eines konsequent auf die Bedürfnisse des jeweiligen Patienten ausgerichtetes Therapeutenverhalten. 71% der befragten Patienten gaben dem Gefühl, vom Therapeuten verstanden zu werden, eine sehr gute Beurteilung. Dieses für die Therapiebewertung so bedeutende Kriterium ist noch verbesserungsfähig.

<u>Die zentralen Kriterien für die Therapiebewertung:</u>

- Das Gefühl ‚verstanden zu werden'
- Informationen
- Verständliche Erklärungen
- Ein individuelles, bedürfnisorientiertes Therapieziel
- Einfühlungsvermögen des Therapeuten

Therapiebewertung und Patientenbedürfnisse

Für die Gesamtstichprobe können geringe und mittlere Zusammenhänge der Therapiebewertung und den Bedürfnissen nach einem empathischen Therapeuten, der die Patientenbedürfnisse erkennt und die Methoden auswählt, nach Gesprächen und Erklärungen, nach wirksamen Übungen sowie nach Freundlichkeit und Therapieorganisation belegt werden.
Der stärkste Zusammenhang besteht zwischen der Therapiebewertung und dem Vertrauen darauf, dass der Therapeuten die für den jeweiligen Patienten richtigen Methoden auswählt. (vgl. Kap. 7.3.2)
Diese Zusammenhänge von Bedürfnissen und der Bewertung der Therapie verstärken sich bei älteren Patienten über 60 Jahre.

<u>Zusammenhang von Bedürfniserfüllung und Therapiebewertung</u>

- Vertrauen zum Therapeuten
- Empathie
- Gespräche und Erklärungen
- Wirksame Übungen
- Freundlichkeit
- Therapieorganisation

Therapieeerfolg

Zwischen den Patientenbedürfnissen und dem Therapieerfolg, (wie sehr die Therapie aus Patientensicht geholfen hat), ergeben die Items ‚Besserung der Beschwerden' und ‚wirksame Übungen' nur geringe Zusammenhänge.
Es kann jedoch ein Zusammenhang von Therapieerfolg und der erwarteten Verbesserung der Beschwerden in Verbindung mit einem guten Einfühlungsvermögen der Therapeuten und dem Gefühl als Mensch akzeptiert zu sein, belegt werden.

Die Verbesserung des Befindens als Einzelkriterium ist weder ein Parameter für den Therapieerfolg, noch für eine gute Therapiebewertung.

Dies festigt die Aussage, dass empathische Verhaltensweisen zum Therapieerfolg (der Verbesserung der Beschwerden) und zu einer guten Gesamtbewertung wesentlich beitragen.

Dem Gefühl gut aufgehoben zu sein und sich vertrauensvoll in fachkompetente Obhut zu begeben, muss demnach bei der Anwendung medizinisch/therapeutischer Maßnahmen besondere Aufmerksamkeit geschenkt werden. Wie hier eindeutig belegt wird, wirken diese psycho-sozialen, menschlichen Aspekte ausschlaggebend auf die subjektiv empfundene Verbesserung des Gesundheitszustandes und auf die Therapiebewertung ein.

Neben den ethischen Aspekten ist eine konsequente psycho-soziale Patientenbetreuung auch in Hinblick auf die ökonomische Perspektive unabdingbar.

Eine auf die Patientenbedürfnisse ausgerichtete Therapie und der menschliche Umgang sind als wirksame Heilungsparameter anerkannt, wenn allein die medizinisch/therapeutisch evidenten Behandlungsmethoden unisono nicht als maßgeblich für den Therapieerfolg wahrgenommen werden. (vgl. Haase, 1995; Ruprecht, 2000)

Somit belegen die Ergebnisse dieser Untersuchung:

Obwohl die Patienten eine Verbesserung ihres Gesundheitszustandes nach Beendigung der Therapie erwarten, hat der subjektiv wahrgenommene Therapieerfolg allein nur einen mäßigen Einfluss auf die Bewertung der Therapie.

Der Therapieerfolg wird vielmehr danach bewertet, wie neben der Besserung der Beschwerden das Einfühlungsvermögen des Therapeuten sowie das Gefühl, als Mensch akzeptiert zu werden, von den Patienten wahrgenommen werden.(vgl. Kapitel 7.3.5)

Zusammenhang mit Therapieerfolg

Besserung der Beschwerden

+ Einfühlungsvermögen des Therapeuten

+ sich als Mensch akzeptiert fühlen

Kompetenz

Obwohl die Patienten die Kompetenz der Therapeuten auch an der Besserung der Beschwerden und an der Wirksamkeit der Übungen festlegen, sind Zusammenhangswerte in Bezug auf die Bewertung der Kompetenz nur mit empathischen Verhaltensweisen seitens der Therapeuten belegbar. (vgl. Kap. 7.1.3; 7.5 u. 7.8.3)

Demnach erwarten Patienten eine Besserung der Beschwerden durch wirksame Übungen von kompetenten Therapeuten.
Die Bewertung der Kompetenz fließt jedoch nur peripher in die Gesamttherapiebewertung mit ein und wird anhand eines empathischen, auf die Patientenbedürfnisse ausgerichtetes Therapeutenverhalten wahrgenommen. Für die Therapiebeurteilung ist demnach ein individuell empfundenes Wohlgefühl maßgebend, welches durch eine gelungene Bedürfniserkennung und ein adäquates Therapeutenverhalten determiniert wird.

So kann für diesen Kontext belegt werden, dass eine professionelle Fachkompetenz für eine von den Patienten als gut wahrgenommene Behandlungsqualität nicht ausreichend ist. Der Kompetenzbegriff muss um psychosoziale und kommunikative Fähigkeiten erweitert werden.
Nur Therapeuten, die diese Anforderungen erfüllen, sind optimal in der Lage, therapeutisch sinnvolle und evidente Behandlungsmethoden individuell auf die Bedürfnisse der jeweiligen Patienten abzustimmen, sie zu kommunizieren und durchzuführen. (vgl. Chisholm u. Askham 2006)

Dieser hohe Anspruch an die psycho-sozialen und kommunikativen Kompetenzen kann nicht allein durch ein theoretisches Wissen erreicht werden. Dieses Wissen muss praktisch erprobt und trainiert werden, um es situationsrelevant in der Praxis umzusetzen. (vgl. Hasman, Coulter, Askham 2006; Myercough u. Ford 2001)

Werden diese Bedingungen psycho-sozialer Kompetenzanforderungen erfüllt, sind die Voraussetzungen dafür geschaffen, dass die Patienten die Therapiemaßnahmen mittragen und sinnvoll unterstützen. Einer für beide Seiten erfolgreichen Therapie steht dann außer physischen Grenzen nichts mehr im Weg.

Zusammenhang mit Kompetenz

Sich als Mensch akzeptiert + sich verstanden fühlen

Partizipative Entscheidungsfindung

Die Frage hinsichtlich des Wunsches mehr Entscheidungen selbst zu treffen, ist von der Mehrheit der Patienten dieser drei Berufe abgelehnt worden. Etwa ein Drittel der Befragten äußert zumindest den Wunsch nach teilweise erweiterten Entscheidungsmöglichkeiten.

Es kann kein Zusammenhang zwischen den geäußerten Präferenzen und dem Wunsch nach mehr Entscheidungsmöglichkeiten belegt werden.

Nach den hier vorliegenden Ergebnissen erwarten die Patienten der Physiotherapie, Ergotherapie und Logopädie eine gemeinsame Planung der Therapieinhalte und der Therapieziele. Danach soll der Therapeut die für diesen Patienten wirksamste Methodik auswählen und die Gestaltung der Übungen gemäß den individuellen Bedürfnissen ausrichten. (vgl. Kap. 7.1.1)

Es stellt sich die Frage, ob mehr Patienten an der Übungsauswahl beteiligt werden wollen, wenn sie über umfassendere Informationen verfügen.
Den Erkenntnissen der Untersuchungen zur Partizipativen Entscheidungsfindung zufolge, sind ein gutes Informationsverhalten, eine empathische

Kommunikation, die Beratung über realisierbare Therapieziele sowie das Vertrauen zum Arzt/Therapeuten, die Voraussetzungen dafür, dass Patienten sich aktiv an Entscheidungsprozessen beteiligen.

In einer individuellen patientenorientierten Therapie folgt nach diesen informativen und beratenden Interaktionsphasen für den Patienten die Option zur Entscheidung. Hierbei ist der Wunsch des Patienten maßgeblich, welche Entscheidungen er selbst treffen möchte. (Härter, Loh, Spies 2006)

Das bedeutet in der Konsequenz, dass die Therapeuten ggf. weiterhin Entscheidungen treffen und möglichst im Einvernehmen mit einem eher passiven Patienten die Therapiemethoden festlegen.

Die Ergebnisse dieser Untersuchung belegen, dass das Informationsverhalten der Therapeuten über die Auswirkungen der Erkrankung, über Therapieoptionen und über Möglichkeiten zur Selbsthilfe gemäß den Patientenurteilen Defizite aufweist.
Daraus lässt sich ableiten, dass ein verbessertes Informations- und ein konsequent empathisches und verständnisvolles Verhalten der Therapeuten dieser drei Berufe die Bereitschaft der Patienten fördern könnten, sich aktiver als bisher an den Therapieentscheidungen zu beteiligen.

Ein erster Ansatz die Patienten in den Entscheidungsprozess über die Auswahl der Therapiemethoden mit einzubeziehen, ist demnach ein erweitertes Informationsverhalten der Therapeuten und die explizite Bekanntgabe eines Entscheidungsprozess.
Eine gemeinsame Entscheidungsfindung verbunden mit einer gemeinsamen Therapieplanung kann dazu beitragen, dass Patienten aktiv in die Therapiegestaltung involviert und dementsprechend motiviert sind, zum Gelingen der Therapie beizutragen.
Die derzeitige Patientenposition, explizit die Erwartungshaltung, dass die Therapeuten die individuelle Bedürfnislage erfassen und daraufhin die Methodik und die Übungen anbieten, birgt die Gefahr der Enttäuschung bei Nichterfüllung dieser Erwartungen.
Das wiederum kann zu Demotivation, Übungsverweigerung, schlechteren Behandlungsergebnissen und zu einer negativen Beurteilung der Therapie führen, wenn die Therapieübungen nicht den Vorstellungen der Patienten

entsprechen. Diese passive Konsumhaltung kann möglicherweise durch eine Motivation zu mehr eigener Entscheidungskompetenz durchbrochen werden. Werden die Patienten jedoch in standardisierter Weise in die Rolle des Entscheidenden ohne Berücksichtigung der Persönlichkeit und des Informationsstandes gedrängt, hat dies möglicherweise den gegenteiligen Effekt zur Folge: Die Patienten ziehen sich (wieder) aus dem Entscheidungsprozess zurück.
Die Therapeuten haben dementsprechend die Aufgabe die Bedürfnislage der Patienten in dieser Frage zu erfassen, Entscheidungsfragen offen zu diskutieren und qualitativ hochwertige Informationen zur Verfügung zu stellen, damit die Patienten Entscheidungskompetenz erlangen und in der Lage sind, unter verschiedenen Möglichkeiten der Therapie abzuwägen.

Diese Anforderung qualitativ gesicherter Informationen gilt für alle Bereiche des Gesundheitswesens. (vgl. Klemperer u. Rosenwirth 2005a; Dierks u. Schwartz 2001)

Hierbei wird deutlich, dass auch für die Physiotherapie, Ergotherapie und Logopädie ein dringender Bedarf an qualitativen, therapeutisch-evidenten und verständlichen Informationsmaterial besteht.

Die Therapeuten haben die Aufgabe, auf der Grundlage dieser von den Patienten erworbenen Kenntnisse die individuellen Auswirkungen und Erfordernisse zum Umgang mit der Erkrankung sowie die darauf ausgerichteten Therapieziele und -inhalte zu kommunizieren.

Schlussfolgernd sind gemäß einer Patientenorientierung in diesen hier untersuchten Berufen die Patienten umfassend und mit qualitativ gesicherten Informationen zu versorgen und ggf. in Entscheidungsprozesse einzubeziehen.

Die Wahrnehmung von Eigenentscheidungsmöglichkeiten obliegt dabei den Patienten selbst.

Zentrale Aussagen:

Die Meinung der Patienten zu mehr Entscheidungsmöglichkeiten ist uneinheitlich: Die Mehrzahl der befragten Patienten lehnt weitere

Entscheidungsmöglichkeiten ab, während ein Drittel der Patienten zumindest teilweise mehr eigene Entscheidungen in der Therapie treffen möchte.

Eine Verbesserung des Informationsverhaltens und die Bereitstellung von Informationsmaterial können zu einer stärkeren Einbeziehung der Patienten in Entscheidungsprozesse beitragen.

Bewertung oder Zufriedenheit?

Die Aussagen dieser Untersuchung beziehen sich auf die Fragestellung der Therapiebewertung.
Aufgrund der Annahme, dass Zufriedenheitsurteile nicht die Verbesserungsmöglichkeiten in diesem Ausmaß aufzeigen, wie es anhand der Bewertungen der Therapiekriterien der Fall ist, wurde die Zufriedenheit als eigenständiges Kriterium nicht abgefragt.
Angesichts der Vielzahl von Zufriedenheitsmodellen stellt sich die Frage, ob und wie die Patientenzufriedenheit als Konstrukt in Patientenbefragungen festzulegen ist, die eine Bewertung von Therapiemaßnahmen zum Inhalt haben und zur Qualitätssicherung eingesetzt werden.

Auch im Kontext der Untersuchungen, die die Einbeziehung der Patienten in die Beurteilung von Versorgungsqualität zum Inhalt haben, spielt die Erhebung von Patientenzufriedenheit wegen des Mangels eindeutig belegter theoretischer Konzepte und des sehr hohen positiven Antwortverhaltens nur eine untergeordnete Rolle. (vgl. Ryan u.a., 2001; Berger u. Lenz, 2006)

Die durchgehend sehr positiven Zufriedenheitsurteile wurden schon häufig diskutiert, weil die Patienten unabhängig der Befragungsinhalte sehr gute Zufriedenheitsurteile abgeben, obwohl sie zu einzelnen Therapieerfahrungen Kritik äußern. (vgl. Dahl, 2001; Jacob u. Bengel, 2000; Klingenberg u.a., 1999; Trojan u.a., 1997)

Dies führt zu der Überlegung, ob die Urteile der Zufriedenheit mit denen der Beurteilung konzeptionell zu trennen sind. (vgl. Crow u.a., 2002; Williams u.a., 1998)

Die Bewertung von Therapie- und Behandlungskriterien gilt als Qualitätsmerkmal aus Patientensicht, wohingegen reine Zufriedenheitsangaben möglicherweise wichtige Defizite in der Versorgung unbeachtet lassen, weil sie von unspezifischen und ggf. therapieunabhängigen Faktoren determiniert werden. (vgl.u.a. Berger u. Lenz, 2006; Ryan u.a., 2001)
Die validen Ergebnisse der hier vorliegenden Untersuchung belegen, dass durch die Erhebung von Patientenpräferenzen und durch die Bewertung von Therapiekriterien Defizite und Verbesserungspotentiale aufgezeigt werden. Diese Ergebnisse können zur Qualitätssicherung und zur Prozess- und Ergebnisoptimierung genutzt werden.

Zentrale Aussagen:

Die Bewertung von Therapiekriterien liefert Erkenntnisse über den tatsächlich von den Patienten wahrgenommenen Qualitätsstandard der erhaltenen Leistungen und der subjektiv empfundenen Verbesserung des Gesundheitszustandes.

Die gleichzeitige Erfassung von Patientenbedürfnissen und der Bewertung von konkreten Erfahrungen stellt ein konsequent patientenorientiertes und effektives Instrument zur Qualitätssicherung dar, um die Prozess- und Ergebnisqualität aus der Nutzerperspektive ganzheitlich zu erfassen.

Die Erweiterung auf andere Qualitätsdimensionen ist ebenso denkbar wie eine Gewichtung der einzelnen Qualitätsdimensionen.

Patientenorientierung und Qualitätssicherung

Eine konsequent an die Bedürfnisse der Betroffenen ausgerichtete Patientenorientierung bedarf, wie in den voran gegangenen Kapiteln diskutiert, neben einer evidenten therapeutisch-medizinischen Behandlung eine verständliche Kommunikation mit umfassenden Informationen, die Abstimmung der Patientenerwartungen und -bedürfnisse mit den therapeutischen und auch wirtschaftlichen Möglichkeiten, die Einbeziehung der Patienten in Behandlungs- und Entscheidungsprozesse sowie motivierte und kompetente

Professionals und eine darauf ausgerichtete Organisation. (vgl. Leitfaden Patientenorientierung 1997, S.8)

Hierbei ist die besondere Spezifik und Dynamik der interaktionalen Beziehung zwischen Therapeut und Patient bedeutungsvoll.
Dies gilt insbesondere für die hier untersuchten Berufsgruppen, die über einen längeren Zeitraum mit den Patienten in Kontakt stehen und eine Beziehungsebene finden- und stabilisieren müssen, um die Therapieziele zu erreichen.
Ohne eine Kommunizierung der Bedürfnislage der Patienten und darauf ausgerichtete Therapieziele, Übungsauswahl und Anleitungen wird die Qualität der Behandlungsmaßnahmen nicht wahrgenommen.
Dies bedeutet, dass der Beweis der Wirksamkeit der Therapie, also die Besserung des Gesundheitszustandes (Verringerung von Schmerzen, Erhöhung der Beweglichkeit, Verbesserung sprachlicher Fähigkeiten) allein nicht ausreichend ist, um von den Patienten als eine gelungene Therapie bewertet zu werden.
Vielmehr wird eine Verbesserung des Gesundheitszustands nach der therapeutischen Maßnahme vorausgesetzt. (vgl. Kapitel 7.1.7)
Die Bewertung der Therapie erfolgt jedoch anhand der Erfahrungen in der Interaktion mit den Therapeuten.
Somit sind aus Patientensicht neben der therapeutischen Wirksamkeit vor allem die Wahrnehmung psycho-sozialer und kommunikativer Faktoren im Therapieprozess die zentralen Qualitätsmerkmale einer Behandlung.

Dies bedeutet für die Professionals, dass sie die Bedürfnisse der Patienten im Behandlungsprozess im ersten Schritte wahrnehmen müssen, um dann im zweiten Schritt adäquat darauf zu reagieren, wenn eine Patientenorientierung konsequent als Versorgungsbedarf in diesem hier untersuchten Kontext durchgesetzt werden soll.

An dieser Stelle soll nochmals die Bedeutung der Patienteninformation über therapeutisch sinnvolle Maßnahmen betont werden, um unrealistischen Erwartungen und Hoffnungen entgegenzuwirken.
Auch bedarf es eingehender Erklärungen hinsichtlich von Neuerungen im Therapieverlauf oder hinsichtlich eines zu verändernden Verhaltens.

Die Orientierung an Vertrautem macht es notwendig, therapeutisch sinnvolle Veränderungen zu kommunizieren, damit die Patienten nicht am status quo festhalten, wenn dieser einer Verbesserung des Gesundheitszustandes entgegen steht. (vgl. Ryan u.a., 2001)

In einem Gesundheitswesen, welches ein hohes Maß an Qualität insbesondere im menschlichen Umgang sicherstellen will, sind Strukturen und Bedingungen zu installieren, die den Bedürfnissen der Patienten und der Professionals im Gesundheitssystem entsprechen.

Diese Bedingungen sind insbesondere die Auslegung der erforderlichen Lehrinhalte, die Berücksichtigung und Vergütung von Informations- und Beratungsgesprächen als Behandlungsleistung im Therapieprozess und eine stetige Überprüfung und Reflexion der Arbeitsleistungen.

Zur Sicherstellung einer qualitativ hochwertigen Therapiemaßnahme sind demnach neben medizinischer/therapeutischer Evidenz, explizit sowohl eine empathische Grundeinstellung als auch eine darauf ausgerichtete Kommunikationskompetenz notwendig, um Informations-, Beratungs- und Entscheidungsprozesse patientenorientiert zu gestalten.

Eine an den Bedürfnissen der Patienten orientierte Qualitätssicherung in der Physiotherapie, Ergotherapie und Logopädie bedarf neben den medizinisch/therapeutisch Maßnahmen und Behandlungsverfahren nach den hier vorliegenden Ergebnissen schlicht und einfach: Menschlichkeit.

<u>Die für diese Untersuchung zusammenfassenden Aussagen sind:</u>

Das bedeutsamste Kriterium für die Therapiebewertung ist das Gefühl vom Therapeuten verstanden zu werden.

Informationen und Erklärungen sind ebenfalls sehr wichtige Therapiekriterien, die zur Therapiebewertung beitragen.

Des weiteren sind die Verhaltensweisen der Therapeuten, welche die Bedürfnisse der Patienten berücksichtigen sowie das Einfühlungsvermögen in die Lage des Patienten für die Gesamtbewertung von Bedeutung.

Als am wenigsten bedeutsam für die Therapiebewertung sind der Respekt, die Freundlichkeit, der Therapieerfolg (Verbesserung der Beschwerden) und die Kompetenz der Therapeuten.

Diese hier vorliegenden Ergebnisse bestätigen einen geringen oder mäßigen Zusammenhang von a priori geäußerten Bedürfnissen/ Präferenzen und der Therapiebewertung.

Dabei handelt es sich hauptsächlich um die Wichtigkeit der empathischen und kommunikativen Handlungskompetenzen sowie um die Bedeutung des Vertrauens zum Therapeuten.

In dieser Untersuchung besteht kein stabiler Zusammenhang zwischen den geäußerten Präferenzen hinsichtlich der Interaktion und Kommunikation der Therapeuten und dem Wunsch nach mehr Möglichkeiten zu einer partizipativen Entscheidungsfindung.

Die Patientenurteile belegen eindeutige Defizite, insbesondere bei den Informationen zu Behandlungsmöglichkeiten, den Auswirkungen der Erkrankung und den Möglichkeiten zur Selbsthilfe; bei der Berücksichtigung von Patientenwünschen, beim Einfühlungsvermögen und beim Therapieerfolg.

9 Schlussfolgerungen für die Ausbildung, Berufspraxis und Hochschullehre

Der von den befragten Patienten dokumentierte hohe Stellenwert von Gesprächen und einem empathischen Verhalten der Therapeuten belegt in diesem hier untersuchten Kontext die zentrale Bedeutung der zwischenmenschlichen Interaktion, die über eine reine Wissensvermittlung und Handlungsanweisungen hinaus geht. (vgl. Cartwright u. Magee 2006, S. 59)

Die Ergebnisse dieser Untersuchung belegen den Einfluss der Kommunikation auf alle Ergebnisvariablen der therapeutischen Behandlung, auf die Therapiebewertung und auf den Therapieerfolg aus Patientensicht.

Diesen hohen Stellenwert der sozialen Interaktion im therapeutischen Arbeitsprozess gilt es in der Ausbildung und im Studium zu beachten und die Lehrinhalte dementsprechend zu gestalten und zu erweitern.
Die Vermittlung und Schulung von psycho-sozialen und kommunikativen Fähigkeiten während der Ausbildung und des Studiums der Therapeuten der Physiotherapie, Ergotherapie und Logopädie wird bislang nicht einheitlich durchgeführt, so dass jede Berufsgruppe bislang ihre eigenen Standards entwickelt hat.

Ein theoretisches Wissen darüber, wie Kommunikation, Interaktion und Beratung anhand unterschiedlicher Erklärungsmodelle erklärt wird, welche psycho-sozialen Determinanten dabei wirken können und wie ein empathisches Verhalten zu bewerkstelligen ist, reicht allein nicht aus, um den Anforderungen gerecht zu werden.
Vielmehr muss dieses theoretische Wissen entsprechend den spezifischen Anforderungen einer Therapeut-Patient-Interaktion praktisch geübt werden. (vgl. Kidd u.a., 2005)

Eine praktische Umsetzung theoretischen Wissens ist notwendig, damit die angehenden Therapeuten und die Studierenden ihre eigenen persönlichen Handlungsmuster erarbeiten können, um in der Lage zu sein, diese situationsrelevant und kongruent im Kontakt mit den Patienten für einen empathischen Beziehungsaufbau zu nutzen.

Das bedeutet, dass neben den theoretischen fachlichen Lehrinhalten die Sozialkompetenz kontinuierlich erprobt werden muss, damit eine vertrauensvolle Therapeut - Patient - Beziehung aufgebaut werden kann.
(vgl. Geisler, 2002)

In der medizinischen Ausbildung werden z.T. Curricula und Kommunikationstrainings in die Lehre mit integriert, die nachweisbar zu einer höheren Sozial- und Kommunikationskompetenz der Studierenden führen. (vgl. Jünger u. Köllner 2003)

Die Bedeutung und Effektivität von Kommunikationstrainings in Form von Rollenspielen als ein wichtiger Bestandteil medizinischer/therapeutischer Ausbildung betonen auch Jacobsen u.a., (2006).

Gerade dies stellt die Besonderheit der Anforderungen in der Lehre dar: Neben einer für diese Berufsgruppen relevanten Wissensvermittlung bedarf es der Installierung struktureller Bedingungen, in denen diese Lehrinhalte bedarfsgerecht erprobt werden können.

Zusätzlich zu den fachlich-therapeutischen Ausbildungs- und Studiumsinhalten benötigen diese Sozialkompetenzen in Zukunft einen wichtigen Stellenwert, wenn der Bedürfnislage der Patienten und den Anforderungen einer hohen Qualitätssicherung, hier der Prozess- und Ergebnisqualität, Rechnung getragen werden soll.

Diesen Erkenntnissen zufolge manifestieren sich die Thesen:

Eine gute und heilungsfördernde Zusammenarbeit von Therapeuten und Patienten bedarf einer gemeinsamen und vertrauensvollen Verständigungs- und Vertrauensbasis als Voraussetzung für die Annahme therapeutischer Maßnahmen.

Es erfordert von den Therapeuten diese Verständigungs- und Vertrauensbasis zu schaffen.

Es ist Aufgabe der Lehrenden, die Auszubildenden und Studierenden dahingehend zu unterrichten und zu fördern, diese Anforderungen individuell zu bewältigen.

Und es obliegt den Berufs-, Gesundheits- und Hochschulgremien die Voraussetzungen für das Angebot und die Integration psycho-sozialer und kommunikativer Ausbildungsinhalte in die medizinische und fachtherapeutische Lehre in der Physiotherapie, Ergotherapie und Logopädie zu schaffen.

10 Forschungsbedarf und Ausblick

Weiterführende Forschungsprojekte ergeben sich aus den Fragen, ob und welche Zusammenhänge zwischen der Bewertung einzelner Qualitätsdimensionen (Struktur-, Prozess- und Ergebnisqualität) bestehen, ob und ggf. wie diese von den Patienten bei der Bewertung gewichtet werden und welche Wirkungen diese auf die Ergebnisqualität haben.

Des Weiteren ist noch nicht belegt, was Patienten für die Bewertung einer Therapie und für die Wiederwahl einer Praxis bei einer erneuten Therapie wichtiger ist: die Servicequalität (Parkplätze, Ausstattung der Räumlichkeiten) oder die Prozessqualität (Durchführung der Behandlung, Interaktion mit dem Therapeuten)

Es stellt sich weiterhin die Frage, ob und ggf. wie sich die Bewertung von Therapiekriterien auf evidente Kriterien des Behandlungsergebnisses aus therapeutischer/medizinischer Sicht (Heilungserfolg) auswirken.

Die Erwartungen und Bedürfnisse von Eltern, deren Kinder sich in therapeutischer Behandlung befinden, sind ebenfalls noch nicht erfasst.

Für die Berufe der Physiotherapie, Ergotherapie und Logopädie besteht demzufolge ein großes Forschungsfeld, welches noch mit weiteren als den hier aufgeführten Fragestellungen bearbeitet werden kann.

Durch die schon bestehenden Forschungsprojekte einzelner Hochschulen sowie von den zu erwartenden Abschlussarbeiten der Bachelor- und Masterstudiengänge dieser Berufe, sind in Zukunft weitere wissenschaftliche Ergebnisse zu den Fragen der therapeutischen Theorieentwicklung, Evaluationen von Methoden, Qualitätssicherung, Patientenorientierung und Prozessoptimierung zu erwarten.

Ausblick

Diese hier vorliegende Arbeit möchte einen Beitrag zur Weiterentwicklung der Patientenorientierung und zur Qualitätssicherung leisten.
Die Untersuchung stellt ein valides Erhebungsinstrument für die Aufnahme von Patientenbedürfnissen und für die Bewertung der Interaktion und Kommunikation mit den Therapeuten der Physiotherapie, Ergotherapie und Logopädie dar.
Sie kann als Ausgangsbasis für die Ableitung von notwendigen Kompetenzen der Therapeuten hinsichtlich der untersuchten Kriterien, für deren Ausbildung, für die Optimierung der Prozessgestaltung sowie für weitere Forschungsprojekte Verwendung finden.

Die Ergebnisse belegen:

Die Bedürfnisse von Patienten sind weder einheitlich noch frei von Widersprüchen. Sie sind individuell divergent und bedürfen ein hohes Maß an Einfühlungsvermögen der Professionals.

Fachkompetenz allein reicht nicht aus; sie muss kommuniziert werden, damit die Patienten sich als Mensch akzeptiert fühlen, motiviert sind, effektiv mitarbeiten, den Therapieerfolg wahrnehmen und die Therapieerfahrungen gut bewerten.

Dies bedeutet, dass Fachkompetenz von den Patienten vorausgesetzt wird. Wahrgenommen wird sie jedoch anhand des kommunikativen Verhaltens und der psycho-sozialen Kompetenz des Therapeuten.

Wie die Patienten die kommunikativen und psycho-sozialen Aspekte der Behandlung erleben, bestimmt die Bewertung der Therapie und damit auch darüber, ob sie bei einer Neuerkrankung dieselbe Praxis wieder aufsuchen und ob sie diese weiterempfehlen.
Diese Aspekte sind von zentraler Bedeutung für die Überlebensfähigkeit und den Bestand der Praxen.

Die „harten“ Fakten medizinisch-evidenter Therapieergebnisse bedürfen einer Atmosphäre der Menschlichkeit, um ganzheitlich Wirkung zu zeigen: Indem die Patienten von den Therapeuten dahingehend empathisch unterstützt und motiviert werden, die individuell festgelegten Therapieziele in der für sie angemessenen Zeit zu erreichen und die bedürfnisorientierten und alltagstauglichen Unterstützungsmaßnahmen adäquat und sinnvoll für eine Verbesserung ihres Gesundheitszustandes einzusetzen.

In diesem Sinn sind die Therapeuten in vielfältiger Weise gefordert:
als Fachkompetenz der medizinisch/therapeutischen Leistungserbringung, als Berater, empathische Zuhörer und unterstützende und motivierende Trainer und Begleiter im Gesundungsprozess.

11 Verzeichnis der Tabellen

12 Verzeichnis der Abbildungen

13 Literaturverzeichnis

Adam, A. (2004). Das Patienten-Gespräch: Ärztliche Kardinalfehler. In: Deutsches Ärzteblatt, 2004, 101, Ausgabe 18, S. A- 1288,/ B- 1068/ C-1032.

Aharony, L., Strasser, S. (1993). Patient satisfaction: What we know about it and what we still need to explore. In: Medical Care, 1993, 50, S. 49-79.

Aichele, G.U. (2001). Qualitätsmanagement in der Anästhesiologie – Messung der Patientenzufriedenheit mittels zweier unterschiedlicher Methoden Inauguraldissertation zur Erlangung des medizinischen Doktorgrades der Medizinischen Fakultät Heidelberg der Ruprecht Karls-Universität.

Anderson, R.J., Kirk, L.M. (1982). Methods of improving patient compliance in chronic disease states. In: Archives of Internal Medicine, 1982, (142); S. 1673-1675.

Applebaum, R.A., Straker, J.K., Geron, S,M. (2004). Patientenzufriedenheit – Benennen Bestimmen Bewirken. Bern, Göttingen, Toronto, Seattle: Hans Huber.

Arbeitsgemeinschaft Ergotherapeutischer Schulen (AG-ETS). (2001). Grundlagen der Ergotherapie. Idstein: Schulz-Kirchner.

Arnold, K., Lang, E. (1994). Patientenzufriedenheit mit der Arzt-Patient-Beziehung. Reihe sozialwissenschaftlicher Daten der Hamburg Mannheimer Stiftung, Band 9. Hamburg: Hamburg-Mannheimer-Stiftung für Informationsmedizin e.V.

Arora, N.K., McHorney, C.A. 2000. Patient preferences for medical decision making: Who really wants to participate? In: Medical Care, 2000, 38, S. 335-341.

Asanger, R.; Wenninger, G. (Hrsg.) (1992; 4 Aufl.). Handwörterbuch Psychologie. Psychologie Verlags Union.

Atkinson, J. (1975). Einführung in die Motivationsforschung. Stuttgart: Klett

Aust, B. (1994). Zufriedene Patienten? Eine kritische Diskussion von Zufriedenheitsuntersuchungen in der gesundheitlichen Versorgung. Veröffentlichungsreihe der Forschungsgruppe Gesundheitsrisiken und Präventionspolitik. Berlin: Wissenschaftszentrum. Bund für Sozialforschung

Badura, B., Siegrist, J. (Hrsg.). (1999a). Evaluation im Gesundheitswesen. Weinheim München: Juventa

Badura, B., Hart, D., Schellschmidt, H. (1999b). Bürgerorientierung des Gesundheitswesens - Selbstbestimmung, Schutz, Beteiligung: Gutachten im Auftrag des Ministeriums für Arbeit, Gesundheit und Soziales NRW, Baden Baden.

Badura, B., Schellschmidt, H. (1999).Sozialwissenschaftlicher Gutachtenteil. In: Badura, Hart, Schellschmidt, 1999b, S. 39-101.

Badura, B., Feuerstein, G. (1994). Systemgestaltung im Gesundheitswesen. Weinheim: Juventa.

Baker, S.M., Marshak, H.H., Rice, G.T. (2001). Patient participation in physical therapy goal setting. In: Physical Therapy, 2001, 81 (5), S. 1118-1126.

Bandura, A. (1979). Sozial-kognitive Lerntheorien. Stuttgart: Klett-Cotta.

Barth, D. (1999). Mediziner-Marketing: Vom Werbeverbot zur Patienteninformation. Berlin, New York, Barcelona, Hong Kong, London, Mailand, Paris, Singapur, Tokyo: Springer.

Bartsch, H.H., Weis, J. (Hrsg.) (2004). Gemeinsame Entscheidung in der Krebstherapie. Arzt und Patient im Spannungsfeld der Shared Decision. Freiburg Basel: Karger.

Bauer; H.H., Keller, T., Hahn, O.K. (2002). Die Messung der Patientenzufriedenheit. Mannheim: Reihe Wissenschaftliche Arbeitspapiere Nr. W 59.

Beattie, P., Dowda, M., Turner, C., Michener, L., Nelson, R. (2005). Longitudinal continuity of care is associated with high patient satisfaction with physical therapy. In: Physical Therapy, 2005, 85 (10), S. 1046-1052.

Beattie, P.F., Pinto, M.B., Nelson, M.K., Nelson, R. (2002). Patient satisfaction with outpatient physical therapy: instrument validation. In: Physical Therapy, 2002, 82 (6), S. 557-565.

Beisecker, A.E., Beisecker, T.D. (1990). Patient information-seeking behaviors when communicating with doctors. In: Medical Care, January, 1990, (28) (1), S. 19-28.

Ben-Zira, Z. (1976). The function of the professional's affective behavior in client satisfaction. In: Journal of Health and Social Behavior, 1976, 17, (March), S. 3-11.

Ben-Zira, Z. (1982). Lay evaluation of medical treatment and competence. Development of a model of the function of the physicians affective behavior. In: Social Science and Medicine, 1982, 16 (9), S. 1031-1019.

Berger, B., Lenz, M. (2006). Bewertung deutschsprachiger Instrumente zur Erhebung von Patientenzufriedenheit. Universität Hamburg. [Berger_Erhebung_von_Patientenzufriedenheit.pdf]

Berwick , D. M., Godfrey, A.B., Roessner, J. (1990). Curing health care - New strategies for quality improvement. San Francisco: Jossey-Bass.

Bird, J., Cohen-Cole, S.A. (1990). The three function model of the medical interview. An educational device. In: Advise Psychosomatic Medicine, 1990, 20, S. 65-88.

Bitzer, E.M. (2003). Die Perspektive der Patienten – Lebensqualität und Patientenzufriedenheit. In: Schwartz u.a., 2003, S. 453-460.

Bitzer, E. M., Dierks, M.L. (2001). Qualität und Transparenz. In: Dierks u. a., 2001a, S. 148-178.

Blum, K. (1998a). Patientenzufriedenheit bei ambulanten Operationen. Weinheim und München: Juventa.

Blum, K. (1998b). Verwertungsdefizite von Patientenbefragungen - Eine Ursachenanalyse. In: Zeitschrift für Gesundheitswissenschaften, 1998, 6 (3), S. 259-274.

Blum, K., Satzinger, W., Buck, R. (2001a). Patientenbefragungen und Qualitätsmanagement. In: Satzinger u.a., 2001, S.25-39.

Blum, K. (2001b). Verwertungsdefizite von Patientenbefragungen. In: Satzinger, u.a., 2001, S. 339-345.

Blumenstock. G. (1998). Überlegungen zur Erhebung der Patientenzufriedenheit. In: Ruprecht (Hrsg.), 1998, S. 109-115.

Bode, J. (1997). Der Informationsbegriff in der Betriebswirtschaftslehre. In: Schmalenbachs Zeitschrift für betriebswirtschaftliche Forschung, 1997, 49 (5), S. 449-468. Düsseldorf: Verlags Gruppe Handelsblatt.

Borer, L. (2003).Vorwort. In: Universität Zürich, 2003, S. 6-7.

Born, A., Dülber, A., Scharfenorth, K. (2000). Lassen sich schlafende Riesen wecken? Qualitätsmanagement und Benchmarking in der Gesundheitswirtschaft. In: IAT Jahrbuch, 1999/2000, S. 62-81.

Bortz, J., Döring, N. (2002, 3. Aufl.). Forschungsmethoden und Evaluation. Berlin: Springer (1. Aufl. 1984).

Breyer, F., Zweifel, P., Kifmann, M. (2005, 5. Aufl.). Gesundheitsökonomik. Berlin Heidelberg New York: Springer. (1. Aufl.: 1992).

Bröckel, M. 2005, Logopädie – durch Kommunikation zur Wissenschaft. (Hrsg.): Deutscher Verband für Logopädie e.V. Idstein: Schulz-Kirchner.

Brown,J.B., Stewart, M., Ryan, B.L. (2001). Assessing Communcation Between Patients and Physicians: The Measure of Patient-Centered Communication, London: Centre for Studies in Family Medicine, 2001 (Working Paper Series 95-2, 2nd edition) [www.uwo.ca/fammed/csfm/wkpaper.htm#wkpap9522] (12. 4. 2006).

Bruggemann, A.; Groskurth, P.; Ulich, E. (1975). Arbeitszufriedenheit, Band 17, Schriften zur Arbeitspsychologie, Bern Stuttgart Wien: Huber.

Buchborn, E. (1991). Kommunikationsstörungen als Krankheitsfaktor. In: Publikationen der Jung-Stiftung für Wissenschaft und Forschung, 1992, Band 4, Stuttgart New York: Thieme.

Büchi, M., Bachmann, L.M., Fischer, J.E., Peltenburg, M., Steurer, J. (2000). Alle Macht den Patienten? In: Schweizerische Ärztezeitung, 2000, 81 (49), S. 2776-2780.

Bühl, A., Zöfel, P. (2005). SPSS 12. München: Pearson Studium

Bührlen-Armstrong, B., de Jäger, U., Schochat, T., Jäckel, W.H. (1998). Patientenzufriedenheit in der Rehabilitation muskuloskettaler Erkrankungen - Einfluß von Merkmalen der Patienten, der Behandlung, des Meßzeitpunkts und Zusammenhang mit dem Behandlungsergebnis. In: Rahabilitation, 1998, 37, Suppl., 1 1998, S. 38-46.

Bundesministerium für Gesundheit und soziale Absicherung: [www.patient-als-partner.de] (13. 4. 2006).

Bundesministerium für Arbeit, Gesundheit und Soziales, Österreich. (1997). Leitfaden Patientenorientierung. [www.forumq.at/Downloads/patientenorientierung_de.pdf] (5. 4. 2006).

Bürger, C. (2003). Patientenorientierte Information und Kommunikation im Gesundheitswesen. Wiesbaden: Deutscher Universitätsverlag GmbH.

Büttner, C., Quindel, R. (2005). Gesprächsführung und Beratung. Heidelberg: Springer.

Carey,R.G., Seibert, J.H., (1993). A patient survey to measure quality improvement. In: Medical Care, 1993, 31, Nr.9, 834-845.

Carr-Hill, R.A. (1992). The measurement of patient satisfaction. In: Journal of Public Health Medicine, 1992, 14, S. 236-249.

Cartwright, J., Magee, H. (2006). The view and experiences of patients living with disfigured conditions and health professionals involved in their care. In: Healing Foundation Patient Information Project. [http://www.pickereurope.org/Filestone/Research/HF-interim-report-FINAL.pdf] (26. 4. 2006).

Charles, C., Whelan, T., Gafni, A. (1999). What do we mean by partnership in making decisions about treatment? In: British Medical Journal, 1999, 319, S. 780-782.

Cleary, P.D., Edgman-Levitan, S. (1997). Health care quality: incorporating customer perspectives. In: JAMA, 1997, 278, S. 1608-1612.

Cochrane, A.L. (1999). Effectiveness and efficiency: random reflections on health services. London: Royal Society of Medicine Press.

Coulter, A. (2006). Engaging patient in their healthcare. [www.pickereurope.org/Filestore/Downloads/Six-country-study-6- 4-06-web-version.pdf] (26. 4. 2006).

Coulter, A., Magee, H. (eds.). (2003). The European patient of the future. Maidenhead Philadelphia: Open University Press.

Coulter, A., Dunn, N. (2002). After Bristol: putting patients in the centre. Commentary: Patient centres care: timely, but is it practical? In: British Medical Journal (BMJ) 2002, 324, S. 648-651.

Crow, R., Gage, H., Hampson, S., Hart, J., Kimber, A., Storey, L., Thomas, H. (2002). The measurement of satisfaction with healthcare: implications for practice from a systematic review of the literature. In: Health Technology Assessment, 2002, 6 (32), S. 1-244.

Dahl, K. (2001). Integrative Versorgung und Patientenzufriedenheit. Magisterarbeit der Medizinischen Hochschule Hannover.

Deck, R., Zimmermann, M., Raspe, H. (2000). Zufriedene oder unzufriedene Patienten: Welche Merkmale bestimmen die Zufriedenheit mit einer Rehabilitationsmaßnahme? In: DRV-Schriften, Band 20, Tagungsband, Hrsg.: Verband Deutscher Rentenversicherungsträger: Frankfurt a.M, S. 39-40.

Deck, R. (1999). Erwartungen und Motivationen in der medizinischen Rehabilitation. Lage: Hans Jacobs.

Delbanco, T.L. (1992). Enriching the doctor-patient relationship py inviting the patient´s perspektive. In: Annals of Internal Medicine, 1992, 116, S. 414-418.

Delhees, K.H. (1994). Soziale Kommunikation. Opladen: Westdeutscher Verlag.

Del Mar, C., Jewell, D. (1998). Tracking down the evidence. In: Silagy u. Haines, (eds.), 1998, S. 21-33).

Deusinger, I.M. (Hrsg.). (2002). Wohlbefinden bei Kindern, Jugendlichen und Erwachsenen. Göttingen: Hogrefe.

Deusinger, I.M. (2002). Gesundheit, Körperliche Effizienz, Funktionserhalt des Körpers - Theorie, Definition und Messung subjektiver Konzepte. In: Deusinger, 2002, S. 9-30.

Deutsche Gesellschaft für Qualität e.V. (2003). Qualitätsmanagement in physiotherapeutischen Einrichtungen. DGQ-Band: 31-01. Berlin, Wien, Zürich: Beuth.

Di Blasi, Z., Harkness, E., Ernst, E., Georgiou, A., Kleijnen, J. (2001). Influence of context effects on health outcomes: a systematic review. In: The Lancet, 2001, 357, S. 757-762.

Dierks, M. L., Bitzer, E.-M., Lerch, M., Martin, S., Röseler, S., Schienkiewitz, A., Siebeneick, S., Schartz, F.W. (2001a). Patientensouveränität Der autonome Patient im Mittelpunkt. Nr. 195/Aug. 2001. Akademie für Technikfolgeachätzung Baden Württemberg.

Dierks, M. L., Siebeneick, S., Röseler, S. (2001b). Patienten, Versicherte, Kunden - eine neue Definition des Patienten? In: Dierks, u. a., 2001a, S. 4-27.

Dierks, M. L.; Siebeneick, S.; Röseler, S.; Schienkiewitz,A. (2001c). Empowerment und die Einflussmöglichkeiten des Nutzers im Gesundheitswesen. In: Dierks u.a., 2001a, S. 58-75.

Dierks, M. L.;Martin, S.; Schienkiewitz, A. (2001d). Der informierte Patient in den Institutionen des Gesundheitswesens - Partner oder Störfaktor? In: Dierks u.a., 2001a, S. 89-118.

Dierks, M. L.; Schwartz, F. W. (2001e). Empfehlungen für eine Unterstützung der Patientensouveränität im deutschen Gesundheitswesen. In: Dierks u.a., 2001a, S. 206-214.

Dierks, M.L., Bitzer, E.M., Schwartz, F.W. (2000). Patientenbefragung in der Arztpraxis. In: Zeitschrift für ärztliche Fortbildung und Qualitätssicherung, 2000, 94, 389-395.

Dierks, M.L., Bitzer, E.V., Haase, I., Schwartz, F.W. (1995). Die Perspektive der Patienten in der Beurteilung der Qualität hausärztlicher Versorgung. In: Haase, Dierks, Schwartz (Hrsg.),1995, S. 145-155.

Dillman, D.A., Sinclair, M.D., Clark, J.R. (1993). Effects of questionnaire length, respondent-friendly design, and a difficault questin on response rates for occupant - adressed census mail surveys. In: Public Opinion Quarterley, 1993, Vol. 57, S. 289-304.

Donabedian, A. (1966). Evaluating the quality of medical care. Milbank memorial fund quarterly. In: Health and Society, 1966, 44 (3), S. 166-206.

Donabedian, A. (1980). The definition of quality and approaches to its assesment. Am Arbror: Health Administration Press.

Donabedian, A. (1992). Quality assurance in health care: consumers role. In: Quality Health Care, 1992, 1, S. 247-251.

Dörning, H., Bitzer, E., Schwartz F.W. (1997). Patientenzufriedenheit - ein relevanter Outcomeparameter. In: Public Health Forum, 1997, 15, S. 10.

Dullinger, F. (2001). Compliance-abhängige Dienstleistungen. (Schriftreihe Marketing Schwerpunkt) Band 57, 2001. München: Universitäts - Dissertation, Fördergesellschaft Marketing

Dunfield, J.F. (1996). Consumer perceptions of health care quality and the utilization of non-conventional therapy. In: Social Science and Medicine, 1996, Vol. 43, No. 2, S. 149-161.

Duxbury, J. (2002). Umgang mit ‚schwierigen' Klienten - leicht gemacht. Bern Göttingen Toronto Seattle: Hans Huber.

Eickstädt, U., Mager, G. (2001). Patientenzufriedenheit. In: Lauterbach u. Schrappe, 2001, S. 401 – 406.

Elwyn, G.; Hutchings, A., Edwards, A.; Rapport, F.; Wensing, M.; Cheung, W.Y.; Grol, R. (2005). The OPTION scale: measuring the extent that clinicans involve patients in decision-making tasks. In: Health Expectations, 2005, 8 (1) S. 34-42.

Elwyn,G., Edwards, A., Kinnersley, P. (2003a). SDM in der medizinischen Grundversorgung. In: Scheibler u. Pfaff, 2003, S. 55-68.

Elwyn, G., Edwards, A., Wensing, M., Hood, K., Atwell, C., Grol, R. (2003b). Shared decision making: developing the OPTION scale for measuring patient involvement. In: Quality of Safe Health Care, 2003, 12, S. 93-99.

Elwyn, G.A., Edwards, M., Kinnersley, P. (1999). "Shared decision making in primary care: the neglected second half of the consultation". In: British Journal of General Practice, 1999, 49, S. 477-482.

Emanuel, E.J., Emanuel, L.L. (1992) Four Models of the physician-patient relationship. In: JAMA, 1992, 267, S. 2221-2226.

Erdle, H., Theobald, A. (2000 - 2005). Recht der Gesundheitsfachberufe und Heilpraktiker. München: Rehm

Estorff-Klee, A. (1998). Warum sollen Patienten gefragt werden? In: Ruprecht, 1998, S. 11-13.

Festinger, L. (1957). A theory of a cognitive dissonance. New York: Harper u. Row.

Fischer, J. (2005). Die therapeutische Beziehung aus ethischer Sicht. In: Rössler, 2005, S. 13-35.

Fitzpatrick, R., Davey, C., Buxton, A.J., Jones, D.R. (1998). Evaluating patient-based outcome measures for use in clinical trials. In: Health Technology Assessment, 1998, 2 (14), S. i-iv; 1-74.

Frei, D., Irle, H. (1984). Theorien der Sozialpsychologie. Band 1: Kognitive Theorien. Bern: Hans Huber.

Freise, D. (2003). Teilnahme und Methodik bei Patientenbefragungen. Sankt Augustin: Asgard.

French, S. (ed.) (2001a). Physiotherapy. A Psychosocial approach. Oxford: Butterworth-Heinemann.

French, S. (2001b). Clinical interviewing. In: French, 2001a, S. 263-277.

Geisler, L. (1997). Sprachlose Medizin? Das Verschwinden des Dialogischen. In: Imago Hominis. Wien 1997, IV (1), S. 47-55.

Gericke, C.A., Schiffhorst, G., Busse, R., Häussler, B., (2004). Messung der Patientenzufriedenheit in ambulanter haus- und fachärztlicher Behandlung mit dem QUALISKOPE – A. Diskussionspapier 2004/10. Technische Universität Berlin (Hrsg.) Wirtschaftswissenschaftliche Dokumentation, Fakultät VIII.

Gerlach, F.M. (2001). Qualitätsförderung in Praxis und Klinik. Eine Chance für die Medizin. Stuttgart New York: Thieme.

Gesundheitsministerkonferenz (1999).Ziele für eine einheitliche Qualitätsstrategie im deutschen Gesundheitswesen. Patientenrechte in Deutschland. Trier.

Geue, B. (1990). Therapieziel: Gesundheit. Springer, Berlin Heidelberg.

Goldfried, M.R., D'Zurilla, T.J. (1969). A behavioral-analytic model for assessing competence. In: Spielberger, C.D. (ed.), 1969, Current topics in clinical and community psychology, Vol. 1, S. 151-196. New York: Academic Press.

Goldstein, M.S., Elliott, S.D., Guccione, A.A. (2000). The development of an instrument to measure satisfaction with physical therapy. In: Physical Therapy,2000, 80, (9), S. 853-863.

Graham, N. (1995). Quality in health care. Gaithersburg: Aspen.

Greenhalgh, T., Young, G. (1998) Applying the evidence with patients. In: Silagy u. Haines (eds.), 1995, S. 44-58.

Guadagnoli, E.,Ward, P. (1998). Patient participation in decision making. In: Social Science & Medicine, 1998, 47, S. 329-339.

Haase, I., Dierks, M.L., Schwartz, F.W. (Hrsg.). (1995) Patientenbedürfnisse im Gesundheitswesen. Public Health. Band 4, .Sankt Augustin: Asgard Hippe.

Haase, I. (1995). „Patientenbedürfnisse" in der Diskussion. In: Haase, Dierks, Schwartz (Hrsg.), 1995, S. 9-14.

Habermas, J. (1981). Theorie des kommunikativen Handelns. Frankfurt: Suhrkamp.

Häcker, H.; Stapf, K.H. (Hrg.) (1998, 13. Aufl.). Psychologisches Wörterbuch. Bern, Göttingen Toronto Seattle: Huber

Haines, A., Rogers, S. (1998). Integrating research evidence into practice. In: Silagy u. Haines, 1998, S. 144-160.

Haker, H., Rössler, W. (2005). Die Arzt-Patient-Beziehung. In Rössler 2005, S. 1-12.

Hall, J., Dornan, M.C. (1988a). Meta-analysis of satisfaction with medical care: Describtion of research, domain and analysis of overall satisfaction levels. In: Social Science and Medicine, 1988, Vol.27, No. 6, S. 637-644.

Hall, J., Dornan, M.C. (1988b). What patients like about their medical care and how often they asked: A meta analysis of the satisfaction literature. In: Social Science and Medicine, 1988, Vol. 27, No. 9, S. 935-939.

Hall, J., Dornan, M.C. (1990). Patient soziodemographic characteristics as predictors of satisfaction with medical care: A meta-analysis. In: Social Science and Medicine, 1990, 30 (7), S. 811-818.

Hall, J., Irish, J.T., Roter, D.L., Ehrlich, C.M., Miller, L.H. (1994). Satisfaction, gender and communication in medical visits. In: Medical Care, 1994, 32, No. 12, S. 1216 – 1231.

Härter, M., Loh, A., Spies, C. (Hrsg.) (2006). Gemeinsam entscheiden - er folgreich behandeln. Deutscher Ärzte Verlag

Hartmann, A.K. (2000). Zwischen Differenzierung und Integration. Die Entwicklung des Gesundheitssystems in den Niederlanden und der Bundesrepublik Deutschland. Inauguraldissertation der Sozialwissenschaft, Ruhr Universität Bochum, Fakultät für Sozialwissenschaft.

Hasman, A., Grahem, C., Reeves, R., Askham, J. (2006). What do patient and relatives see as key competencies for intensive care doctors? COBATRICE REPORT/JA/CG/27-3-06/V3.3 [www.pickereurope.org/Freestore/Research/CobatriceFull_report_green_v 3_3_CG.pdf] (23. 4. 2006).

Hasman, A., Coulter, A., Askham, J. (2006a). Education of partnership. Developments in Medical Education. Picker Institute. June 2006. [www.pickereurope.org]

Hausendorf, H., Nordmeyer, J., Quasthoff, U. M. (1993). Zur Beziehungsstruktur zwischen Artefaktpatient und Arzt. In: Löning und Rehbein, 1993, S. 135-147.

Heckl; U. (2004). Beraterkompetenz: Anforderungen an eine patientenorientierte Beratung. In: Bartsch u. Weiss (Hrsg.), 2004, S. 102-113.

Henrich, G., Herschbach, P., Schäfer, J. (2001). Fragen zur Patientenzufriedenheit. In: Psychologie, 2001/10, S. 147-158.

Hildebrandt, H., Martini, O. (1999). Weshalb müssen Krankenhäuser wissen, wie ihre Patienten sie beurteilen? In: Schupeta u. Hildebrandt, 1999a, S. 13 -51.

Hoffrage, U. (2000). Editorial In Zeitschrift für ärztliche Fortbildung u. Qualitätssicherung, 2000, 94, S. 707.

Huber, E., Hungeling, G. (1999). Medizinisch-ärztlicher Gutachtenteil. In: Badura, Hart, Schellschmidt, 1999b, S. 103-133.

Hudak, P.L., Wright, J. G. (2000). The characteristics of patient satisfaction measures. In: Spine, 2000, 25, S. 3167-3177.

Hurrelmann, K. (2000). Gesundheitssoziologie. Weinheim: Juventa.

Hurrelmann, K. & Leppin, A. (Hrsg). (2001). Moderne Gesundheitskommunikation. Bern: Hans Huber.

Hurrelmann, K. & Leppin, A. (2001a). Moderne Gesundheitskommunikation - eine Einführung. In: Hurrelmann & Leppin (Hrsg), 2001, 9-21.

Hurrelmann, K. (2001). Wie läßt sich die Rolle der Patienten stärken? In: von Reibnitz, Schnabel, Hurrelmann (Hrsg.), 2001, S. 35-48.

Husemann,Y. (2003). Der Patient im Mittelpunkt, In Universität Zürich, S. 5.

Isford, J., Floer, B., Koneczny, N., Vollmar, H.C., Lange, S., Butzlaff, M. (2004). Shared Decision Making - sind Patienten in der hausärztlichen Praxis dazu bereit? (Teilergebnisse der PIA Studie). Vortrag: der 2. Tagung des Förder-schwerpunktes - Der Patient als Partner im medizinischen Entscheidungsprozess- vom April 2004 in Freiburg. [www.patient-als-partner.de] (22. 12. 2006).

Jacob, G., (2002). Patientenzufriedenheit in der medizinischen Rehabilitation. Regendburg: S. Roderer.

Jacob, G., Bengel, J. (2000). Das Konstrukt Patientenzufriedenheit. In: Zeitschrift für klinische Psychologie und Psychiatrie, Jg. 48, 2000, S. 280-301.

Jacobsen, T., Baerheim, A., Lepp, M.R., Schei, E. (2006). Analysis of role-play in medical communication training using a theatrical device the fourth wall. In: BMC Medical Education 2006, 6 (51). [www.biomedcentral.com/1472-6920/6/51] (8. 12. 2006).

Janssen, C., Ommen, O., Pfaff, H. (2005). Combining patient satisfaction, fulfilment of expectations and importance - an integrative approach in quality assurance. In: European Journal of Public Health, 2005, 15, 1, S. 139-140.

Janssen, C., Ommen, O., Rehm, K., Tiling, T., Bouillon, B., Neugenauer, E., Pfaff, H. (2004). Combining expectations and satisfaction - a new concept for quality assurance. In: International Joint Congress of the European Society for Health and Medical Sociology (ESHMS), Bologna: Congress Book, S. 66.

Janzen, J.A., Silvius, J., Jacobs, S., Slaughter, S., Dalziel, W., Drummond, N. (2006) What is health expectation? Developing a pragmatic concept-tual model from psychological theory. In: Health Expectations, 2006, 9, S. 37-48.

Jazbinsek, D. (Hrsg.) (2000). Gesundheitskommunikation Wiesbaden: Westdeutscher.

Jensen, G.M., Gwyer, J., Hack, L.M., Shepard, K.F. (1999). Expertise in physical therapy practice. Boston Oxford u.a.: Butterworth Heinemann.

Jerosch-Herold, C., Marotzki, U., Hack, B.M., Weber, P. (2004, 2. Aufl.). Konzeptionelle Modelle für die ergotherapeutische Praxis. Berlin u.a.: Springer (1. Aufl.: 1999).

Jünger, J., Köllner, V. (2003).Integration eines Kommunikationstrainings in die klinische Lehre. In: Psychotherapie Psychosomatik Medizin, 2003, 53, S. 56-64.

Kahrs, M., Schulz, T. (2003). Medizinische Versorgung und Patientenbedürfnisse. Berlin: Wissenschaftlicher Verlag.

Kane, R.L., Maciejewski, M., Finch, M. (1997). The relationship of patient satisfaction with care-clinical outcomes. In: Medical Care, 1997, Vol. 35, No. 7, S. 714-730.

Kanning, U.P. (2003). Diagnostik sozialer Kompetenzen. Göttingen: Hogrefe.

Keith, R.A. (1997). Response and Commentary. Comments on: Rehabilitation care and outcomes from the patient's perspective, presented by A.M. Kramer. In: Medical Care, 1997, Vol. 35, 6, S. JS 61-JS 63. Supple ment.

Keller, M. (2005). Arzt-Patienten-Kommunikation. Die Einfühlungsfähigkeit patientenorientiert stärken. In: Deutsche Zeitschrift für Onkologie 2005, (37), S. 32.

Keller, M., Kappauf, H. (2002). Kommunikationskompetenz von Ärzten. In: FORUM DKG, 2002, 5, S. 23-26.

Kettner, M. (2006). Was ist kommunikative Kompetenz? In: Perspektiven. Zeitschrift der Universität Witten/Herdecke für Wissenschaft Kultur und Praxis, 2006, Ausg. 11, S. 6-9.

Kidd, J., Patel, V., Peile, E., Carter, Y. (2005). Clinical and communication skills. In: British Medical Journal, 2005, 330, S. 374-375.

Kirchhoff, S. (2001). Fragebogen: Datenbasis, Konstruktion, Auswertung. Opladen: Leske u. Buderich. (3. Auflage).

Klein, S., Porst, R. (2000). Mail surveys - Literaturbericht. [www.gesis.org/Publikationen/Berichte/ZUMA_Methodenberichte/documents/pdfs/tb00_10.pdf] (3. 5. 2006).

Klemperer, D., Rosenwirth, M. (2005). Zweites Hintergrundpapier zum SDM-Chartbook: Die Sicht der Patienten. [www.patient-im-mittelpunkt.de/2005-07H6P2.pdf] (3. 4. 2006).

Klemperer, D. (2003): Wie Ärzte und Patienten Entscheidungen treffen - Konzepte der Arzt-Patient Kommunikation. Veröffentlichungsreihe der AG Public Health, Wissenschaftszentrum für Sozialforschung. Berlin (WZB).

Klemperer, D. (2000). Patientenorientierung im Gesundheitswesen. In Qualität in der Gesundheitsversorgung - Newsletter der GQMG, 2000, 1 (7) S.15-16.

Klemperer, D. (1996). Qualität in der Medizin. Der patientenzentrierte Qualitätsbegriff und seine Implikationen. [www.kurse.fh-regensburg.de/kurs20/kursdateien/P/1996Mabuse.pdf] (4. 5. 2006).

Klingenberg, A., Bahrs, O., Szecsenyi, J. (1999). Wie beurteilen Patienten Hausärzte und ihre Praxen? In: Zeitschrift für ärztliche Fortbildung und Qualitätssicherung, 1999, 93, 437-445.

Klingenberg, A., Bahrs, O., Szecsenyi, J. (1996). Welche Hinweise können Patienten zu Verbesserungen in der Praxis geben? In: Zeitschrift für Allgemeine Medizin, 1996, 72, S. 677-680.

Klotz, T, Grüne, F., Weigand, C., Lauterbach, K., Schrappe, M. (Hrsg.) (2001). Kölner 3. Krankenhaus Kongress (2000). Gesundheitspolitik, Krankenhausorganisation, Qualitätsmanagement. Perspektiven 2000, Göttingen: Gulliver.

Klotz, T., Zumbe´, J., Velmans, R., Engelmann, U. (1996). Die Bestimmung der Patientenzufriedenheit als Teil des Qualitätsmanagements im Krankenhaus. In: Deutsche Medizinische Wochenzeitschrift, 1996, 121, S. 889-895.

Kohlmann, T., Steinke, I., Berger, K., Deck, R., John, J., Pohlabeln, H., Rieger, J., Nickel, S., Uhlig, S. (2000). Empfehlungen zur Auswahl und Anwendung von Erhebungsinstrumenten und Auswertungsverfahren. In: Public Health Forum, 2000, 27, S. 11-13.

Kölner Krankenhaus Kongress (3), Klotz, T., Grüne, F., Weigand, C., Lauterbach, K., Schrappe, M. (Hrsg.) (2000). Gesundheitspolitik, Krankenhausorganisation, Qualitätsmanagement. Perspektiven 2000. Göttingen: Gulliver 2001.

Kramer, A.M. (1997). Rehabilitation care and outcomes from the patient perspective. In: Medical Care, 1997, Vol. 35, 6, S. JS48-JS57, Supplement.

Krause, R., Eisele, H.Lauer, R.J., Schulz, K.-H. (1989). Gesundheit verkaufen? Praxis der Gesundheitskommunikation. Sankt Augustin: Asgard.

KTQ - Leitfaden für Patientenbefragung (2000). Düsseldorf: Deutsche Krankenhaus Verlagsgesellschaft, S. 10.

Langewitz, W.A., Eich, P., Kiss, A., Woessmer, B. (1998). Improving communication skills - a randomized controlled behaviorally oriented intervention study for residents in internal medicine. In: Psychosomatische Medizin, 1998, 60, S. 268-276.

Lauterbach, K.W., Schrappe, M. (Hrsg.) (2001). Gesundheitsökonomie, Qualitätsmanagement und Evidence-based Medicine. Stuttgart: Schattauer.

Lazare, A., Putnam, S.M., Lipkin Jr., M. (1995). Three Functions of the Medical Interview. In: Lipkin Jr., M., Putnam, S.M., Lazare, A., 1995, The medical Interview. New York Berlin Heidelberg: Springer

Lecher, S. (2002a). Patientenbefragung im Krankenhaus. Regensburg: Sankt Roderer.

Lecher, S., Satzinger, A., Trojan, A., Koch, U. (2002b). Patientenorientierung durch Patientenbefragungen als ein Qualitätsmerkmal der Krankenversorgung. In: Bundesgesundheitsblatt - Gesundheitsforschung - Gesundheitsschutz, 2002, 45, S. 3-12.

Leimkühler, A.M., Müller, U. (1996). Patient satisfaction - artefact or social reality? In: Nervenarzt, 1996, 67 (9), S. 765-773.

Lerch, M.; Dierks, M. L. (2001). Gesundheitsinformation und -kommunikation als Basis für Patientensouveränität. In: Dierks u.a., 2001a, S. 119-147.

Lerch, M., Dierks, M.L., Schwartz, F.W. (2000). Was kommt beim Patienten an? In: Berliner Ärzte, 2000, 11, S. 16-17.

Levinson, W., Stiles, W.B., Inui, T.S., Engle, T. (1993). Physician Frustration in Communicating with patients. In: Medical Care, 1993, Vol. 31, No. 4, S. 285-295.

Lexikon zur Soziologie (2. Aufl.).(1978). Opladen: Westdeutscher. (1. Aufl.: 1973).

Linder-Pelz, S. (1982a). Toward a Theory of patient satisfaction. In: Social Science and Medicine, 1982, 16 (5), S. 577-582.

Linder-Pelz, S. (1982b).Social psychological determinants of patient satisfaction: A test of five hypothesis. In: Social Science and Medicine. 1982, 16 (5), S. 583-589.

Little, P., Dorward, M., Warner, G., Stephens, K., Senior, J., Moore, M. (2004). Importance of patient pressure and perceived medical need for investigations, referral, and prescribing in primary care: nested observational study. In: British Medical Journal, 2004, 328; S. 444-446.

Little, P., Everitt, H., Williamson, J., Warner, G., Moore, M., Gould, C. (2001). Observational study of effect of patient centredness and positive approach on outcomes of general practice consultations. In British Medical Journal (BMJ) 20001, 323, S. 908-911. [www.bmj.bmjjournals.com/cgi/content/full/323/7318/908] (14. 2. 2006).

Lohr, K.N. (1991). In Palmer, H., Donabedian, A., Povar, G.J. 1991, Striving for quality in health care. An inquiry into policy and practice. Ann Arbour: Health Administration Press.

Lohr, W. (1967). Die Feldtheorie Kurt Lewins als Grundtypus der sozialwissenschaftlichen Theorie. In: SSIP-Mitteilungen - Kiel, S. 2-24.

Löning, P., und Rehbein, J. (Hrsg.) (1993). Arzt-Patient-Kommunikation. Berlin: de Gruyter.

MacLaughlin, C.P., Kaluzny, A.D. (Hrsg.) (1995). Continous quality im provement in health care. Gaithersburg: Aspen.

Magee, H., Coulter, A. (Hrsg.) (2003). The European Patient of the Future. Chicago: Open University Press.

Meichenbaum, D., Turk, D.C. (1994). Therapeut-Patient-Beziehung. Göttingen: Huber.

Miesen, M. (Hrsg.) (2004). Berufsprofil Ergotherapie. Idstein: Schulz-Kirchner.

Monnin, D., Perneger, T.V. (2002). Scale to measure patient satisfaction with physical therapy. In: Physical Therapy, 7/2002, Vol. 82, Nr. 7, S. 682-690.

Müller, I. (2001). Mit den Augen der Patienten. [www.netdoktor.de/topic/patientenschutz/zufriedenheit.htm] (14. 2. 2006).

Myerscough, P.R., Ford, M. (2001). Kommunikation mit Patienten. Bern Göttingen Toronto Seattle: Hans Huber.

Nagel, N. (2001). Nur zufriedene Patienten? (Kommunikationswissenschaftliche Untersuchung). Essener Studien zur Semiotik und Kommunikationsforschung. Aachen: Shaker

Neugebauer, B., Porst, R. (2001). Patientenzufriedenheit – Ein Literaturbericht. ZUMA-Methodenbericht Nr. 7/2001. [www.gesis.org/Publikationen/Berichte/ZUMA_Methodenberichte /documents/pdfs/tb01_07.pdf] (26. 4. 2006).

Nickel, S., Trojan, A. (1999). Entwicklung eines Standard-Instruments zur Messung von Patientenzufriedenheit bei Kurzzeit-Patienten. Endbericht B II 1; 19/1999. Universitätskrankenhaus Eppendorf, Institut für Medizinische Soziologie und Norddeutscher Forschungs-Verbund Public Health.

Noble, L.M. (1998).Doctor-Patient Communication and Adherence to Treatment. In: Myers, L.B. u. Midence, K. 1998, Adherence to treatment in medical conditions. Amsterdam: Harwood Academic Publishers Imprint, S. 51-73.

Northouse, L.L., Northouse, P.G. (1998). Health communication: Strategies for health professionals. Stamford, CT: Appleton & Lange

Oevretveit, J. (2002). Evaluation gesundheitsbezogener Interventionen. Bern Göttingen Toronto Seattle: Hans Huber

Ommen, O., Janßen, C., Neugebauer, E., Pfaff, H. (2006a), Information und Einbeziehung in die Behandlung schaffen Vertrauen - Einflussfaktoren auf das Vertrauen schwerverletzter Patienten im Krankenhaus. In: Der Chirurg. DO 1, 10/2007/s00104-006-1229-9.

Ommen, O., Janßen, C., Neugebauer, e., Pfaff, H. (2006b). Einflussfaktoren auf das Vertrauen schwerverletzter Patienten in den Arzt im Akutkrankenhaus. In: Herzmedizin, 2006, 23, Suppl. 1, S. 24-25.

Ommen, O., Janssen, C.G., Pfaff, H. (2006c), Determinants of trust in physician of severely injured patients. In: International Conference on Communication in Healthcare. Elsevier: Conference book, 12B.1

Panchaud, C, Guillan, H., Cranovsky, R., Eicher, E. (1998). Qualitätsterminologie. In: NAQ-News 1999. Schweiz Ärztezeitung, 79 (32/33) S. 1960 -1967.

Parasuraman, A., Zeithaml, V., Berry, L.L. (1985). A conceptual model of service quality and its implications for future research. In: Journal of Marketing, 1985, 49, S. 41-50.

Parsons, T. (1951). The social system. New York: Free Press.

Peintinger, M. (2003). Therapeutische Partnerschaft. Aufklärung zwischen Patientenautonomie und ärztlicher Selbstbestimmung. Wien New York: Springer.

Peltenberg, M. (2001). Wünschen Patienten eine patienten-orientierte Medizin? [www.evimed.ch] (13. 12. 2005).

Petermann, F. (Hrsg.). (1998). Compliance und Selbstmanagement. Göttingen: Hogrefe.

Pfaff, H., Bentz, J., (2003). Qualitative und quantitative Methoden der Datengewinnung. In: Schwartz, F.W. u.a., (Hrsg.). S. 419-460.

Pfaff, H., Freise, D.C., Scheibler, F., Toellner-Bauer, U., Eichstädt, U. (2000a). Methodische und organisatorische Aspekte von Patientenbefragungen. In: Klotz, T. u.a., (Hrsg.), S. 285-305.

Pfaff H, Freise DC, Mager G, Schrappe M. Der Kölner Patientenfragebogen (KPF): Entwicklung und Validierung eines Fragebogens zur Erfassung der Einbindung des Patienten als Kotherapeuten. Veröffentlichungsreihe des Instituts für Arbeitsmedizin, Sozialmedizin und Sozialhygiene der Universität zu Köln, Nr. 1-2001.

Pfaff H, Freise D, Land A, Scheibler F, Tual E. Entschuldigungstendenz und das Phänomen der hohen Patientenzufriedenheit: erste Ergebnisse der "Kölner Patientenstudie". Gesundheitswesen, 2000, 62: A 1112.

Press, I. (2002). Patient Satisfaction. Defining, Measuring, And Improving The Experience Of Care. Chicago: Health Administration Press.

Press, I. (2001). Patient satisfaction: A measure and a component of quality health care. Konferenzbericht, 1. Vienna Conference, Wien, Nov. 2001, S. 35-38. [www.forumq.at/Downloads/Konferenzreport%20Nov.2001pdf] (5. 4. 2006).

Raspe,H., Voigt, S., Herlyn, K., Feldmeier, U., Meier-Rebentisch, K. (1996). Patienten „Zufriedenheit“ in der medizinischen Rehabilitation - ein sinnvoller Outcome-Indikator? In: Gesundheitswesen, 1996, 58, S. 372-378.

Richard, S. (1993). Qualitätssicherung und technologischer Wandel im Gesundheitswesen. Baden-Baden: Nomos.

Rogers, E.M. (1996). The field of health communication today: An up-to-date report. In: Journal of Health Communication, 1996, 1, S. 15-23.

Roush, S.E., Sonstroem, R.J. (1999). Development of the physical therapy outpatient satisfaction survey. In: Physical Therapy 1999, 79 (2), S. 159-170.

Ross, C.K., Frommelt, G., Hazelwood, L., Chang, R.W. (1987). The role of expectations in patient satisfaction with medical care. In: Journal of Health Care Management, 1987, Vol. 7, 4, S. 16-26.

Rössler, W. (Hrsg.). (2005). Die therapeutische Beziehung. Heidelberg: Springer.

Ruppert, G., Janßen, C., Ommen, O., Neugebauer, E., Rehm, E., Bouillon, B., Pfaff, H. (2005). Einflüsse auf den subjektiven Behandlungserfolg schwerverletzter Patienten. In: Der Schmerz, 2005, 19, 6, S. 570.

Ruprecht, T. (2003). Patientenbefragungen -Verfahrensvorschlag-. [www.thomas-ruprecht.de/publikationen/KBV-Handbuch%20 Netzberater.pdf] (4. 4. 2006).

Ruprecht, T. (2000). Qualität quo vadis - die Perspektive der Patienten. In: Qualität in der Gesundheitsversorgung - Newsletter der GQMG, 2000, 1, (7), S. 9-14.

Ruprecht, T.M. (Hrsg.) (1998). Experten fragen - Patienten antworten. Schriftenreihe Forum . Sozial und Gesundheitspolitik, Band 12. Sankt Augustin: Asgard Hippe.

Ryan, M., Scott, D.A., Reeves, C., Bate, A., van Teijlingen, E.R., Russel, E.M., Napper, M., Robb, C.M. (2001). Eliciting public preferences for healthcare: a systematic review of techniques. In: Health Technology Assessment, 2001, 5 (5), S. 1-186.

Sackett, D.L., Rosenberg, W.M.C., Gray, J.A.M., Haynes, R.B., Richardson, W.S. (1996). Evidence-based medicine: what it is and what it isn't. In: British Medical Journal, 1996, 312, S. 71-72.

Satzinger, W., Trojan, A., Kellermann-Mühlhoff, P. (Hrsg.) (2001). Patientenbefragungen im Krankenhaus. Sankt Augustin: Asgard Hippe.

Sawicki, P. T. (2005). Qualität der Gesundheitsversorgung in Deutschland. In: Medizinische Klinik, 2005, 100:xxx-xx (Nr.11), S. 1-14.

Scheibler, F., Pfaff, H. (Hrsg.) (2003). Shared Decision Making. Der Patient als Partner im medizinischen Entscheidungsprozess. Weinheim/München: Juventa.

Scheibler, F., Pfaff, H. (2003a). Shared Decision Making. Ein neues Konzept der Professionellen-Patienten-Interaktion. In: Scheibler u. Pfaff (Hrsg.), 2003, S. 11-22.

Scheibler, F. (2004). Shared decision - making: von der Compliance zur partnerschaftlichen Entscheidung. Bern: Huber.

Schewior-Popp, S. (1999, 2. Aufl.). Krankengymnastik und Ergotherapie. Idstein: Schulz-Kirchner. (1. Aufl.1994).

Schmacke, N. (2005). Wie viel Medizin verträgt der Mensch? Bonn/Bad Homburg: Kom Part.

Schmitz,H.W. (2001). Geleitwort. In: Nagel, N. (2001) S.III-IV.

Schneider, C. (2000). Die Bedeutung von Kommunikation für Physiotherapeuten. In: Zeitschrift für Physiotherapie, 2000, 52, (7), S. 1169-1174.

Scholz, H. (1999). Kommunikation im Gesundheitswesen. Göttingen: Verlag für Angewandte Psychologie.

Schrappe, M. Lauterbach, K.W. (2001) Medizinische Entscheidungsprozesse und Evidence-based Medicine. In: Lauterbach u. Schrappe 2001, S. 57-118.

Schrappe, M. (2001). Qualität in der Gesundheitsversorgung. In: Lauterbach u. Schrappe, S. 263 - 272.

Schucan, B. (2002). Die ersten zwei Minuten dem Patienten. In: Ch- Forschung, Medieninfo Nr. 10, Dez. 2002. [http://www.ch-forschung.ch/index.php?artid=172] (3. 2. 2005).

Schuller, S. (2002). Steigerung der Patienten-Compliance. Wiesbaden: Deutscher Universitäts-Verlag.

Schupeta, E., Hildebrandt, H. (1999). Patientenzufriedenheit messen und steigern. Sankt Augustin: Asgard Hippe.

Schwartz, F.W., Badura, B., Busse, R., Leidl, R., Raspe, H., Siegrist, J., Walter, U.(Hrsg.). (2003). Das Public Health Buch: Gesundheit und Gesundheitswesen; Gesundheit fördern. (3. Auflage). München: Urban und Fischer.

Scott, R. (2002). Foundations of Physical Therapy. McGraw-Hill.

Selck, A. (2000). Die internale Qualitätssicherung als Ausgangspunkt zur Einführung eines Qualitätsmanagement-Systems bei Dienstleistern im Gesundheitswesen. Dissertation der Technischen Universität Carolo-Wilhelmina zu Braunschweig.

Signitzer, B. (2001). Ansätze und Forschungsfelder der Health Communication. In: Hurrelmann und Leppin, S. 22-35.

Silagy, C., Haines, A. (Eds.) (1998). Evidenvce Based Practice in Primary Care. London: BMJ Books.

Sitzia, J., Wood, N. (1997). Patient Satisfaction: A review of issues and concepts. In: Social Science and Medicine 1997, Vol. 45, Nr. 12, S. 1829-1843.

Sitzia, J., Wood, N. (1998). Response rate in patient satisfaction research: An analysis of 210 published studies. In: Journal of Quality in Health Care, 1998, 10/4, S. 311-317.

Spießl, H., Cording, C., Klein; H.E. (1997). Qualitätssicherung durch Patientenbefragungen. In: Zeitschrift für Ärztliche Fortbildung und Qualitätssicherung1997, 91/8, S. 761-765.

Spießl, H., Semsch, J., Cording, C., Klein, H.E. (2001). Befragung niedergelassener Ärzte als Ausgangspunkt klinikinterner Maßnahmen zur Qualitätsförderung. In: Zeitschrift für Zahnärztliche Fortbildung und Qualitätssicherung, 2001, 95, S. 419-423.

Städtler, T. (1998). Lexikon der Psychologie. Stuttgart: Kröner.

Stevensen, F.A., Barry, C.A., Britten, N., Barber, N., Bradley, C.P. (2000). Doctor-patient communication about drugs: the evidence for shared decision making. In: Social Science and Medicine, 2000, 50, S. 829-840.

Stewart, D.E., Abbey, S.E, Shnek, Z.M. (2004). Gender differences in health information needs and decisional preferences in patients recovering from an acute ischemic coronary event. In: Psychosomatic Medicine 2004, 85 (10), S. 42-48.

Stewart, M., Brown, J.B., Weston, W., McWhinney, I.R., McWilliam, C.L., Freeman, T.R. (2003) (2. Ed.) Patient-Centered Medicine. Transforming the Clinical Method. Oxford: Radcliffe Medical Press. (1. Ed.: 1995).

Stewart,M., Brown, J.B. (2001). Patient centredness in medicine. In: Edwards, A., Elwyn, G., 2001, Evidence-based Patient Choice inevitable or impossible? Oxford: Oxford University Press, S. 110-111.

Stewart, M. (1995). Effective physician-patient communication and health outcomes: a review. In CMAJ 1995, 152, (9), S. 1423-1433.

Strauß, B., Berger, U., v.Troschke, J.; Brähler, E. (Hrg.) (2004). Lehrbuch Medizinische Psychologie und Medizinische Soziologie. Göttingen: Hogrefe.

Swain, J. (2001). Interpersonal Communication. In: French (2001a). S. 247-262.

Teasdale, K. (1998). Fürsprache in der Gesundheitsversorgung. Praxishandbuch für Pflege- und Gesundheitsberufe. Bern: Hans Huber.

The expert patient (2001). A new approach to chronic desease. Department of Health. London, Set.
[www.dh.gov.uk/assetRoot/04/01/85/78/04018578.pdf]
(26. 4. 2006).

The NHS Plan. (2000). A plan for investment, a plan for reform. Department of Health. London: The Stationery Office.
[http://www.dh.gov.uk/assetRoot/04/05/57/83/04055783.pdf] (26. 4. 2006).

Theobald, H. (2004). Entwicklung des Qualifikationsbedarfs im Gesundheitssektor: Professionalisierungsprozesse in der Physiotherapie und Dentalhygiene im europäischen Vergleich: Berlin. WZB

Thompson, T. (2001). Die Beziehung zwischen Patienten und professionellen Dienstleistern des Gesundheitswesens. In: Hurrelmann & Leppin (Hrsg.) S.73-93.

Thompson, G.H., Sunol, R. (1995). Expectations as determinants of patient satisfaction: Concept, theory and evidence. In: International Journal for Quality in Health Care, 1995, Vol. 7, No. 2, S. 127-141.

Toellner-Bauer, U. (2000). Veränderungsprozesse managen - von der Mitarbeiterbefragung zur Ablauforganisation. In: Kölner Krankenhaus Kongress, S. 78-87.

Toepler, E. (2000). Bevölkerungs- und systemorientierte Qualitätssicherung - Qualifikationsbedarf für Ärztinnen und Ärzte? In: Zahnärztliche Fortbildung und Qualitätssicherung, 2000, 94, S. 773-776.

Trojan, A., Nickel, S. (2001). Wiederholte Patientenbefragung als Instrument zur Evaluation von qualitätsverbessernden Interventionen im Krankenhaus - Exemplarische Darstellung am Beispiel des WHO-Modell-Krankenhauses Alten Eichen. In: Satzinger u.a., 2001, S. 139-150.

Trojan, A. (1998). Warum sollen Patienten befragt werden? -II-. In: Ruprecht(Hrsg.), 1998, S.15-30.

Trojan, A., Nickel, S., Schneiders-Kastning, P. (1997). Qualitätsbeurteilung aus Patientensicht - exemplarische Ergebnisse aus dem europäischen WHO-Projekt ‚Gesundheitsfördernde Krankenhäuser'. In: Gesundheitswesen 1997, 59, S. 720-725.

Tuckett, D., Boulton, M., Olsen, C.u.a. (1985). Meetings between experts. An approach to sharing ideas in medical consultations. London NewYork: Tavistock Publications.

Universität Zürich, Institut für Sozial- und Präventivmedizin in Switzerland (2003). The Future Patient. Das Gesundheitssystem der Zukunft aus Sicht von Bürgerin und Bürger. IUMSP , Schriftenreihe der SGGP, No. 71.

Viethen, G., Maier, I. (1996). Qualität rechnet sich. New York: Thieme.

von Reibnitz, C., Schnabel, P.-E., Hurrelmann, K. (Hrsg.) (2001). Der mündige Patient. Weinheim München: Juventa

von Reibnitz, C., Güntert, B. (1996). Was bedeutet Zufriedenheit aus Sicht der Patienten? In: f&w 1996, 3, 13. Jahrg., S. 260-265.

Vuori, H. (1987). Patient-satisfaction - an attribute or indicator of the quality of care? In: Quality Review Bulletin, 1987, 13, S. 106ff.

Wagner, R.F., Meerts, S., Lueger, S. (2000). "Und dann weiß ich nicht, was ich tun soll": Subjektive Theorien von Rehabilitanden mit chronischem Rückenschmerz. In: DRV-Schriften, Band 20, Tagungsband, (Hrsg.): Verband Deutscher Rentenversicherungsträger: Frankfurt a.M., S. 37-38.

Walkenhorst, u., Burchert, H. (Hrsg.) (2005). Management in der Ergotherapie. Berlin u.a.: Springer.

Ware, J.E., Snyder, M.k., Wright, R., Davies, A.R. (1983). Defining and measuring patient satisfaction with medical care. In: Evaluation and Program Planning 1983, 6, S. 247-263.

Ware, J.E., Hays, R.D. (1988). Methods for measuring patient satisfaction with specific medical encounters. In: Medical Care, 1988, 26, S. 393-402.

Watzlawick, P., Beavin, J.H., Jackson, D.D. (2003, 10. Aufl.). Menschliche Kommunikation. Bern Göttingen Toronto Seattle: Hans Huber (Nachdruck der 10. unveränderten Aufl. von 2000; Erstausgabe: 1969).

Watzlawick, P., Weakland, J.H. (Hrsg.). (1980). Interaktion. Bern: Hans Huber.

Weston, W.W. (2001). Informed and shared decision-making: the crux of pa tient-centered care. In: Canadian Medical Association Journal, August 21, 2001, 165 (4), S. 438-439.

Whitfield, M., Baker, R. (1992). Measuring patient satisfaction for audit in general practice. In: International Journal of Quality in Health Care 1992, 3, S. 151ff.

WHO (Weltgesundheitsorganisation) (1999). Gesundheit 21. Das Rahmenkonzept "Gesundheit für alle" für die Europäische Region der WHO. Schriftenreihe Gesundheit für alle Nr. 6. Weltgesundheitsorganisation Regionalbüro für Europa: Kopenhagen.

WHO, Glossar. WHO, [http://www.euro.who.int/observatory/Glossary/TopPage?phrase=P] (22. 12. 2006).

Williams, B. (1994). Patient satisfaction, a valid concept? In: Social Science and Medicine 1994, 38, S. 509-516.

Williams, S.J., Calnan, M. (1991). Convergence and divergence: Assessing criteria of consumer satisfaction across general practice, dental and hospital care settings. In: Social Science and Medicine, 1995, 33, S. 707-716.

Wössmer, B., Kiss, A. (2004). Arzt-Patient-Kommunikation in der Onkologie: Ein Weiterbildungsangebot. In: Bartsch u. Weis (Hrsg.), 2004, S. 95-101.

Wüthrich-Schneider, E. (1998). Qualitätsmanagement in Spitälern: Ein Modell zur Evaluation der Patientenzufriedenheit. Bamberg: Difo Druck.

Wüthrich-Schneider, E. (2000a). Patientenzufriedenheit - Wie verstehen? In: Schweizerische Ärztezeitung 2000, 81/20, S. 1046-1048.

Wüthrich-Schneider, E. (2000b). Patientenzufriedenheit - Wie messen? In: Schweizerische Ärztezeitung 2000, 81/21, S. 1116-1119.

Wüthrich-Schneider, E. (2000c). Patientenzufriedenheit - Praktisches Beispiel einer Messung. In: Schweizerische Ärztezeitung, 2000, 81/22, S. 1193-1196.

Zastowny, T., Roghmann, K.J., Hengst, A. (1983). Satisfaction with medical care: Replications and theoretic evaluations. In Medical Care 1983, 21 (3), S. 294-322.

Zimbardo, P.G., Gerrig, R.J. (2004, 16. Aufl.). Psychologie. München: Pearson Studium.

14 Anhang

A Der Fragebogen

HAWK

HAWK HOCHSCHULE
FÜR ANGEWANDTE
WISSENSCHAFT UND KUNST

Fachhochschule
Hildesheim/Holzminden/
Göttingen

University of Applied
Sciences and Arts

Fakultät Soziale Arbeit
und Gesundheit

Studiengang für Logopädie, Ergotherapie und Physiotherapie
Tappenstrasse 55, 31134 Hildesheim
Tel.:05121.881-593

Sehr geehrte Patientin, sehr geehrter Patient.

Sind Sie Patientin oder Patient der Logopädie, Physiotherapie oder Ergotherapie und über 18 Jahre alt?
Dann möchten wir Sie fragen, was für Sie in Ihrer Therapie wichtig ist. Ihre Beurteilung dient dazu, die Wünsche und Bedürfnisse von Patienten zu erfassen, um den Ablauf einer Therapie weiter zu verbessern.
Über Ihre Mitarbeit an dieser Forschungsarbeit würden wir uns sehr freuen und sagen schon einmal im Voraus ganz herzlichen Dank für Ihre Unterstützung.
Wir garantieren Ihnen, dass Ihre Angaben anonym bleiben.
Wenn Sie den Fragebogen ausgefüllt haben, stecken Sie ihn bitte in den beigefügten Briefumschlag. Den Briefumschlag verschließen Sie und geben ihn in der Praxis ab. Dort werden die Umschläge gesammelt und an die Fachhochschule Hildesheim zur Auswertung gesandt.
Eltern, deren Kinder in Behandlung sind, bitte diesen Fragebogen nicht ausfüllen.

Mit freundlichen Grüßen,

Andrea Dehn-Hindenberg (Dipl.soz.päd.)

Liebe Patientin, lieber Patient.
Zu Beginn ein kleiner Leitfaden für die Beantwortung der Fragen:
Bei den Fragen, in denen Sie Ihre Antwort auf einer Skala eintragen können, z.B. (sehr wichtig □ □ □ □ □ nicht wichtig) kreuzen Sie bitte nur das Kästchen an, das Ihrer Meinung oder Ihrer Erfahrung am meisten entspricht.
Falls Sie zusätzlich zu den möglichen Antworten etwas hinzufügen möchten, können Sie dies nach der Antwort: - anderes, (bitte notieren) - gern in Stichworten tun.
Die Fragen mit: (Bitte notieren Sie) geben Ihnen die Möglichkeit Ihre Meinung oder Einschätzung in kurzen Sätzen oder Stichworten mitzuteilen.

Bitte geben Sie bei der nächsten Frage an, wie wichtig Ihnen die einzelnen Aussagen sind.

1. Wie wichtig ist Ihnen im Umgang mit Ihrer Therapeutin/ Ihrem Therapeuten: *(Bitte je Frage ein Kästchen ankreuzen)*

a. dass Ihre Therapeutin/Ihr Therapeut bestimmt, was Sie in der Therapie tun sollen?

sehr wichtig □ □ □ □ □ nicht wichtig

b dass Ihre Therapeutin/Ihr Therapeut gemeinsam mit Ihnen den Therapieverlauf und die Ziele plant?

sehr wichtig □ □ □ □ □ nicht wichtig

c. dass Ihre Therapeutin/Ihr Therapeut für Sie die Therapiemethoden auswählt?

sehr wichtig □ □ □ □ □ nicht wichtig

d. dass Ihre Therapeutin/Ihr Therapeut die Therapie nach Ihren Wünschen gestaltet?

sehr wichtig □ □ □ □ □ nicht wichtig

Bitte geben Sie bei der nächsten Frage an, was Sie in der Therapie untestützt.

2. Was hilft Ihnen in Ihrer derzeitigen Therapie, damit Sie Fortschritte machen? (*Bitte je Aussage ein Kästchen ankreuzen)*

a. Verständliche Erklärungen darüber, was in der Therapie passiert.

helfen mir sehr □ □ □ □ □ helfen mir nicht

b. Ein Therapieplan, der genau eingehalten wird.

hilft mir sehr □ □ □ □ □ hilft mir nicht

c. Ein Therapieplan, der flexibel nach meiner Tagesform gestaltet wird.

hilft mir sehr □ □ □ □ □ hilft mir nicht

d. Wenn meine Therapeutin/mein Therapeut bei der Auswahl der Übungen meine Wünsche und Bedürfnisse berücksichtigt.

hilft mir sehr □ □ □ □ □ hilft mir nicht

e. Wenn meine Therapeutin/mein Therapeut mit mir über meine gesundheitlichen Probleme spricht

hilft mir sehr □ □ □ □ □ hilft mir nicht

f. Wenn meine Therapeutin/mein Therapeut und ich den Verlauf der Therapie besprechen.

hilft mir sehr □ □ □ □ □ hilft mir nicht

g. Wenn ich nicht durch viele Informationen verwirrt werde.

hilft mir sehr □ □ □ □ □ hilft mir nicht

h. Wenn ich immer genau weiß, wozu die Übungen gut sind.

hilft mir sehr □ □ □ □ □ hilft mir nicht

i. Wenn ich darauf vertraue, dass meine Therapeutin/mein Therapeut die richtigen Methoden auswählt.

hilft mir sehr □ □ □ □ □ hilft mir nicht

j. Wenn meine Therapeutin/mein Therapeut meine Bedürfnisse versteht.

hilft mir sehr □ □ □ □ □ hilft mir nicht

k. Wenn meine Therapeutin/mein Therapeut mir sagt, was ich nach der Therapie können muss.

hilft mir sehr □ □ □ □ □ hilft mir nicht

l. Wenn meine Therapeutin/mein Therapeut Humor hat.

hilft mir sehr □ □ □ □ □ hilft mir nicht

m. Übungen, die ich in meinem Alltag anwenden kann.

helfen mir sehr □ □ □ □ □ helfen mir nicht

anderes (*bitte notieren*) ....

Die nächsten Fragen sind uns sehr wichtig. Ihre Antworten geben uns Auskunft darüber, was Ihnen als Patientin/als Patient von Bedeutung ist, damit eine Therapie erfolgreich und zu Ihrer Zufriedenheit verläuft. Wir würden uns sehr freuen, wenn Sie uns Ihre Einschätzung mitteilen.

3. Was sollte Ihre Therapeutin/Ihr Therapeut unbedingt tun, damit Ihre Therapie gelingt? (*Bitte notieren Sie)*

....

....

....

4. Was können Sie als Patientin/als Patient beitragen, damit Ihre Therapie gelingt? (*Bitte notieren Sie)*

....

....

....

5. Ihre Therapie ist gelungen, wenn*: (Bitte notieren Sie)*

....

....

....

Bitte wählen Sie bei der nächsten Frage aus, wie sehr Sie den Aussagen zustimmen oder nicht zustimmen.

6. Woran erkennen Sie, dass Ihre Therapeutin/Ihr Therapeut kompetent ist?
(*Bitte je Aussage ein Kästchen ankreuzen.)*

Ich erkenne die Kompetenz

a. an ihrer/seiner freundlichen Art.

stimme ich zu □ □ □ □ □ stimme ich nicht zu

b. an der Organisation der Therapie.

stimme ich zu □ □ □ □ □ stimme ich nicht zu

c. an der Art und am Umfang der Gespräche in der Therapie.

stimme ich zu □ □ □ □ □ stimme ich nicht zu

d. an den fachlichen Informationen.

stimme ich zu □ □ □ □ □ stimme ich nicht zu

e. an den verständlichen Erklärungen.

stimme ich zu □ □ □ □ □ stimme ich nicht zu

f. wenn sie/er erkennt, was ich in der Therapie benötige.

stimme ich zu □ □ □ □ □ stimme ich nicht zu

g. an der Besserung meiner Beschwerden.

stimme ich zu □ □ □ □ □ stimme ich nicht zu

h. an der Auswahl wirksamer Übungen.

stimme ich zu □ □ □ □ □ stimme ich nicht zu

anderes *(bitte notieren*):...

Bitte geben Sie bei der nächsten Frage an, ob Sie den Aussagen zustimmen oder nicht zustimmen.

7. Wie soll sich Ihre Therapeutin/Ihr Therapeut verhalten, damit Sie sich in der Therapie wohl fühlen und gut mitarbeiten können?

(Bitte je Aussage ein Kästchen ankreuzen)

a. Meine Therapeutin/mein Therapeut soll sich Zeit nehmen um mir zuzuhören.

stimme ich zu □ □ □ □ □ stimme ich nicht zu

b. Meine Therapeutin/mein Therapeut soll Ruhe und Sachlichkeit ausstrahlen.

stimme ich zu □ □ □ □ □ stimme ich nicht zu

c. Meine Therapeutin/mein Therapeut muss nicht freundlich zu mir sein, damit ich die Ziele der Therapie erreiche.

stimme ich zu □ □ □ □ □ stimme ich nicht zu

d. Meine Therapeutin/mein Therapeut soll sich für meine Lebensumstände interessieren.

stimme ich zu □ □ □ □ □ stimme ich nicht zu

e. Meine Therapeutin/mein Therapeut soll mir etwas von sich erzählen.

stimme ich zu □ □ □ □ □ stimme ich nicht zu

f. Meine Therapeutin/mein Therapeut soll mich so anleiten, dass ich gute Leistungen bringe.

stimme ich zu □ □ □ □ □ stimme ich nicht zu

g. Meine Therapeutin/mein Therapeut soll mit mir lachen.

stimme ich zu □ □ □ □ □ stimme ich nicht zu

h. Meine Therapeutin/mein Therapeut soll mir klare Anweisungen geben was ich tun soll.

stimme ich zu □ □ □ □ □ stimme ich nicht zu

i. Das Verhalten meiner Therapeutin/meines Therapeuten trägt viel dazu bei, wie ich mich gesundheitlich fühle.

stimme ich zu □ □ □ □ □ stimme ich nicht zu

anderes *(bitte notieren)*: ....

8. Bitte beurteilen Sie Ihre Erfahrungen in Ihrer derzeitigen Therapie:

(Bitte je Frage ein Kästchen ankreuzen)

a. Wie werden Sie über Ihre Behandlungsmöglichkeiten informiert?

sehr gut □ □ □ □ □ nicht gut

b. Wie werden Sie über die Auswirkungen Ihrer Erkrankung informiert?

sehr gut □ □ □ □ □ nicht gut

c. Wie werden Sie über Möglichkeiten zur Selbsthilfe informiert?

sehr gut □ □ □ □ □ nicht gut

d. Wird Ihnen die Therapie verständlich erklärt?

ja sehr □ □ □ □ □ nein gar nicht

e. Werden Ihre Wünsche bei der Auswahl der Übungen berücksichtigt?

ja sehr □ □ □ □ □ nein gar nicht

f. Ist das Therapieziel Ihren Bedürfnissen angepasst?

ja, sehr □ □ □ □ □ nein, gar nicht

g. Halten Sie Ihre Therapeutin/ Ihren Therapeuten für kompetent?

ja sehr □ □ □ □ □ nein gar nicht

h. Ist Ihre Therapeutin/ Ihr Therapeut freundlich zu Ihnen?

ja sehr □ □ □ □ □ nein gar nicht

i. Wie hört Ihnen Ihre Therapeutin/ Ihr Therapeut zu?

sehr gut □ □ □ □ □ nicht gut

j. Fühlen Sie sich von Ihrer Therapeutin/ Ihrem Therapeuten respektvoll behandelt?

ja, sehr □ □ □ □ □ nein, gar nicht

k. Hat Ihnen die Therapie bislang bei Ihren Beschwerden geholfen?

ja, sehr □ □ □ □ □ nein, gar nicht

l. Fühlen Sie sich von Ihrer Therapeutin/Ihrem Therapeuten als Mensch akzeptiert?

ja, sehr □ □ □ □ □ nein, gar nicht

m. Kann sich Ihre Therapeutin/Ihr Therapeut in Ihre Lage einfühlen?

ja, sehr □ □ □ □ □ nein, gar nicht

n. Ermutigt Sie Ihre Therapeutin/Ihr Therapeut, wenn etwas mal nicht so gut klappt?

ja, sehr □ □ □ □ □ nein, gar nicht

o. Fühlen Sie sich von Ihrer Therapeutin/Ihrem Therapeuten verstanden?

ja, sehr □ □ □ □ □ nein, gar nicht

p. Würden Sie bei einer neuen Therapie mehr selbst entscheiden wollen?

ja, auf jeden Fall □ □ □ □ □ nein, auf keinen Fall

Sie sind: *(Bitte ankreuzen)*

□ weiblich □ männlich

Sie gehören folgender Altersgruppe an: *(Bitte ankreuzen)*

□ unter 20 Jahre □ 50 - 59 Jahre

□ 20 - 29 Jahre □ 60 - 69 Jahre

□ 30 - 39 Jahre □ 70 - 79 Jahre

□ 40 - 49 Jahre □ 80 - 89 Jahre

□ über 90 Jahre

Sie sind Patientin oder Patient der: *(Bitte ankreuzen)*

□ Logopädie □ Physiotherapie □ Ergotherapie

mit folgender Erkrankung / mit folgenden Beschwerden*: (Bitte notieren)*

....

....

....

Wie oft waren Sie mit Ihrer derzeitigen Erkrankung in therapeutischer Behandlung? *(Bitte ankreuzen)*

□ 1 – 6 Mal □ 7 – 20 Mal □ mehr als 20 Mal

Ihr Tipp: Das könnte sich in der Therapie noch verbessern: *(Bitte notieren)*

....

....

....

Sie haben uns sehr geholfen. Dafür sagen wir ganz herzlich:

Dankeschön!

Andrea Dehn-Hindenberg
Fachhochschule Hildesheim, Fakultät Soziale Arbeit und Gesundheit

B Bivariate Zusammenhänge

1 Die Gesamtstichprobe

Tab. G.1:
Bivariate Zusammenhänge zwischen Bewertung der Therapie, Bewertung der Kompetenz, Bewertung von ‚Verstanden fühlen', Bewertung des Therapieerfolgs (‚Hat Therapie geholfen') und Entscheidungsfindung (Frage 1)

	Therapie-bewertung	Kompetenz	‚Sich verstanden fühlen'	‚Hat Therapie geholfen'
Therapeut bestimmt	,260(**) 550	,139(**) 618	,243(**) 623	,151(**) 617
Gemeinsame Therapieplanung	,285(**) 551	,135(**) 620	,215(**) 624	,104(**) 617
Therapeut wählt Methoden	,325(**) 552	,158(**) 620	,274(**) 623	,151(**) 619
Therapie nach Patientenwünschen	,129(**) 550	-0,001 615	0,017 619	-0,011 613

Tab. G.2:
Bivariate Zusammenhänge zwischen Bewertung der Therapie, Bewertung der Kompetenz, Bewertung von ‚Verstanden fühlen', Bewertung des Therapieerfolgs und Unterstützung in der Therapie (Frage 2)

	Therapie-bewertung	Kompetenz	‚Sich verstanden fühlen'	‚Hat Therapie geholfen'
Erklärungen	,295(**) 556	,140(**) 626	,245(**) 631	,168(**) 625
Genauer Therapieplan	,243(**) 553	,136(**) 620	,166(**) 624	,117(**) 619
Flexibler Therapieplan	,229(**) 553	0,053 620	,125(**) 624	,092(*) 619
Berücksichtigung Patientenbedürfnisse	,205(**) 553	0,044 621	,084(*) 625	0,050 620
Über gesundheitliche Probleme sprechen	,306(**) 551	,102(*) 621	,202(**) 625	,173(**) 620
Besprechung des Therapieverlaufs	,319(**) 551	,134(**) 616	,218(**) 620	,179(**) 615
Wissen wozu Übungen gut sind	,230(**) 550	0,033 618	,157(**) 623	,085(*) 617
Vertrauen dass Therapeut die richtigen Methoden wählt	,413(**) 553	,197(**) 624	,350(**) 628	,191(**) 623
Therapeut versteht Bedürfnisse	,314(**) 552	,211(**) 614	,232(**) 617	,169(**) 612
Therapeut sagt was Patient können muss	,290(**) 545	,108(**) 607	,231(**) 613	,160(**) 605
Humor des Therapeuten	,291(**) 550	,154(**) 614	,239(**) 619	,184(**) 612
Alltagstaugliche Übungen	,227(**) 550	0,067 620	,192(**) 623	,191(**) 619

Tab. G.3:

Bivariate Zusammenhänge zwischen Bewertung, Kompetenz, Sich verstanden fühlen, Therapieerfolg, Erkennen von Kompetenz (Frage 6)

	Therapie-bewertung	Kompetenz	‚Sich verstanden fühlen'	‚Hat Therapie geholfen'
Freundlichkeit	,334(**) 534	,141(**) 600	,235(**) 603	,130(**) 599
Organisation Therapie	,352(**) 550	,195(**) 618	,241(**) 622	,160(**) 616
Gespräche	,337(**) 549	,121(**) 617	,246(**) 620	,121(**) 615
Fachliche Informationen	,314(**) 549	,106(**) 619	,188(**) 624	,120(**) 618
Verständliche Erklärungen	,320(**) 551	,132(**) 622	,243(**) 626	,180(**) 620
Therapeut erkennt was Patient benötigt	,315(**) 550	,132(**) 618	,249(**) 622	,170(**) 617
Besserung der Beschwerden	,324(**) 547	,108(**) 617	,296(**) 621	,266(**) 617
Wirksame Übungen	,359(**) 549	,178(**) 620	,310(**) 625	,239(**) 619

Tab. G.4:

Bivariate Zusammenhänge zwischen Bewertung, Kompetenz, Sich verstanden fühlen, Therapieerfolg und Motivation (Frage 7)

	Therapie-bewertung	Kompetenz	‚Sich verstanden fühlen'	‚Hat Therapie geholfen'
Zeit und Ruhe	,268(**) 544	,113(**) 609	,178(**) 611	0,075 607
Ruhe und Sachlichkeit	,254(**) 549	,115(**) 618	,192(**) 622	0,071 617
Interesse an Leben	,181(**) 544	,100(*) 609	,121(**) 612	0,011 607
Therapeut soll von sich erzählen	,167(**) 546	0,039 611	,103(*) 614	0,065 609
Therapeut soll zu guten Leistungen anleiten	,197(**) 548	,125(**) 612	,161(**) 616	,090(*) 611
Lachen	,286(**) 547	,137(**) 612	,206(**) 615	,179(**) 610
Klare Anweisungen	,264(**) 549	,157(**) 618	,193(**) 622	,165(**) 616
Therapeut beeinflusst Empfinden	,335(**) 545	,185(**) 612	,215(**) 616	,182(**) 611

Tab. G.5:

Bivariate Zusammenhänge zwischen Bewertung, Kompetenz, Sich verstanden fühlen, Therapieerfolg und Bewertung von Therapiekriterien
(Frage 8a,b,c,d,e,f,h,i,j,l,m,n)

	Therapie-bewertung	Kompetenz	‚Sich verstanden fühlen'	‚Hat Therapie geholfen'
Informationen Behandlungsmöglichkeiten	,741(**) 557	,307(**) 623	,474(**) 627	,349(**) 621
Informationen Auswirkungen Krankheit	,733(**) 557	,261(**) 605	,404(**) 611	,297(**) 606
Informationen Selbsthilfe	,734(**) 557	,250(**) 616	,473(**) 621	,288(**) 615
Erklärungen	,717(**) 557	,314(**) 623	,484(**) 627	,284(**) 620
Berücksichtigung Wünsche	,571(**) 557	,187(**) 611	,289(**) 617	,233(**) 610
Angepasstes Therapieziel	,710(**) 557	,371(**) 613	,495(**) 619	,380(**) 611
Freundlichkeit	,477(**) 557	,352(**) 627	,361(**) 629	,175(**) 625
Zuhörverhalten	,560(**) 557	,321(**) 628	,493(**) 631	,169(**) 625
Respekt	,474(**) 557	,317(**) 630	,333(**) 633	,199(**) 627
Als Mensch akzeptiert	,589(**) 557	,404(**) 626	,414(**) 630	,343(**) 624
Einfühlungsvermögen	,688(**) 557	,333(**) 616	,584(**) 621	,406(**) 615
Ermutigung	,612(**) 557	,320(**) 619	,535(**) 626	,272(**) 617

2 Die Physiotherapie

Tab. P.1:

Bivariate Zusammenhänge zwischen Bewertung der Therapie, Bewertung der Kompetenz, Bewertung von ‚Verstanden fühlen', Bewertung der Therapieerfolg und Entscheidungsfindung (Frage 1)

	Therapie-bewertung	Kompetenz	‚Sich verstanden fühlen'	‚Hat Therapie geholfen'
Therapeut bestimmt	,226(**) 324	,128(*) 362	,237(**) 362	,123(*) 359
Gemeinsame Therapieplanung	,296(**) 325	,112(*) 364	,248(**) 364	0,033 361
Therapeut wählt Methoden	,222(**) 325	0,103 363	,184(**) 362	0,029 360
Therapie nach Patientenwünschen	,130(*) 323	0,006 358	-0,005 358	-0,041 356

Tab. P.2:

Bivariate Zusammenhänge zwischen Bewertung der Therapie, Bewertung der Kompetenz, Bewertung von ‚Verstanden fühlen', Bewertung des Therapieerfolgs und Unterstützung in der Therapie (Frage 2)

	Therapie-bewertung	Kompetenz	‚Sich verstanden fühlen'	‚Hat Therapie geholfen'
Erklärungen	,289(**) 327	,110(*) 366	,204(**) 366	0,075 363
Genauer Therapieplan	,212(**) 324	,136(**) 361	,161(**) 360	0,016 359
Flexibler Therapieplan	,177(**) 324	0,017 361	0,055 361	0,015 359
Berücksichtigung Patientenbedürfnisse	,194(**) 324	0,047 363	0,045 363	-0,005 361
Über gesundheitliche Probleme sprechen	,305(**) 325	0,043 365	,287(**) 364	0,089 362
Besprechung des Therapieverlaufs	,328(**) 324	,130(*) 361	,227(**) 362	,136(**) 358
Wissen wozu Übungen gut sind	,224(**) 325	0,021 364	,124(*) 364	0,048 361
Vertrauen dass Therapeut die richtigen Methoden wählt	,315(**) 325	,136(**) 366	,245(**) 365	,140(**) 363
Therapeut versteht Bedürfnisse	,328(**) 325	,198(**) 358	,233(**) 357	,111(*) 355
Therapeut sagt was Patient können muss	,213(**) 323	0,088 357	,165(**) 359	,121(*) 354
Humor des Therapeuten	,230(**) 323	,109(*) 358	,173(**) 359	,106(*) 355
Alltagstaugliche Übungen	,110(*) 322	0,009 361	0,067 360	,157(**) 358

Tab. P.3:

Bivariate Zusammenhänge zwischen Bewertung, Kompetenz, Sich verstanden fühlen, Therapieerfolg und Erkennen von Kompetenz (Frage 6)

	Therapie-bewertung	Kompetenz	‚Sich verstanden fühlen'	‚Hat Therapie geholfen'
Freundlichkeit	,361(**) 312	,136(*) 349	,220(**) 348	0,072 346
Organisation Therapie	,349(**) 323	,162(**) 361	,214(**) 361	,156(**) 358
Gespräche	,379(**) 322	0,094 360	,209(**) 359	0,069 357
Fachliche Informationen	,367(**) 323	0,082 362	,212(**) 362	,115(*) 359
Verständliche Erklärungen	,327(**) 322	0,060 362	,183(**) 362	,164(**) 359
Therapeut erkennt was Patient benötigt	,294(**) 321	0,073 360	,245(**) 360	,136(**) 357
Besserung der Beschwerden	,266(**) 321	0,058 362	,267(**) 361	,225(**) 359
Wirksame Übungen	,254(**) 322	,124(*) 362	,224(**) 362	0,073 359

Tab. P.4:

Bivariate Zusammenhänge zwischen Bewertung, Kompetenz, Sich verstanden fühlen, Therapieerfolg und Motivation (Frage 7)

	Therapie-bewertung	Kompetenz	‚Sich verstanden fühlen'	‚Hat Therapie geholfen'
Zeit und Ruhe	,274(**) 321	0,084 358	,176(**) 357	0,041 355
Ruhe und Sachlichkeit	,242(**) 323	0,086 362	,153(**) 361	0,065 359
Interesse an Leben	,234(**) 319	0,104 355	,146(**) 354	-0,057 352
Therapeut soll von sich erzählen	,140(*) 319	0,055 356	,110(*) 355	0,013 353
Therapeut soll zu guten Leistungen anleiten	,210(**) 322	0,101 358	,171(**) 358	0,099 355
Lachen	,224(**) 322	0,097 360	,135(*) 359	,135(*) 357
Klare Anweisungen	,223(**) 322	,104(*) 361	,162(**) 361	,110(*) 358
Therapeut beeinflusst Empfinden	,280(**) 321	,165(**) 360	,126(*) 359	0,044 357

Tab. P.5:

Bivariate Zusammenhänge zwischen Bewertung, Kompetenz, Sich verstanden fühlen, Therapieerfolg und Bewertung von Therapiekriterien
(Frage 8a,b,c,d,e,f,h,i,j,l,m,n)

	Therapie-bewertung	Kompetenz	‚Sich verstanden fühlen'	‚Hat Therapie geholfen'
Informationen Behandlungsmöglichkeiten	,702(**) 327	,258(**) 363	,431(**) 363	,231(**) 361
Informationen Auswirkungen Krankheit	,750(**) 327	,237(**) 355	,427(**) 356	,191(**) 353
Informationen Selbsthilfe	,728(**) 327	,222(**) 359	,467(**) 359	,197(**) 356
Erklärungen	,699(**) 327	,259(**) 365	,423(**) 365	,198(**) 362
Berücksichtigung Wünsche	,604(**) 327	,177(**) 356	,293(**) 357	,209(**) 354
Angepasstes Therapieziel	,721(**) 327	,319(**) 358	,504(**) 360	,305(**) 355
Freundlichkeit	,482(**) 327	,257(**) 370	,354(**) 367	,148(**) 366
Zuhörverhalten	,565(**) 327	,270(**) 370	,498(**) 368	0,100 366
Respekt	,506(**) 327	,275(**) 370	,366(**) 368	,192(**) 366
Als Mensch akzeptiert	,551(**) 327	,373(**) 367	,337(**) 366	,315(**) 364
Einfühlungsvermögen	,681(**) 327	,322(**) 357	,556(**) 358	,298(**) 355
Ermutigung	,598(**) 327	,315(**) 360	,520(**) 362	,186(**) 357

3 Die Ergotherapie

Tab. E.1:

Bivariate Zusammenhänge zwischen Bewertung der Therapie, Bewertung der Kompetenz, Bewertung von ‚Verstanden fühlen', Bewertung des Therapieerfolgs und Entscheidungsfindung (Frage 1)

	Therapie-bewertung	Kompetenz	‚Sich verstanden fühlen'	‚Hat Therapie geholfen'
Therapeut bestimmt	,301(**) 145	,183(*) 165	,264(**) 170	,176(*) 166
Gemeinsame Therapieplanung	,345(**) 144	,274(**) 164	,226(**) 168	,240(**) 164
Therapeut wählt Methoden	,497(**) 146	,349(**) 166	,420(**) 170	,336(**) 167
Therapie nach Patientenwünschen	,214(**) 146	0,048 166	0,136 170	0,050 166

Tab. E.2:

Bivariate Zusammenhänge zwischen Bewertung der Therapie, Bewertung der Kompetenz, Bewertung von ‚Verstanden fühlen', Bewertung des Therapieerfolgs und Unterstützung in der Therapie (Frage 2)

	Therapie-bewertung	Kompetenz	‚Sich verstanden fühlen'	‚Hat Therapie geholfen'
Erklärungen	,313(**) 147	,226(**) 168	,293(**) 173	,302(**) 169
Genauer Therapieplan	,291(**) 147	0,138 168	0,120 173	,190(*) 169
Flexibler Therapieplan	,380(**) 148	,236(**) 169	,327(**) 173	,268(**) 169
Berücksichtigung Patientenbedürfnisse	,306(**) 147	0,049 167	,240(**) 171	,199(**) 167
Über gesundheitliche Probleme sprechen	,386(**) 145	,301(**) 166	,169(*) 171	,257(**) 167
Besprechung des Therapieverlaufs	,328(**) 147	,175(*) 165	,248(**) 168	,235(**) 166
Wissen wozu Übungen gut sind	,265(**) 144	0,075 164	,233(**) 169	0,129 165
Vertrauen dass Therapeut die richtigen Methoden wählt	,590(**) 147	,424(**) 167	,486(**) 172	,320(**) 168
Therapeut versteht Bedürfnisse	,390(**) 147	,391(**) 167	,345(**) 171	,321(**) 167
Therapeut sagt was Patient können muss	,344(**) 143	0,128 161	,313(**) 165	,175(*) 162
Humor des Therapeuten	,467(**) 146	,318(**) 167	,437(**) 171	,407(**) 167
Alltagstaugliche Übungen	,413(**) 147	,224(**) 168	,369(**) 172	,264(**) 169

Tab. E.3:

Bivariate Zusammenhänge zwischen Bewertung, Kompetenz, Sich verstanden fühlen, Therapieerfolg und Erkennen von Kompetenz (Frage 6)

	Therapie-bewertung	Kompetenz	‚Sich verstanden fühlen'	‚Hat Therapie geholfen'
Freundlichkeit	,416(**) 144	,197(*) 164	,320(**) 168	,283(**) 165
Organisation Therapie	,372(**) 147	,337(**) 167	,310(**) 171	,212(**) 167
Gespräche	,323(**) 146	,212(**) 166	,328(**) 170	,200(**) 166
Fachliche Informationen	,249(**) 145	0,125 166	,197(**) 171	,180(*) 167
Verständliche Erklärungen	,323(**) 148	,301(**) 169	,344(**) 173	,244(**) 169
Therapeut erkennt was Patient benötigt	,350(**) 148	,285(**) 167	,249(**) 171	,268(**) 168
Besserung der Beschwerden	,442(**) 145	,259(**) 164	,432(**) 169	,428(**) 166
Wirksame Übungen	,554(**) 146	,334(**) 167	,493(**) 172	,491(**) 168

Tab. E.4:

Bivariate Zusammenhänge zwischen Bewertung, Kompetenz, Sich verstanden fühlen, Therapieerfolg und Motivation (Frage 7)

	Therapie-bewertung	Kompetenz	‚Sich verstanden fühlen'	Hat Therapie geholfen'
Zeit und Ruhe	,438(**) 145	,242(**) 164	,230(**) 167	,239(**) 164
Ruhe und Sachlichkeit	,300(**) 147	,202(**) 167	,251(**) 172	0,120 168
Interesse an Leben	,237(**) 147	,182(*) 166	0,148 170	,191(*) 166
Therapeut soll von sich erzählen	,264(**) 147	0,067 165	0,123 169	,153(*) 165
Therapeut soll zu guten Leistungen anleiten	,180(*) 147	,166(*) 165	,164(*) 169	0,133 166
Lachen	,513(**) 146	,348(**) 165	,386(**) 169	,370(**) 165
Klare Anweisungen	,313(**) 147	,250(**) 167	,227(**) 171	,214(**) 167
Therapeut beeinflusst Empfinden	,441(**) 145	,279(**) 164	,323(**) 169	,370(**) 165

Tab. E.5:

Bivariate Zusammenhänge zwischen Bewertung, Kompetenz, Sich verstanden fühlen, Therapieerfolg und Bewertung von Therapiekriterien
(Frage 8a,b,c,d,e,f,h,i,j,l,m,n)

	Therapie-bewertung	Kompetenz	‚Sich verstanden fühlen'	‚Hat Therapie geholfen'
Informationen Behandlungsmöglichkeiten	,771(**) 148	,457(**) 169	,506(**) 173	,466(**) 169
Informationen Auswirkungen Krankheit	,711(**) 148	,342(**) 158	,381(**) 163	,371(**) 160
Informationen Selbsthilfe	,752(**) 148	,446(**) 166	,537(**) 171	,377(**) 168
Erklärungen	,770(**) 148	,505(**) 168	,585(**) 172	,402(**) 168
Berücksichtigung Wünsche	,585(**) 148	,247(**) 165	,299(**) 170	,284(**) 166
Angepasstes Therapieziel	,695(**) 148	,621(**) 165	,524(**) 169	,462(**) 166
Freundlichkeit	,558(**) 148	,672(**) 166	,434(**) 171	,280(**) 168
Zuhörverhalten	,563(**) 148	,499(**) 167	,454(**) 172	,281(**) 168
Respekt	,437(**) 148	,443(**) 168	,306(**) 173	,183(*) 169
Als Mensch akzeptiert	,611(**) 148	,593(**) 167	,484(**) 172	,333(**) 168
Einfühlungsvermögen	,681(**) 148	,400(**) 167	,577(**) 171	,507(**) 168
Ermutigung	,646(**) 148	,386(**) 168	,614(**) 173	,442(**) 169

4 Die Logopädie

Tab. L.1:

Bivariate Zusammenhänge zwischen Bewertung der Therapie, Bewertung der Kompetenz, Bewertung von ‚Verstanden fühlen', Bewertung des Therapieerfolgs und Entscheidungsfindung (Frage 1)

	Therapie-bewertung	Kompetenz	‚Sich verstanden fühlen'	‚Hat Therapie geholfen'
Therapeut bestimmt	,269(*) 81	0,152 91	0,199 91	0,172 92
Gemeinsame Therapieplanung	0,137 82	0,030 92	0,076 92	0,077 92
Therapeut wählt Methoden	,286(**) 81	0,101 91	0,175 91	0,147 92
Therapie nach Patientenwünschen	0,017 81	-0,139 91	-0,124 91	0,030 91

Tab. L.2:

Bivariate Zusammenhänge zwischen Bewertung der Therapie, Bewertung der Kompetenz, Bewertung von ‚Verstanden fühlen', Bewertung des Therapieerfolgs und Unterstützung in der Therapie (Frage 2)

	Therapie-bewertung	Kompetenz	‚Sich verstanden fühlen'	‚Hat Therapie geholfen'
Erklärungen	,253(*) 82	0,176 92	,242(*) 92	0,154 93
Genauer Therapieplan	,248(*) 82	0,160 91	,280(**) 91	,338(**) 91
Flexibler Therapieplan	0,201 81	-0,057 90	-0,012 90	0,087 91
Berücksichtigung Patientenbedürfnisse	0,147 82	0,021 91	-0,059 91	0,042 92
Über gesundheitliche Probleme sprechen	0,172 81	0,091 90	0,016 90	,267(*) 91
Besprechung des Therapieverlaufs	,252(*) 80	0,098 90	0,078 90	0,177 91
Wissen wozu Übungen gut sind	0,147 81	-0,010 90	0,010 90	0,051 91
Vertrauen dass Therapeut die richtigen Methoden wählt	,321(**) 81	0,115 91	,389(**) 91	0,058 92
Therapeut versteht Bedürfnisse	0,210 80	0,029 89	0,051 89	0,159 90
Therapeut sagt was Patient können muss	,390(**) 79	,225(*) 89	0,194 89	,220(*) 89
Humor des Therapeuten	,367(**) 81	0,208 89	,212(*) 89	,213(*) 90
Alltagstaugliche Übungen	0,175 81	0,043 91	0,091 91	0,129 92

Tab. L.3:

Bivariate Zusammenhänge zwischen Bewertung, Kompetenz, Sich verstanden fühlen, Therapieerfolg und Erkennen von Kompetenz (Frage 6)

	Therapie-bewertung	Kompetenz	‚Sich verstanden fühlen'	‚Hat Therapie geholfen'
Freundlichkeit	0,190 78	0,092 87	0,170 87	0,121 88
Organisation Therapie	,395(**) 80	0,177 90	,240(*) 90	0,100 91
Gespräche	,324(**) 81	0,177 91	,316(**) 91	,282(**) 92
Fachliche Informationen	,261(*) 81	,258(*) 91	0,063 91	-0,010 92
Verständliche Erklärungen	,395(**) 81	,415(**) 91	,326(**) 91	0,129 92
Therapeut erkennt was Patient benötigt	,325(**) 81	,224(*) 91	,291(**) 91	0,057 92
Besserung der Beschwerden	0,203 81	0,096 91	0,045 91	0,027 92
Wirksame Übungen	,283(*) 81	,208(*) 91	0,076 91	,218(*) 92

Tab. L.4:

Bivariate Zusammenhänge zwischen Bewertung, Kompetenz, Sich verstanden fühlen, Therapieerfolg und Motivation (Frage 7)

	Therapie-bewertung	Kompetenz	‚Sich verstanden fühlen'	‚Hat Therapie geholfen'
Zeit und Ruhe	0,007 78	0,084 87	0,163 87	-0,057 88
Ruhe und Sachlichkeit	0,221 79	0,160 89	,242(*) 89	0,006 90
Interesse an Leben	0,176 78	0,000 88	0,163 88	0,143 89
Therapeut soll von sich erzählen	,259(*) 80	-0,079 90	0,176 90	,222(*) 91
Therapeut soll zu guten Leistungen anleiten	,279(*) 79	,249(*) 89	0,148 89	-0,014 90
Lachen	,291(**) 79	0,073 87	,292(**) 87	0,181 88
Klare Anweisungen	,232(*) 80	,342(**) 90	0,162 90	0,191 91
Therapeut beeinflusst Empfinden	,370(**) 79	0,178 88	,329(**) 88	,365(**) 89

Tab. L.5:

Bivariate Zusammenhänge zwischen Bewertung, Kompetenz, Sich verstanden fühlen, Therapieerfolg und Bewertung von Therapiekriterien
(Frage 8a,b,c,d,e,f,h,i,j,l,m,n)

	Therapie-bewertung	Kompetenz	‚Sich verstanden fühlen'	‚Hat Therapie geholfen'
Informationen Behandlungsmöglichkeiten	,785(**) 82	,381(**) 91	,528(**) 91	,470(**) 91
Informationen Auswirkungen Krankheit	,718(**) 82	,321(**) 92	,366(**) 92	,460(**) 93
Informationen Selbsthilfe	,701(**) 82	0,099 91	,332(**) 91	,371(**) 91
Erklärungen	,671(**) 82	,307(**) 90	,425(**) 90	,353(**) 90
Berücksichtigung Wünsche	,562(**) 82	0,178 90	,297(**) 90	,287(**) 90
Angepasstes Therapieziel	,706(**) 82	,212(*) 90	,389(**) 90	,424(**) 90
Freundlichkeit	,330(**) 82	,420(**) 91	,254(*) 91	0,083 91
Zuhörverhalten	,570(**) 82	,350(**) 91	,587(**) 91	,217(*) 91
Respekt	,584(**) 82	,489(**) 92	,366(**) 92	,307(**) 92
Als Mensch akzeptiert	,641(**) 82	,357(**) 92	,489(**) 92	,431(**) 92
Einfühlungsvermögen	,711(**) 82	,385(**) 92	,685(**) 92	,527(**) 92
Ermutigung	,622(**) 82	,288(**) 91	,430(**) 91	,240(*) 91